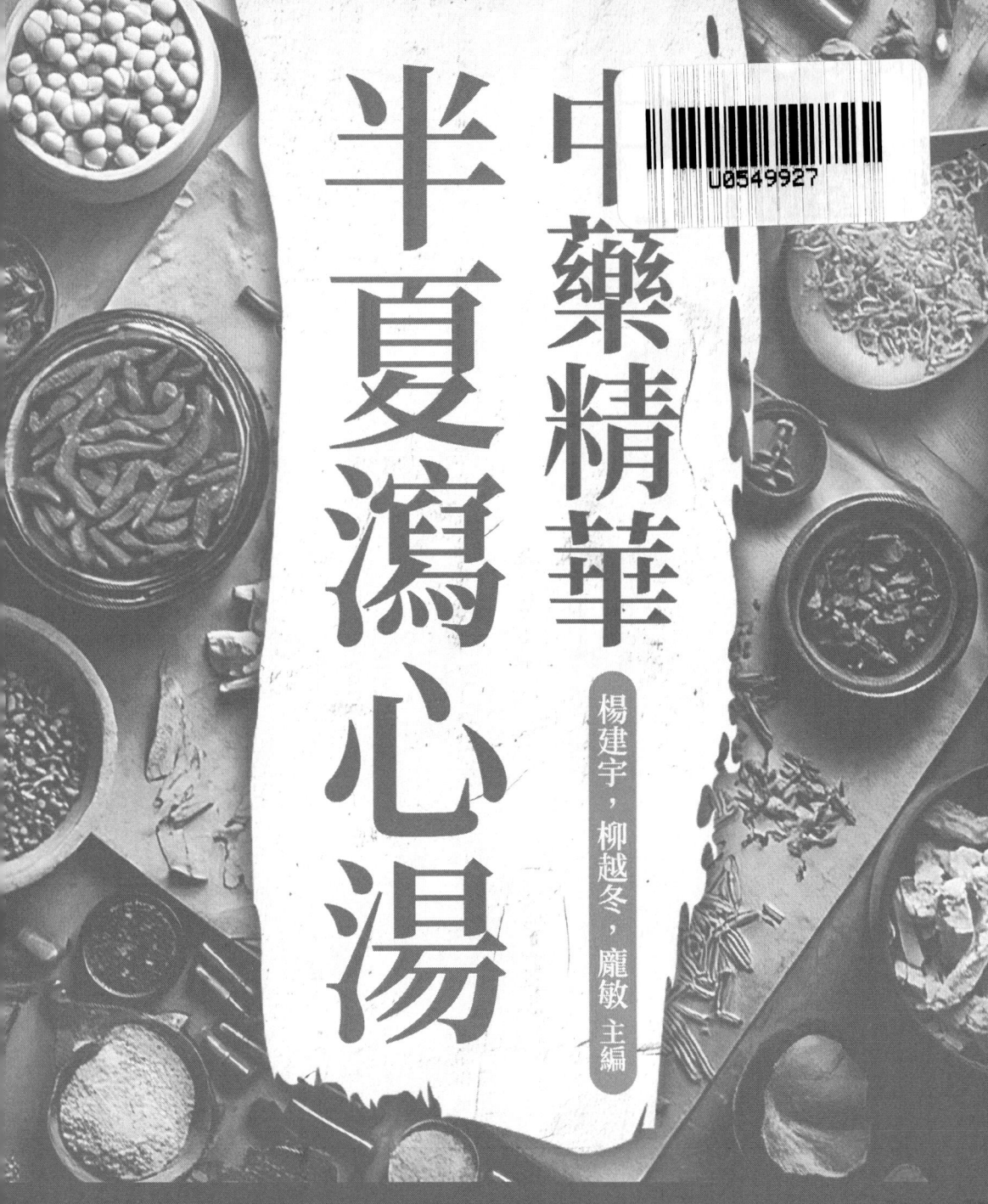

中藥精華
半夏瀉心湯

楊建宇，柳越冬，龐敏 主編

【權威性】+【全面性】 探究經典方劑的來源，詳細整理歷代醫家的評注和臨床經驗
結合現代醫學，提供詳細的實驗研究和臨床應用證據
全面了解半夏瀉心湯的歷史淵源及現代應用！

目錄

上篇　經典溫習

第一章　概述……………………………………007

第二章　臨床藥學基礎…………………………023

第三章　源流與方論……………………………047

中篇　臨證新論

第一章　半夏瀉心湯臨證概論…………………061

第二章　半夏瀉心湯臨證思維…………………083

第三章　臨床各論………………………………125

下篇　現代研究

第一章　現代實驗室研究概述…………………219

第二章　經方現代運用…………………………255

參考文獻

目錄

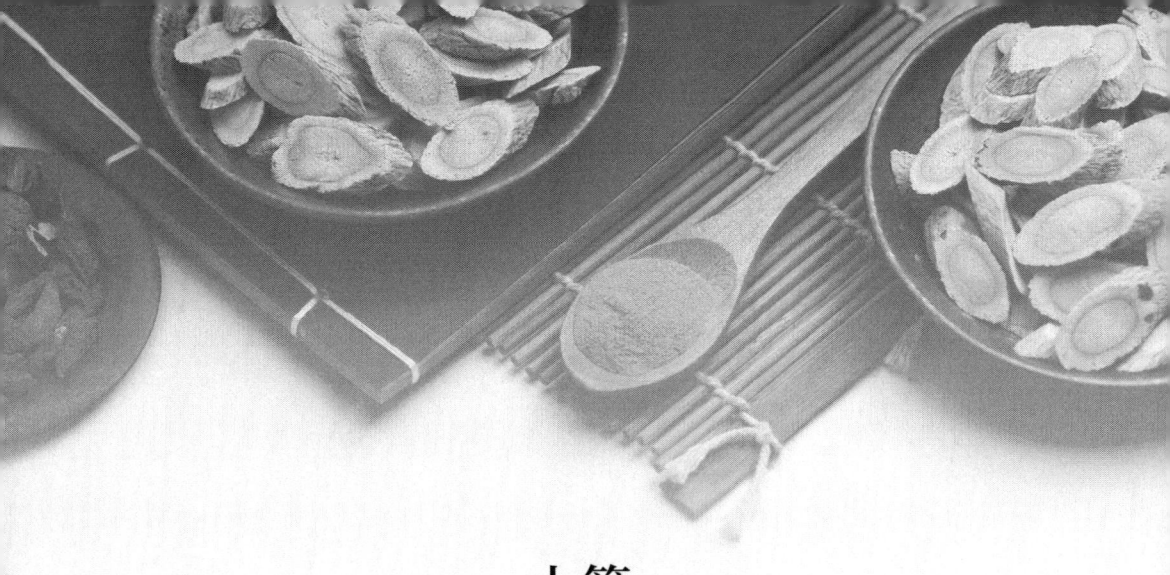

上篇
經典溫習

　　本篇從三個部分對半夏瀉心湯進行論述：第一章第一節溯本求源部分從經方出處、方名釋義、藥物組成、使用方法、方歌等方面對其進行系統整理。第二節經方集注選取歷代醫家對經方的代表性闡釋。第三節類方簡析對臨床中較常用的半夏瀉心湯類方進行簡要分析。第二章對組成半夏瀉心湯的主要藥物的功效與主治，以及作用機制進行闡釋，對半夏瀉心湯的功效進行剖析。第三章對半夏瀉心湯的源流進行整理，對古代醫家方論和現代醫家方論進行論述。

上篇　經典溫習

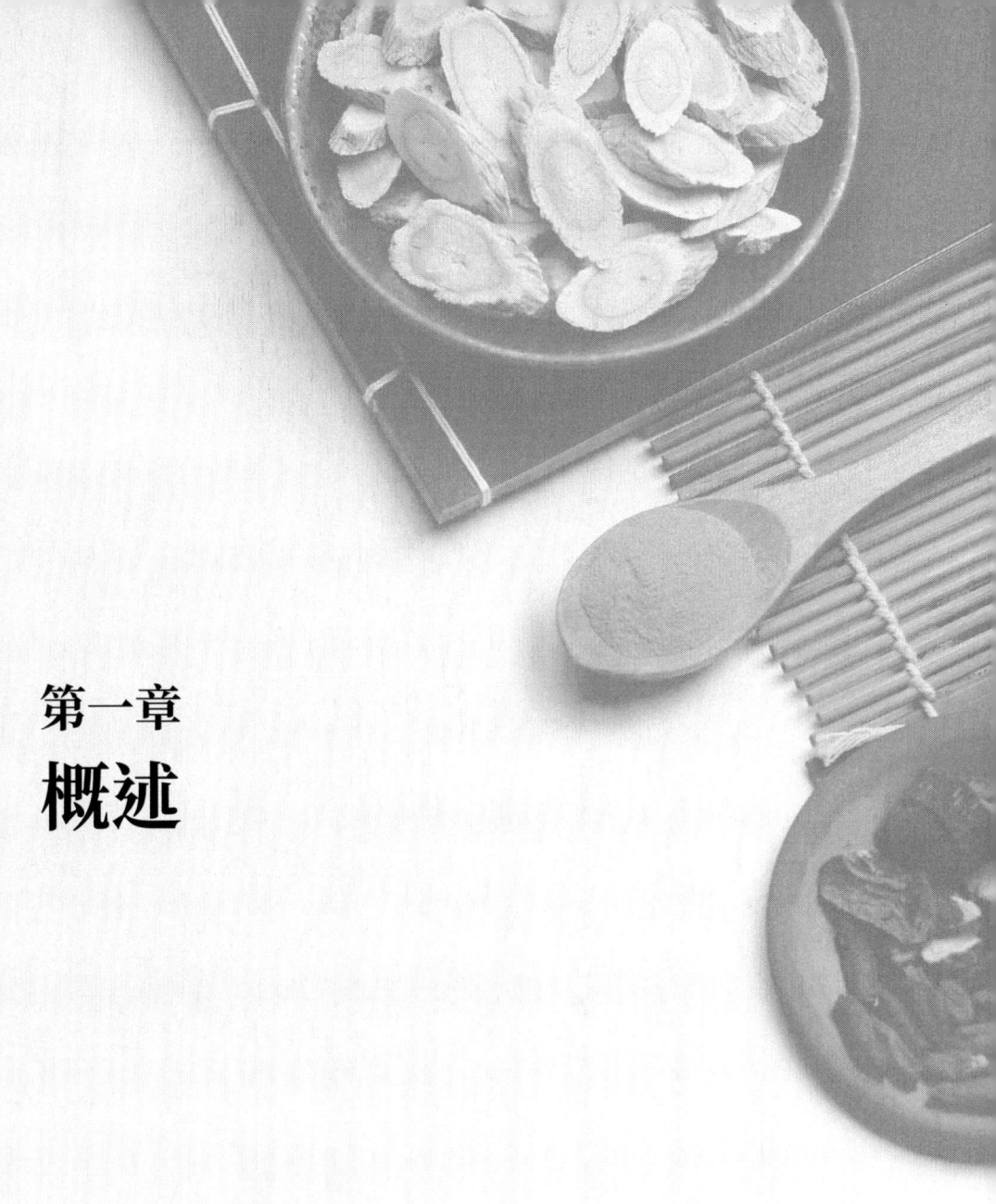

第一章
概述

上篇　經典溫習

第一節　溯本求源

一、經方出處

《傷寒論》

　　傷寒五六日，嘔而發熱者，柴胡湯證具，而以他藥下之，柴胡證仍在者，復與柴胡湯。此雖已下之，不為逆，必蒸蒸而振，卻發熱汗出而解。若心下滿而硬痛者，此為結胸也，大陷胸湯主之。但滿而不痛者，此為痞，柴胡不中與之，宜半夏瀉心湯。(149)

《金匱要略》

　　嘔而腸鳴，心下痞者，半夏瀉心湯主之。

二、方名釋義

　　心者為心口，指胃脘部位，又稱上腹部，並非指心臟。邪氣阻於心下，發為心下痞滿，但按之濡軟，當用瀉法除滿，並非屬承氣之攻下。本方為小柴胡湯去柴胡加黃連，以乾薑易生薑而成，以半夏為君，故取名為半夏瀉心湯。

三、藥物組成

　　半夏半升(洗)，黃芩、乾薑、人蔘、甘草(炙)各三兩，黃連一兩，大棗十二枚(擘)。

四、使用方法

上七味，以水一斗，煮取六升，去滓，再煎取三升，溫服一升，日三服。

五、方歌

三兩薑參炙草芩，一連痞證嘔多尋，
半升半夏棗十二，去滓重煎守古箴。(《長沙方歌括》)

第二節　經方集注

傷寒五六日，嘔而發熱者，柴胡湯證具，而以他藥下之，柴胡證仍在者，復與柴胡湯。此雖已下之，不為逆，必蒸蒸而振，卻發熱汗出而解。若心下滿而硬痛者，此為結胸也，大陷胸湯主之。但滿而不痛者，此為痞，柴胡不中與之，宜半夏瀉心湯。(149)

尤在涇

結胸及痞，不特太陽誤下有之，即少陽誤下亦有之。柴胡湯證具者，少陽嘔而發熱，及脈弦口苦等證具在也。是宜和解而反下之，於法為逆。若柴胡證仍在者，復與柴胡湯，和之即癒，此雖已下之，不為逆也。蒸蒸而振者，氣內作而與邪爭勝，則發熱汗出而邪解也。若無柴胡證，而心下滿而硬痛者，則為結胸，其滿而不痛者，則為痞，均非柴胡所得而治之者矣。結胸宜大陷胸湯，痞宜半夏瀉心湯各因其證而施治也。(《傷寒貫珠集》)

沈目南

此少陽風寒誤下，亦成結胸、痞硬也。傷寒五六日，而無身疼腰痛惡寒之太陽，自汗惡熱鼻乾之陽明，見嘔而發熱，然發熱屬少陽之表，嘔屬少陽之裡，為柴胡湯證具。而不與柴胡湯，反以他藥下之，並無結胸下利之變，謂柴胡湯證仍在，雖然誤下而不為逆，仍當復與柴胡湯，必蒸蒸而振，發熱汗出而解矣。若見心下滿而硬痛，乃表風內陷，則為結胸，但滿而不痛者，表寒內陷而為痞也。但結胸則當大陷胸湯，痞硬則當半夏瀉心湯而為主治，謂柴胡湯不中與也。蓋少陽誤下，而以小柴胡湯去柴胡、生薑，君半夏以和少陽之氣，故名半夏瀉心湯也。（《傷寒六經辨證治法》）

胡希恕

傷寒五六日，病由太陽傳入少陽，嘔而發熱者，柴胡湯證已經具備。可是醫者未用柴胡湯治之，反而以他藥下之，此為誤下。誤下後有三種情況：一者，若誤下後柴胡證仍在者，復與柴胡湯，這種情況雖經誤下，治不為逆，然而必蒸蒸而振，卻發熱汗出而癒；二者，若誤下後邪陷入裡，心下滿而硬痛者，此為結胸，應用大陷胸湯治之；三者，若誤下後，但滿而不痛者，此為心下痞，是因津液虛甚陷於半表半裡陰證，故治療半表半裡陽證的柴胡湯已不適用，應改用治療厥陰病的半夏瀉心湯。按：故本條可明確，三方證辨證要點：小柴胡湯方證，為胸脅苦滿；大陷胸湯方證，為心下滿而硬痛；半夏瀉心湯方證，為心下痞滿而不痛。（《胡希恕講述〈傷寒論〉》）

嘔而腸鳴，心下痞者，半夏瀉心湯主之。（《金匱要略》）

程琳

嘔而腸鳴，心下痞者，此邪熱乘虛而客於心下，故以芩、連泄熱除

痞，乾薑、半夏散逆止嘔。《內經》曰：脾胃虛則腸鳴。又曰：中氣不足，腸為之苦鳴。人參、大棗、甘草，用以補中而和腸胃。（《醫宗金鑑·訂正仲景全書·金匱要略注》）

尤在涇

邪氣乘虛，陷入心下，中氣則痞，中氣既痞，升降失常，於是陽獨上逆而嘔，陰獨下走而腸鳴。是雖三焦俱病，而中氣為上下之樞，故不必治其上下，而但治其中。黃連、黃芩苦以降陽，半夏、乾薑辛以升陰，陰升陽降，痞將自解。人參、甘草則補養中氣，以為交陰陽通上下之用也。（《金匱要略心典》）

唐宗海

此心下痞，仍是指膈言。觀胸痹及結胸、陷胸、痞滿等證，皆指膈間言。蓋心包絡連肺系，循腔子，為一層白膜，至胸骨盡處則為膈，由膈而下為油網，以達心火於小腸，此心與小腸相表裡之路徑也。凡人飲水入胃，走膜膈，下油網以至膀胱，絕不從小腸中行也。詳吾《中西醫解》。今若心下膈間，火不達於小腸，水不走入膀胱，水火糾結則為心下痞，上逆犯胃則為嘔，下溢犯小腸，則為腸鳴，皆水火糾結所致。故用薑半以破水，芩連以制火，參棗、甘草，保胃實腸，使水火不犯腸胃，各循其消導之路則愈，必如是解。而後仲景所論痞滿陷痹，皆能會通矣。（《金匱要略淺注補正》）

趙以德

自今觀之，是證由陰陽不分，塞而不通，留結心下為痞。於是胃中空虛，客氣上逆為嘔，下走則為腸鳴，故用是湯分陰陽，水升火降，而留者

去，虛者實。成注是方：連、芩之苦寒入心，以降陽而升陰也；半夏、乾薑之辛熱，以走氣而分陰行陽也；甘草、參、棗之甘溫，補中而交陰陽，通上下也。（《金匱玉函經二注》）

吳謙

嘔而腸鳴，腸虛有寒也。嘔而心下痞，胃實而熱也。並見之，乃下寒上熱，腸虛胃實之病也，故主以半夏瀉心湯，用參、草、大棗以補正虛，半夏以降客逆，乾薑以勝中寒，芩、連以瀉結熱也。（《醫宗金鑑·訂正仲景全書·金匱要略注》）

陸淵雷

嘔與心下痞，為胃病之證。腸鳴為腸炎與胃擴張俱有之證。此證若不下利，則為胃擴張。若下利者，則胃擴張與腸炎併發也……《外臺祕要》云：《刪繁》療上焦虛寒，腸鳴下利，心下痞堅，半夏瀉心湯。和久田氏云：心下痞滿，按之硬而不痛，嘔而腸鳴者，為半夏瀉心湯證。以其鳴宛如雷之鳴走，故又稱雷鳴。雷鳴者，熱激動其水故也，多自胸中迄於中脘臍上。凡腸鳴痞痛，忽然泄瀉者，謂之熱瀉。又病人方食，忽棄箸欲泄瀉者，亦有此方證。宜審其腹證以用之。此方以黃芩解心下之痞，黃連去胸中之熱，故亦名瀉心。然其主因為有水，故主半夏以去水，與乾薑為伍以散結，與人參為伍以開胃。甘草、大棗緩其攣急，相將以退胸中之熱，逐水氣以治嘔，去心下之痞也。云嘔而腸鳴者，明其有水氣，故雖不下利，亦用此方。《古方便覽》云：一男子，嘔吐下利，四肢厥冷，心中煩躁，氣息欲絕。一醫以為霍亂，用附子理中湯，吐而不受，煩躁益甚。余即飲以此方，三服而痊癒。淵雷案：此急性腸炎之疑似霍亂者也。《外臺》引《刪繁》方亦編於霍亂卷中。可知古人於霍亂與急性腸炎，不甚分辨。凡

腸炎之下利，多腹痛甚劇，霍亂則多不痛。腸炎所下，則腐敗臭或酸臭；霍亂所下，則臭如精液，或無臭。霍亂有腓腸肌壓痛；腸炎則肌肉或有牽掣痛，不限於腓腸，若無細菌診斷，可以此辨之。(《金匱要略今釋》)

曹穎甫

上膈寒溼，下陷於胃，胃底膽汁不能相容，則病嘔逆。此屬寒，宜用吳茱萸者也。胃中濁熱，合膽火上奔，則亦病嘔逆。此屬熱，宜用黃連者也。二證寒熱不同，故降逆之藥品，亦因之而異。此節徵象為嘔而腸鳴，為心下痞。鬱熱在上，寒水在下，與傷寒胸中有熱，胃中有邪，腹中痛欲嘔吐之黃連湯證略同。故半夏瀉心湯方治，所用半夏、乾薑、甘草、人參、黃連、大棗，皆與黃連湯同。唯彼以寒鬱太陰而腹痛，用桂枝以達鬱，此為氣痞在心下，熱邪傷及肺陰，兼用黃芩以清水之上源，為不同耳。又按《傷寒·太陽篇》云：「但滿而不痛者，此為痞，柴胡湯不中與之，宜半夏瀉心湯。」知此方原為治痞主方。所用不與腹中雷鳴下利之證同用生薑瀉心者，亦以水氣不甚，不用生薑以散寒也。(《金匱發微》)

第三節 類方簡析

半夏瀉心湯是臨床中常用的辛開苦降的代表性方劑，代表了一種治療大法，其類方有大黃黃連瀉心湯、附子瀉心湯、生薑瀉心湯、甘草瀉心湯、乾薑黃芩黃連人參湯、黃連湯等，都得到廣泛應用，下面對其類方進行簡要分析。

上篇　經典溫習

一、大黃黃連瀉心湯

組成：大黃二兩，黃連一兩。

用法：上二味，以麻沸湯二升漬之，須臾絞去滓，分溫再服。

功用：泄熱消痞。

主治：心下痞，按之濡，其脈關上浮者。

鑑別：大黃黃連瀉心湯出自《傷寒論》第154條：「心下痞，按之濡，其脈關上浮者，大黃黃連瀉心湯主之。」第164條：「傷寒大下後，復發汗，心下痞，惡寒者，表未解也。不可攻痞，當先解表，表解乃可攻痞。解表宜桂枝湯，攻痞宜大黃黃連瀉心湯。」大黃黃連瀉心湯是治療火熱邪氣痞結於心下致痞的基本方。大黃、黃連苦寒，寒則清泄邪熱，苦則瀉心消痞，兩藥合用，熱自泄，氣自暢，痞自消。本方僅大黃、黃連二味，然附子瀉心湯則用大黃、黃連、黃芩三味，恐前方中亦有黃芩，而後但加附子。又《千金翼方》注云「此方本有黃芩」，再考《金匱要略・驚悸吐衄下血胸滿瘀血病脈證治》的瀉心湯亦芩、連並用，表示本方有黃芩為理想，以增強清熱泄痞之功。

方解：痞有不因下而成者，君火亢盛，不得下交於陰而為痞，按之虛者，非有形之痞，獨用苦寒，便可泄卻。如大黃泄營分之熱，黃連泄氣分之熱，且大黃有攻堅破結之能，其泄痞之功即寓於泄熱之內，故以大黃名其湯。以麻沸湯漬其須臾，去滓，取其氣不取其味，治虛痞不傷正氣也。（《絳雪園古方選注》）

方歌：

痞證分歧辨向趨，關浮心痞按之濡。

大黃二兩黃連一，麻沸湯調病緩驅。（《長沙方歌括》）

二、附子瀉心湯

組成：大黃二兩，黃連一兩，黃芩一兩，附子一枚（炮，去皮，破，別煮取汁）。

用法：上四味，切三味，以麻沸湯二升漬之，須臾絞去滓，納附子汁，分溫再服。

功用：泄熱消痞，溫經回陽，扶陽固表。

主治：陽虛於外，熱結於胃。心下痞滿，而復惡寒汗出，脈沉者。

鑑別：附子瀉心湯出自《傷寒論》第155條：「心下痞，而復惡寒汗出者，附子瀉心湯主之。」本方中三黃生用，沸水浸漬，是取其輕清之氣，以泄上焦之熱。尤妙在附子熟用另煎，是取其醇厚之味，以溫下焦之寒。如是，陽得附子而復，則惡寒汗出癒；熱得三黃而除，則心下痞滿自消。

本湯證應與熱痞兼表未解者相鑑別。如果其人惡寒汗出，而又有發熱脈浮、頭項強痛等證，則宜遵先表後裡的治療原則，宜用桂枝湯先解其表，表解後，方可用大黃黃連瀉心湯泄其痞。

方解：用三黃徹三焦而泄熱，即用附子徹上下以溫經。三黃用麻沸湯漬，附子別煮汁，是取三黃之氣輕，附子之力重，其義仍在乎救亡陽也。（《絳雪園古方選注》）

此湯治上熱下寒之證，確乎有理，三黃略浸即絞去滓，但取輕清之氣，以去上焦之熱，附子煮取濃汁，以治下焦之寒，是上用涼而下用溫，上行瀉而下行補，瀉其輕而補其重，制度之妙，全在神明運用之中，是必陽熱結於上，陰寒結於下用之，乃為的對。若陰氣上逆之痞證，不可用也。（《傷寒論譯釋》）

上篇　經典溫習

方歌：

一枚附子瀉心湯，一兩連芩二大黃。
汗出惡寒心下痞，專煎輕漬要參詳。（《長沙方歌括》）

三、生薑瀉心湯

組成：生薑四兩（切），甘草三兩（炙），人蔘三兩，乾薑一兩，黃芩三兩，半夏半升（洗），黃連一兩，大棗十二枚（擘）。

用法：上八味，以水一斗，煮取六升，去滓，再煎取三升，溫服一升，日三服。

功用：和胃消痞，散結除水。

主治：傷寒汗後，胃陽虛弱，水飲內停，心下痞硬，腸鳴下利。

鑑別：生薑瀉心湯出自《傷寒論》第157條：「傷寒汗出解之後，胃中不和，心下痞硬，乾噫食臭，脅下有水氣，腹中雷鳴下利者，生薑瀉心湯主之。」生薑瀉心湯證與半夏瀉心湯證相比，同中有異。所同者，兩者均為中焦寒熱錯雜，脾胃升降失常，氣機痞塞不通，均見痞滿，嘔逆，下利等症狀。所異者，本證兼有水飲食滯，在臨床表現上，本證心下痞滿而硬，此外還有腸鳴轆轆，脅下有水氣，乾噫食臭等症狀。

生薑瀉心湯為半夏瀉心湯之變方，係半夏瀉心湯減乾薑二兩，加生薑四兩而成。兩方組方原則基本相同，皆屬辛開苦降甘調之法。生薑瀉心湯證因胃中不和且有水氣，故本方重用生薑為君，生薑辛溫，能開胃氣，辟穢濁，散水氣。生薑氣薄，功偏宣散，走而不守；乾薑辛熱，功兼內守，守而不走。兩者相伍，散中有守，既能宣散水氣，又能溫補中州。生薑、

半夏、黃芩、黃連合用，辛開苦降以和胃氣；乾薑、人參、大棗、甘草合用，扶中溫脾、補虛以運四旁。脾升胃降，上下斡旋其痞自消。

方解：瀉心湯有五，總不離乎開結、導熱、益胃，然其或虛或實，有邪無邪，處方之變，則各有微妙。先就是方胃陽虛不能行津液而致痞者，唯生薑辛而氣薄，能升胃之津液，故以名湯。乾薑、半夏破陰以導陽，黃芩、黃連瀉陽以交陰，人參、甘草益胃安中，培植水穀化生之主宰，仍以大棗佐生薑，發生津液，不使其再化陰邪，通方破滯宣陽，是亦瀉心之義也。(《絳雪園古方選注》)

名生薑瀉心湯者，其義重在散水氣之痞也。生薑、半夏散脅下之水氣，人參、大棗補中州之土虛，乾薑、甘草以溫裡寒，黃芩、黃連以泄痞熱。備乎虛水寒熱之治，胃中不和下利之痞，焉有不癒者乎。(《醫宗金鑑》)

方歌：

汗餘痞證四生薑，芩草人參三兩行。
一兩乾薑棗十二，一連半夏半升量。(《長沙方歌括》)

四、甘草瀉心湯

組成：甘草四兩(炙)，黃芩三兩，乾薑三兩，半夏半升(洗)，大棗十二枚(擘)，黃連一兩。

用法：上六味，以水一斗，煮取六升，去滓，再煎取三升，溫服一升，日三服。

功用：補虛和中，泄熱消痞。

主治：中虛溼熱痞利重症，心下痞硬，但以滿為主，下利日數十行，腹中雷鳴，乾嘔，少氣，心煩不得安。

鑑別：半夏瀉心湯、生薑瀉心湯、甘草瀉心湯均為治療心下痞的方劑，皆以脾胃升降失常，寒熱錯雜而出現的心下痞滿與嘔利等證為主。三方藥物相仿，治療略同，但同中有異。其中辛開苦降甘調而各有偏重。如半夏瀉心湯證以心下痞兼嘔為主；生薑瀉心湯證則以心下痞硬，乾噫食臭，脅下有水氣，腹中雷鳴與下利為主；甘草瀉心湯證則以痞利俱甚，穀氣不化，客氣上逆，乾嘔心煩不得安為主。臨床應細心體察每方的特點，而選擇運用。

方解：甘草瀉心湯出自《傷寒論》第158條：「傷寒中風，醫反下之，其人下利日數十行，穀不化，腹中雷鳴，心下痞硬而滿，乾嘔，心煩不得安。醫見心下痞，謂病不盡，復下之，其痞益甚。此非結熱，但以胃中虛，客氣上逆，故使硬也。甘草瀉心湯主之。」甘草瀉心湯即半夏瀉心湯加炙甘草一兩去人蔘而成。炙甘草溫中補脾，因本證脾虛較重，故重用之以補其虛，佐大棗，更增其補中之力；乾薑、半夏溫中散寒、和胃止嘔；黃芩、黃連苦寒清胃中邪熱。諸藥相合，使虛以得補，熱以得清，寒以得溫，脾胃健而中州運，陰陽調而升降復，其痞、利、乾嘔諸症可除。

本方由於反覆誤下，脾胃氣虛較重，成痞利俱甚的心下痞證。但本方卻無人蔘，與半夏瀉心湯相比較，只是增加了一兩甘草，卻少了三兩人蔘。按林億所云，此方無人蔘，乃脫落之過，故本方當有人蔘為是。

方歌：

下餘痞作腹雷鳴，甘四薑芩三兩平。
一兩黃連半升夏，棗枚十二效同神。（《長沙方歌括》）

五、乾薑黃芩黃連人蔘湯

組成：乾薑、黃芩、黃連、人蔘各三兩。

用法：上四味，以水六升，煮取二升，去滓，分溫再服。

功用：清上溫下，辛開苦降。

主治：上熱下寒，寒熱格拒，食入則吐。

鑑別：乾薑黃芩黃連人蔘湯出自《傷寒論》第359條：「傷寒本自寒下，醫復吐下之，寒格更逆吐下，若食入口即吐，乾薑黃芩黃連人蔘湯主之。」本方與半夏、生薑、甘草等瀉心湯同取辛開苦降甘調法，同治脾胃升降失常，寒熱錯雜之證，但二者的病症有所不同。瀉心湯證以痞為主，嘔、利為次；本證以嘔為主，未及於心下痞，說明雖見寒熱相阻，逆而作吐，但還未達到氣痞的程度。因症候較輕，故制方用藥僅用瀉心之半而已。

本湯證的辨證著眼點在於「食入即吐」。王冰曰：「食入即吐，是有火也。」陸淵雷云：「凡朝食暮吐者，責其胃寒；食入即吐者，責其胃熱。」陳修園亦以為此證乃火鬱作吐，若以生薑代乾薑更有妙義。

方解：食入口即吐，謂之寒格；更復吐下，則重虛而死，是更逆吐下，與乾薑黃芩黃連人蔘湯以通寒格。辛以散之，甘以緩之，乾薑、人蔘之甘辛，以補正氣；苦以泄之，黃連、黃芩之苦，以通寒格。（《注解傷寒論》）

中氣既虛且寒，便惡穀氣，故食入口即吐。入口即吐者，猶未下嚥之謂也。用乾薑之辛熱，所以散寒，用人蔘之甘溫，所以補虛，復用芩、連之苦寒者，所以假之從寒而通格也。（《醫方考》）

上篇　經典溫習

方歌：

芩連苦降借薑開，濟以人蔘絕妙哉。
四物平行各三兩，諸凡拒格此方該。（《長沙方歌括》）

六、黃連湯

組成：黃連三兩，甘草三兩（炙）（《長沙方歌括》為二兩），乾薑三兩，桂枝三兩（去皮），人蔘二兩，半夏半升（洗），大棗十二枚（擘）。

用法：上七味，以水一斗，煮取六升，去滓，溫服，晝三夜二。

功用：清上溫下，和胃降逆。

主治：胸中有熱而欲嘔吐，胃中有寒而衝痛。

鑑別：黃連湯出自《傷寒論》第173條：「傷寒胸中有熱，胃中有邪氣，腹中痛，欲嘔吐者，黃連湯主之。」本證與半夏、生薑、甘草三瀉心湯證同屬寒熱錯雜之證，但三瀉心湯證是寒熱互結於心下，故以心下痞為主症；本證是寒熱上下阻隔，寒自為寒，熱自為熱，故以欲嘔吐、腹中痛為主症。

本方即半夏瀉心湯去黃芩加桂枝而成。兩方僅一味藥之差，而主治病症有別。半夏瀉心湯證為寒熱雜糅，痞結心下，以痞滿、嘔逆、腸鳴為主症，故薑夏芩連並用，重在解寒熱互結之勢；黃連湯證為寒熱分居，上下阻隔，以腹中痛，欲嘔吐為主症，故重用黃連為主藥，清邪熱於下，去黃芩加桂枝，取其宣通上下陰陽之氣。從藥物組成分析，兩方均屬辛開苦降甘補之法，但半夏瀉心湯側重於苦降，黃連湯則側重於辛開。黃連湯晝三夜二服者，意在少量頻服，時藥性持久，交通陰陽，調理脾胃。

方解：黃連湯，和劑也。即柴胡湯變法，以桂枝易柴胡，以黃連易黃芩，以乾薑易生薑。胸中熱欲嘔吐，腹中痛者，全因胃中有邪氣，阻遏陰陽升降之機，故用人蔘、大棗、乾薑、半夏專和胃氣，使飲入胃中，聽胃氣之上下敷布，交通陰陽，再用桂枝宣發太陽之氣，載引黃連從上焦陽分泄熱，不使其深入太陰，有礙虛寒腹痛。(《絳雪園古方選注》)

方歌：

腹疼嘔吐借樞能，二兩參甘夏半升。

連桂乾薑各三兩，棗枚十二妙層層。(《長沙方歌之括》)

上篇　經典溫習

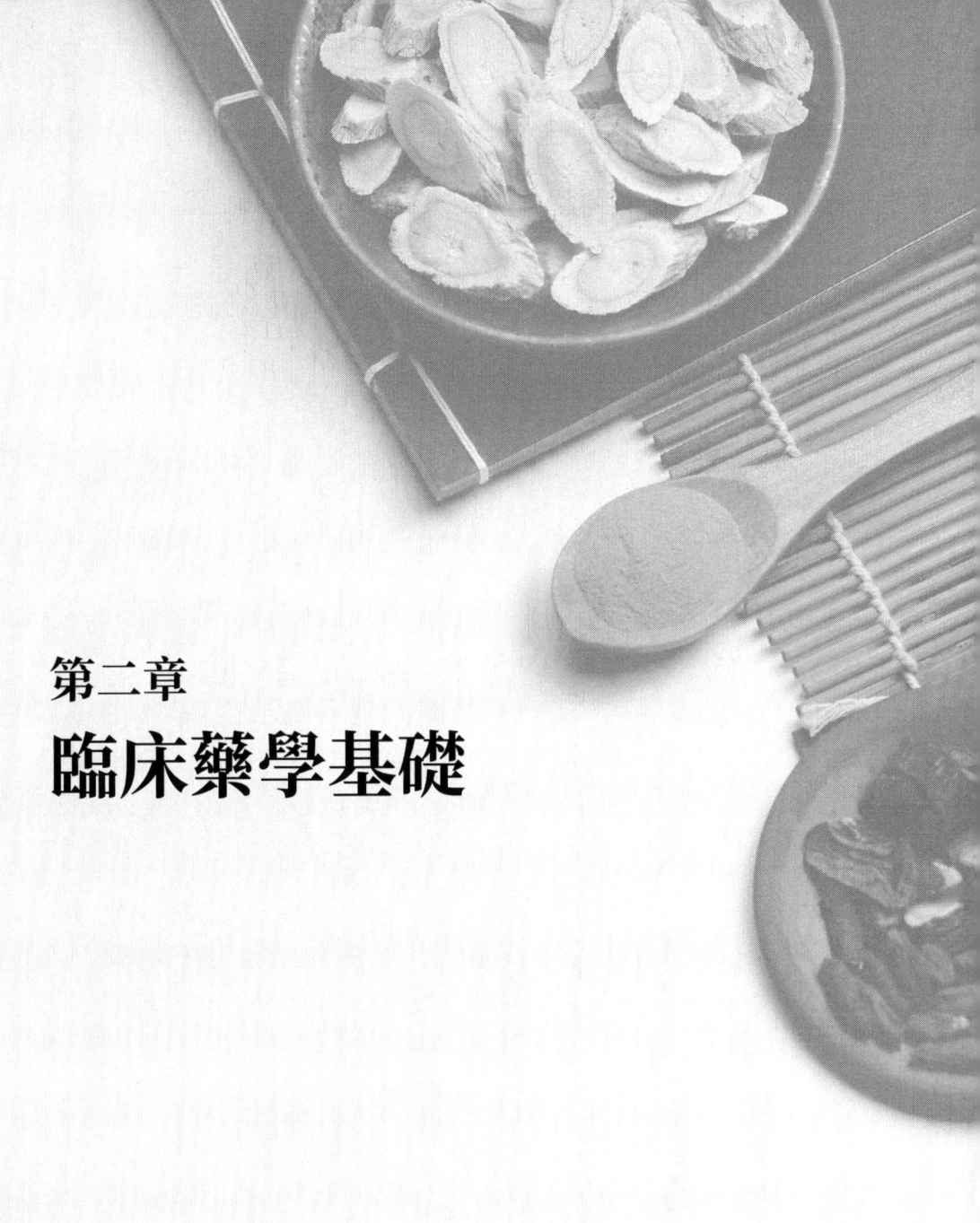

第二章
臨床藥學基礎

上篇　經典溫習

第一節　主要藥物的功效與主治

本方由半夏、黃芩、乾薑、人蔘、炙甘草、大棗、黃連七味藥組成，用量最大的是半夏。

一、半夏

半夏主治嘔而不渴者，兼治咽痛、失音、咽喉異物感、咳喘、心下悸等。

嘔，不僅僅是即時性的症狀，應當將其看作是一種體質狀態。張仲景有「嘔家」的提法，是指某種經常出現噁心、嘔吐等症狀。易於出現噁心感、咽喉異物感、黏痰等。脈象大多正常，或舌苔偏厚，或乾膩，或滑苔黏膩，或舌邊有兩條由小唾液泡沫堆積而成的白線，或有齒痕舌。

凡見咽痛、失音、咽喉異物感、咳喘、心下悸等症狀，均可使用半夏。其中咽喉異物感最有特點。「婦人咽中如有炙臠」，這是對咽喉異物感的形象描述。此外，胸悶、壓迫感、堵塞感、痰黏感等，也可歸於咽喉異物感。

從半夏主治及兼治的病症來看，具有兩個特點：一是感覺異常樣症狀。半夏所主治的嘔吐，本是一種異常的反射。半夏厚朴湯主治咽中如有炙臠，實無炙臠，純屬一種感覺異常。此外，麻木感、冷感、熱感、堵塞感、重壓感、痛感、癢感、悸動感，失去平衡感、恐怖感、音響感。由感覺異常導致的異常的反射和行為，如噁心、嘔吐、食慾異常、性慾異常、語言異常、睡眠異常、情感異常等，都有使用半夏的可能。二是咽喉部症狀。噁心、嘔吐、咽痛、失音、咽中如有炙臠等，均為咽喉部的症狀。在精神緊張、憂鬱、焦慮、恐懼時，以上症狀極易出現。

二、黃連

黃連主治心中煩，兼治心下痞、下利。

心中煩，主要是指精神障礙，如煩躁不安、焦慮、緊張、強迫症狀、注意力不能集中，頭昏頭痛，甚至出現神志錯亂和昏迷等，同時，患者有身體的燥熱感、胸中苦悶感、心臟悸動感等，即所謂的煩熱、煩悶和煩悸。

心下痞，指上腹部的不適感、似痛非痛、似脹非脹，按壓上腹部可有輕度瀰漫性壓痛，但無肌緊張或肌衛現象，即所謂的「心下痞，按之濡」（第154條）。常伴有口苦、噯氣、噁心、嘔吐，甚至便血、吐血等。

所謂下利，即腹瀉，或腹中痛，或裏急後重，或肛門灼熱，大便黏膩臭穢，或有便下黏液或血液。《傷寒論》葛根黃芩黃連湯，就是治療「利遂不止」的代表方，黃連與黃柏、秦皮、白頭翁配伍的白頭翁湯，主治「熱利下重」。《外臺祕要》、《備急千金要方》等古代方書中，治療痢疾方中多有黃連。但是，並不是所有的下利腹瀉均用黃連，黃連所治療的是「熱利」，其表現在，葛根黃芩黃連湯證是「喘而汗出」、「脈促」（第34條），白頭翁湯證是「下利欲飲水者」（第373條），均有熱證可憑。

綜上所述，黃連主治煩，兼治痞、利。煩是全身症狀，痞與利是局部症狀，但三者往往相兼而現。心中煩，不得臥者，多有心下痞和下利；痞利者，多有臥不安而煩熱。臨床上凡發熱者、失眠者、出血者、腹痛者、心悸者，只要見有煩而痞，煩而利者，都可使用黃連。

三、黃芩

黃芩主治煩熱而出血者，兼治熱利、熱痞、熱痹等。

所謂煩熱，是一種難以解除的發熱或發熱感。患者胸悶不安、躁動、焦慮、睡眠障礙乃至精神障礙，同時具有身體的熱感，或汗出，或心悸，或胸悶呼吸不暢感，或小便灼熱感，或口乾苦，或舌紅脈滑數等。

黃芩所治的下利，以熱利為主。所謂熱利，多為腹瀉的同時，伴有身熱煩躁，或便下膿血，或腹痛如絞，或肛門如灼，或見舌紅唇紅，或見脈滑數等。許多急慢性的腸道感染及消化道炎症多見此證。對此，黃芩是首選之藥。

所謂熱痞，即心下痞而伴有煩熱或出血者。其人多唇舌紅、口乾膩，上消化道的炎症、潰瘍等多見。治療熱痞，黃芩可與黃連同用，《傷寒論》中凡治療痞證的處方，大多如此配伍，如半夏瀉心湯、甘草瀉心湯、生薑瀉心湯、附子瀉心湯、瀉心湯等。張仲景治療心下痞，有黃連、黃芩、大黃等，然對心下痞而吐血衄血者則非黃芩不可。

所謂熱痹，為煩熱而關節疼痛，即《金匱要略》所說的四肢煩熱。患者多見關節腫痛入夜尤甚，並見晨僵、盜汗、小便黃短等。所以，如類風濕性關節炎、強直性脊柱炎、乾燥症候群等免疫系統疾病，可以使用黃芩，方如小柴胡湯等。

四、乾薑

乾薑主治多涎唾而不渴者。

涎唾即涎沫，即唾液及痰涎。多涎唾者，即口內唾液較多，或咳吐痰

涎較多，乾薑所主的涎唾，多清稀透明，或多泡沫，多無口渴感，或雖渴而所飲不多。臨床見此等證，其舌苔必白厚或膩，或白滑，舌面若罩一層黏液。乾薑的使用可運用於下列情況：①反覆服用攻下藥物後（凡經誤下後，張仲景皆用乾薑）；②以腹瀉、嘔吐為特徵的消化道疾病以及伴有的脈微肢冷；③以咳嗽氣喘為特徵的呼吸道疾病；④腰部冷痛、骨關節疼痛等；⑤部分出血性疾病。

五、人參

人參主治氣虛、羸瘦、陰虛。

人參用於汗、吐、下之後出現的以下情況：

①心下痞硬、嘔吐不止、不欲飲食者。心下痞硬，為上腹部扁平而按之硬，且無底力（按之有中空感）和彈性。嘔吐不止者，指嘔吐的程度比較嚴重，時間長，患者體液和體力的消耗都相當嚴重，尤其在無法補液的古代，反覆的嘔吐對機體造成的傷害是相當嚴重的。

②身體疼痛、脈沉遲者。在汗、吐、下以後體液不足的狀態下，其疼痛多為全身的不適感，似痛非痛，煩躁不安。其脈多沉遲而無力。

③煩渴、舌面乾燥者。大汗出後其人必精神萎靡，頭昏眼花，氣短乏力，口乾舌燥，煩躁不安，其舌質必嫩紅而不堅老，舌色不絳。

④惡寒、脈微者。其人多有嘔吐、食慾不振、下利不止等症。雖惡寒而身涼有汗，脈象微弱或沉伏，精神萎靡不振，反應遲鈍。

六、甘草

甘草主治羸瘦，兼治咽痛、口舌糜碎、咳嗽、心悸以及躁、急、痛、逆等證。

甘草用於羸瘦之人，《神農本草經》記載甘草能「長肌肉」。《傷寒論》中凡治療大汗、大下、大吐以及大病以後的許多病症的方劑，大多配合甘草。吐下汗後，氣液不足，必形瘦膚枯。《外臺祕要》記載用甘草治療大人羸瘦。《證類本草》記載用甘草粉蜜丸治小兒羸瘦。羸瘦，可以看作是使用甘草的客觀指徵之一。

咽痛，張仲景多用甘草。尤其是《傷寒論》明確提出：「少陰病二三日，咽痛者，可與甘草湯。」提示咽痛是甘草主治。

甘草可治口腔黏膜糜爛。《金匱要略》甘草瀉心湯是治療狐惑病的專方，根據「蝕於喉為惑，蝕於陰為狐」的記載，狐惑病相當於現在的復發性口腔潰瘍、白塞病。趙錫武先生用此方加生地黃治療口腔與外陰潰瘍，甘草生用，量達30g（《趙錫武醫療經驗》）。其實，不僅是口腔黏膜病，即其他的黏膜潰瘍，也可使用甘草。如《千金方》以蜜炙甘草治陰頭生瘡，民間用甘草水局部溻敷治療肛裂，現代有報導用甘草流浸膏或用甘草鋅膠囊治療消化性潰瘍，對於尿道刺激徵，如尿痛、尿急等，本人經驗用甘草配滑石等藥物可緩解症狀。這些均提示甘草有黏膜修復作用。

咳嗽，也是黏膜刺激症狀，甘草同樣適用。所以，能治咳的小柴胡湯、桔梗湯、麻黃杏仁甘草石膏湯等均使用甘草。

甘草治悸。《傷寒論》中治療發汗過多，患者出現的心悸以甘草配桂枝，方如桂枝甘草湯。對「脈結代，心動悸」者，以甘草配桂枝、地黃、麥冬、阿膠等，方如炙甘草湯。

雜病多見躁、急、痛、逆等證。此躁，為情緒不安定，變化無常、煩躁、多動，如甘麥大棗湯證的臟躁。此急，為急迫、攣急、拘急之證，如芍藥甘草湯證的腳攣急。此痛，為一種攣急性、絞窄樣、緊縮性的疼痛，如茯苓杏仁甘草湯證的胸痺、甘草粉蜜湯證的心痛等。此逆，為吐逆、衝逆、氣逆，如橘皮竹茹湯證的噦逆、桂枝甘草湯的氣上衝等。

甘草還是古代救治食物中毒或藥物中毒者的主要藥物。唐代名醫孫思邈說：「大豆解百藥毒，嘗試之不效，乃加甘草，為甘豆湯，其驗更速。」清代莫枚士也說，甘草「凡有熱毒者皆主之，必效」（《經方例釋》）。傳統認為甘草能解烏頭、附子、膽南星、半夏、馬錢子的毒。

七、大棗

大棗配甘草主治動悸、臟躁。

所謂動悸，指胸腹部的搏動感，既有心悸動，也有臍下動悸。臟躁是《金匱要略》上的病名，與癔症相似，表現為無故悲哭而不能自制。臨床所見，凡動悸者，臟躁者，多形體瘦弱，舌淡脈細，故使用大棗、甘草為主藥的方劑，要注意辨清舌脈。而大棗生薑所治者甚廣，不必拘泥於形瘦舌淡，只要有嘔吐、咳逆者，食慾不振者，均可使用。至於在用大戟、甘遂等猛烈的瀉下藥時，必定配合大劑量的大棗。

第二節　主要藥物的作用機制

一、半夏

《神農本草經輯注》：半夏，味辛，平，有毒。治傷寒，寒熱，心下堅，下氣，喉咽腫痛，頭眩，胸脹，咳逆，腸鳴，止汗。

《名醫別錄》：生微寒，熟溫，有毒。主消心腹胸中膈痰熱滿結，咳嗽上氣，心下急痛堅痞，時氣嘔逆，消癰腫，墮胎，治萎黃，悅澤面目。生令人吐，熟令人下。用之湯洗，令滑盡。一名守田，一名示姑。生槐里。五月、八月採根，暴乾。

《本草備要》：燥濕痰，潤腎燥，宣通陰陽。辛，溫，有毒。體滑性燥，能走能散，能燥能潤。和胃健脾，補肝潤腎，除濕化痰，發表開鬱，下逆氣，止煩嘔，發音聲，利水道，救暴卒，治咳逆頭眩，痰厥頭痛，眉稜骨痛，咽痛，胸脹，傷寒寒熱，痰瘧不眠，反胃吐食，散痞除癭，消腫止汗，孕婦忌之。

《本草易讀》：辛，溫，有毒。入足陽明胃，手陽明、太陰、少陰諸經。降胃止嘔，祛痰除濕。解傷寒之寒熱，消心胸之結滿。咳逆頭眩之疾、癰腫咽痛之痾。胎前勿用。

《本草從新》：辛，溫。體滑性燥，能走能散。和胃健脾，除濕化痰，發表開鬱，下逆氣，止煩嘔，發聲音，救暴卒，又能行水氣以潤腎燥，利二便，止咽痛。治咳逆頭眩，痰厥頭痛，眉稜骨痛，脅痛胸脹，傷寒寒熱，痰瘧不眠，反胃吐食，散痞除癭，消腫止汗，為治濕痰之主藥。主治最多，莫非脾濕之證。苟無濕者均在禁例。古人半夏有三禁，謂血家、渴

家、汗家也。若非脾溼，且有肺燥，誤服半夏，悔不可追。孕婦服之能損胎。

《本經逢原》：半夏為足少陽本藥，兼入足陽明、太陰。虛而有痰氣宜加用之，胃冷嘔噦方藥之最要。止嘔為足陽明，除痰為足太陰，柴胡為之使，故小柴胡湯用之，雖為止嘔，亦助柴胡、黃芩主往來寒熱也。《本經》治傷寒寒熱，非取其辛溫散結之力歟。治心下堅、胸脹，非取其攻堅消痞之力歟。治咳逆、頭眩，非取其滌痰散邪之力歟。治咽喉腫痛，非取其分解陰火之力歟。治腸鳴下氣止汗，非取其利水開痰之力歟。同蒼朮、茯苓治溼痰，同瓜蔞、黃芩治熱痰，同南星、前胡治風痰，同芥子、薑汁治寒痰，唯燥痰宜瓜蔞、貝母、非半夏所能治也。半夏性燥能祛溼、豁痰、健脾。今人唯知半夏祛痰，不言益脾利水，脾無留溼則不生痰，故脾為生痰之源，肺為貯痰之器。半夏能主痰飲及腹脹者，為其體滑而味辛性溫也，二陳湯能使大便潤而小便長。世俗皆以半夏、南星為性燥，誤矣。溼去則土燥，痰涎不生，非二物之性燥也。古方治咽痛喉痺，吐血、下血多用二物，非禁劑也。《靈樞》云，陽氣滿則陽盛不得入於陰，陰虛則目不瞑，飲以半夏湯一劑通其陰陽，其臥立至。半夏得瓜蔞實、黃連，名小陷胸湯，治傷寒小結胸。得雞子黃、苦酒，名苦酒湯，治少陰咽痛生瘡，語聲不出。得生薑，名小半夏湯，治支飲作嘔。得人蔘、白蜜，名大半夏湯，治嘔吐反胃。得麻黃，蜜丸名半夏麻黃丸，治心下悸忪。得茯苓、甘草，以醋煮半夏共為末，薑汁麵糊丸，名消暑丸，治伏暑引飲，脾胃不和，此皆得半夏之妙用。唯陰虛羸瘦，骨蒸汗泄，火鬱頭痛，熱傷咳嗽，及消渴肺痿，咳逆失血，肢體羸瘦禁用，以非溼熱之邪，而用利竅行溼之藥，重竭其津，醫之罪也，豈藥之咎哉！

《長沙藥解》：味辛，氣平，入手太陰肺、足陽明胃經。下衝逆而除咳

嗽，降濁陰而止嘔吐，排決水飲，清滌涎沫，開胸膈脹塞，消咽喉腫痛，平頭上之眩暈，瀉心下之痞滿，善調反胃，妙安驚悸。《傷寒》半夏瀉心湯，治少陽傷寒，下後心下痞滿而不痛者。以中氣虛寒，胃土上逆，迫於甲木，經氣結澀，是以作痞。少陽之經，循胃口而下脅肋，隨陽明而下行，胃逆則膽無降路，故與胃氣並鬱於心脅。甲木化氣於相火，君相同氣，胃逆而君相皆騰，則生上熱。參、甘、薑、棗，溫補中脘之虛寒，黃芩、黃連，清瀉上焦之鬱熱，半夏降胃氣而消痞滿也。《金匱》治嘔而腸鳴，心下痞者。中氣虛寒則腸鳴，胃氣上逆則嘔吐也。

人之中氣，左右迴旋，脾主升清，胃主降濁。在下之氣，不可一刻而不升，在上之氣，不可一刻而不降。一刻不升，則清氣下陷，一刻不降，則濁氣上逆。濁氣上逆，則嘔噦痰飲皆作，一切驚悸眩暈，吐衄嗽喘，心痞脅脹，噎膈反胃，種種諸病，於是生焉，而總由於中氣之溼寒。蓋中脘者，氣化之源，清於此升，濁於此降，四象推遷，莫不本乎是。不寒不熱，不燥不溼，陰陽和平，氣機自轉。寒溼偏旺，氣化停滯，樞機不運，升降乃反，此脾陷胃逆之根也。安有中氣健運，而病胃逆者哉！

甲木下行而交癸水者，緣於戊土之降。戊土不降，甲木失根，神魂浮蕩，此驚悸眩暈所由來也。二火升炎，肺金被克，此燥渴煩躁所由來也。收令不遂，清氣堙鬱，此吐衄痰嗽所由來也。膽胃逆行，土木壅迫，此痞悶膈噎所由來也。凡此諸證，悉宜溫中燥土之藥，加半夏以降之。其火旺金熱，須用清斂金火之品。然肺為病標而胃為病本，必降戊土，以轉火金，胃氣不降，金火無下行之路也。半夏辛燥開通，沉重下達，專入胃腑，而降逆氣。胃土右轉，濁瘀掃蕩，胃腑沖和，神氣歸根，則鶴胎龜息，綿綿不絕竭矣。

血源於臟而統於經，生於肝而降於肺，肝脾不升，則血病下陷，肺胃

不降，則血病上逆。緣中脘溼寒，胃土上鬱，濁氣衝塞，肺金隔礙，收令不行，是以吐衄。此與虛勞驚悸，本屬同源，未有虛勞之久，不生驚悸，驚悸之久，不生吐衄者。當溫中燥火，暖水斂火，以治其本，而用半夏降攝胃氣，以治其標。

庸工以為陰虛火動，不宜半夏，率以清涼滋潤之法，刊諸紙素。千載一轍，四海同風，《靈樞》半夏秫米之方，《金匱》半夏麻黃之制，絕無解者。仁人同心，下士不悟，迢迢長夜，悲嘆殷廬，悠悠蒼天，此何心哉！

洗去白礬用。妊娠薑汁炒。

二、黃連

《神農本草經輯注》：黃連，味苦，寒，無毒。治熱氣，目痛，眥傷，泣出，明目，腸澼，腹痛，下利，婦人陰中腫痛。久服令人不忘。

《名醫別錄》：微寒，無毒。主治五臟冷熱，久下泄澼、膿血，止消渴、大驚，除水，利骨，調胃，厚腸，益膽，治口瘡。生巫陽及蜀郡、太山。二月、八月採。

《本草備要》：瀉火，燥溼。大苦大寒。入心瀉火，鎮肝涼血，燥溼開鬱，解渴除煩，益肝膽，厚腸胃，消心瘀，止盜汗。治腸澼瀉痢，痞滿腹痛，心痛伏梁，目痛眥傷，癰疽瘡疥，酒毒胎毒，明目定驚，止汗解毒，除疳，殺蛔。虛寒為病者禁用。

《本草易讀》：大苦，大寒，無毒。手少陰心經藥也。清心退熱，瀉火除煩，鎮肝涼血，解渴止汗。厚腸胃而止瀉痢，開伏梁而瀉痞滿，解癰疽瘡疥之毒，退目痛及眥傷之火。虛寒者勿用。舌苔紅者急用之。產後忌之。

《本草從新》：瀉火燥溼。大苦，大寒。入心瀉火，鎮肝涼血，燥溼開鬱，解渴除煩，消心瘀，止盜汗。治腸澼瀉痢，痞滿，嘈雜，吞酸吐酸，腹痛心痛伏梁，目痛眥傷，癰疽瘡疥，酒毒。明目，定驚，止嘔，解毒除疳，殺蛔，虛寒為病大忌。

《本經逢原》：黃連性寒味苦，氣薄味厚，降多升少，入手少陰、厥陰。苦入心，寒勝熱，黃連、大黃之苦寒以導心下之實熱，去心竅惡血。仲景九種心下痞、五等瀉心湯皆用之。瀉心者，其實瀉脾，實則瀉其子也。下痢胃口虛熱口噤者，黃連、人蔘煎湯，時時呷之，如吐再飲。但得一呷下嚥便好。諸苦寒藥多瀉，唯黃連、芩、柏性寒而燥，能降火去溼止瀉痢，故血痢以之為君。今人但見腸虛滲泄微似有血，不顧寒熱多少，便用黃連，由是多致危殆。至於虛冷白痢，及先瀉後痢之虛寒證，誤用致死者多矣。諸痛瘍瘡，皆屬心火。眼暴赤腫痛不可忍，亦屬心火。兼挾肝邪俱宜黃連、當歸。治痢及目為要藥，故《本經》首言治熱氣目痛，及腸澼腹痛之患，取苦燥之性，以清頭目、堅腸胃、祛溼熱也。婦人陰中腫痛，亦是溼熱為患，尤宜以苦燥之。古方治痢香連丸，用黃連、木香。薑連散用乾薑、黃連。左金丸用黃連、吳茱萸。治消渴用酒蒸黃連。治口瘡用細辛、黃連。治下血用黃連、胡蒜，皆是寒因熱用，熱因寒用，而無偏勝之害。然苦寒之劑，中病即止，豈可使肅殺之令常行，而伐生發沖和之氣乎。醫經有久服黃連、苦參反熱之說，此性雖寒，其味至苦，入胃則先歸於心，久而不已，心火偏勝則熱，乃其理也。近代庸流喜用黃連為清劑，殊不知黃連瀉實火，若虛火而妄投，反傷中氣，陰火愈逆上無制矣。故陰虛煩熱、脾虛泄瀉、五更腎泄，婦人產後血虛煩熱、小兒痘疹氣虛作瀉，及行漿後泄瀉，並皆禁用。

《長沙藥解》：味苦，性寒，入手少陰心經。清心退熱，瀉火除煩……

火蟄於土，土燥則火降而神清，土溼則火升而心煩。黃連苦寒，瀉心火而除煩熱，君火不降，溼熱煩鬱者宜之。土生於火，火旺則土燥，火衰則土溼，凡太陰之溼，皆君火之虛也。虛而不降，則升炎而上盛。其上愈盛，其下愈虛，當其上盛之時，即其下虛之會，故仲景黃連清上諸方，多與溫中暖下之藥並用，此一定之法也。凡瀉火清心之藥，必用黃連，切當中病即止，不可過劑，過則中下寒生，上熱愈甚。庸工不解，以為久服黃連，反從火化，真可笑也。

三、黃芩

《神農本草經輯注》：黃芩，一名腐腸。味苦，平，無毒。治諸熱，黃疸，腸澼，泄利，逐水，下血閉，惡瘡，疽蝕，火瘍。

《名醫別錄》：大寒，無毒。主治痰熱，胃中熱，小腹絞痛，消穀，利小腸，女子血閉、淋露、下血，小兒腹痛。一名空腸，一名內虛，一名黃文，一名經芩，一名妬婦。其子，主腸澼膿血。生秭歸及宛朐。三月三日採根，陰乾。得厚朴、黃連止腹痛。得五味子、牡蒙、牡蠣令人有子。得黃耆、白薇、赤小豆治鼠瘻。山茱萸、龍骨為之使，惡蔥實，畏丹蔘、牡丹、藜蘆。

《本草備要》：瀉火，除溼。苦入心，寒勝熱。瀉中焦實火，除脾家溼熱。治澼痢腹痛，寒熱往來，黃疸五淋，血閉氣逆，癰疽瘡瘍，及諸失血。消痰、利水，解渴安胎，養陰退陽，補膀胱水。酒炒則上行，瀉肺火，利胸中氣。治上焦之風熱、溼熱，火嗽喉腥，目赤腫痛。過服損胃。血虛、寒中者禁用。

《本草易讀》：苦，寒，無毒。除一切熱，解諸般淋。血痢腹痛，火嗽

喉腥。瀉中焦實火，退脾家溼熱，清火安胎，逐水解渴，利胸氣，消膈痰，療黃疸，治血閉。兼清肌表鬱熱，最除往來寒熱，平癥疸瘡瘍，退目赤腫痛。腹痛因寒者忌之。脈遲者忌之。

《本草從新》：瀉火除溼。苦入心，寒勝熱。瀉中焦實火，除脾家溼熱。治澼痢腹痛，寒熱往來，黃疸，五淋，血閉，氣逆，癥疸瘡瘍，及諸失血。降痰，解渴，安胎。瀉肺火，利胸中氣，治上焦之風熱溼熱，火嗽喉腥，目赤腫痛。苦寒傷胃，虛寒者均宜戒。胎前若非實熱而服之，陰損胎元矣。

《本經逢原》：黃芩苦燥而堅腸胃，故溼熱黃疸、腸澼瀉痢為必用之藥。其枯芩性升，入手太陰經，清肌表之熱。條芩性降，瀉肝膽大腸之火，除胃中熱。得酒炒上行，主膈上諸熱。得芍藥、甘草治下痢膿血、腹痛後重、身熱。佐黃連治諸瘡痛不可忍。同黑參治喉間腥臭。助白朮安胎，蓋黃芩能清熱涼血，白朮能補脾統血也。此唯胎熱升動不寧者宜之，胎寒下墜及食少便溏者，慎勿混用。丹溪言黃芩治三焦火。仲景治傷寒少陽證，用小柴胡湯。汗下不解，胸滿心煩用柴胡桂薑湯。溫病用黃芩湯。太陽少陽合病用葛根黃芩黃連湯。心下痞滿用瀉心湯。寒格吐逆用乾薑黃芩黃連人參湯等方，皆用黃芩以治表裡諸熱，使邪從小腸而泄，皆《本經》主諸熱之綱旨。其黃疸腸澼瀉痢之治，取苦寒以去溼熱也，逐水下血閉者，火鬱血熱之所致，火降則邪行，水下則閉自通矣。昔人以柴胡去熱不及黃芩，蓋柴胡專主少陽往來寒熱，少陽為樞，非柴胡不能宣通中外。黃芩專主陽明蒸熱，陽明居中，非黃芩不能開泄蘊隆。一主風木客邪，一主溼土蘊著，詎可混論。芩雖苦寒，畢竟治標之藥，唯軀殼熱者宜之。若陰虛伏熱，虛陽發露可輕試乎。其條實者兼行衝脈，治血熱妄行，古方有一味子芩丸，治婦人血熱，經水暴下不止者最效。若血虛發熱，腎虛挾

寒，及妊娠胎寒下墜，脈遲小弱皆不可用，以其苦寒而伐生發之氣也。

《長沙藥解》：味苦，氣寒，入足少陽膽、足厥陰肝經。清相火而斷下利，瀉甲木而止上嘔，除少陽之痞熱，退厥陰之鬱蒸。

……

甲木清降，則下根癸水而上不熱，乙木溫升，則上生丁火而下不熱。足厥陰病則乙木鬱陷而生下熱，足少陽病則甲木鬱升而生上熱，以甲木原化氣於相火，乙木亦含孕乎君火也。黃芩苦寒，併入甲乙，瀉相火而清風木，肝膽鬱熱之證，非此不能除也。然甚能寒中，厥陰傷寒，脈遲，而反與黃芩湯徹其熱，脈遲為寒，今與黃芩湯復除其熱，腹中應冷，當不能食，今反能食，此名除中，必死。小柴胡湯，腹中痛者，去黃芩，加芍藥，心下悸，小便不利者，去黃芩，加茯苓。凡脈遲，腹痛，心下悸，小便少者，忌之。

清上用枯者，清下用實者。內行醋炒，外行酒炒。

四、乾薑

《神農本草經輯注》：乾薑，味辛，溫，無毒。治胸滿，咳逆上氣。溫中，止血，出汗，逐風，溼痹，腸澼下利。生者尤良。味辛，微溫。久服去臭氣，通神明。生川穀。

《名醫別錄》：大熱，無毒。主治寒冷腹痛，中惡，霍亂，脹滿，風邪諸毒，皮膚間結氣，止唾血。生薑，味辛，微溫。主治傷寒頭痛、鼻塞，咳逆上氣，止嘔吐。生犍為及荊州、揚州。九月採。秦椒為之使。殺半夏、莨菪毒。惡黃芩、天鼠矢。又，生薑，微溫，辛，歸五臟。去痰，下氣，止嘔吐，除風邪寒熱。久服小志少智，傷心氣。

《本草備要》：燥，回陽；宣，通脈。生用辛溫，逐寒邪而發表；炮則辛苦大熱，除胃冷而守中。溫經止血，定嘔消痰，去臟腑沉寒痼冷。能去惡生新，使陽生陰長，故吐衄下血、有陰無陽者宜之。亦能引血藥入氣分而生血，故血虛發熱、產後大熱者宜之。引以黑附，能入腎而祛寒溼，能回脈絕無陽。同五味利肺氣而治寒嗽。燥脾溼而補脾，通心助陽而補心氣，開五臟六腑，通四肢關節，宣諸脈絡。治冷痹寒痞，反胃下利。多用損陰耗氣，孕婦忌之。

《本草易讀》：生逐寒而發表，炮除冷而守中。孕婦忌之。辛，溫，無毒。入足陽明、太陰、厥陰、手太陰經。逐寒祛溼，溫經止血，定嘔消痰，下氣消食。治內寒之腹痛，療縮筋之霍亂，止寒溼之嘔利，回手足之厥逆。

《本草從新》：燥，溫經逐寒；宣，發表通脈。辛，熱。逐寒邪而發表溫經，燥脾溼而定嘔消痰，同五味利肺氣而治寒嗽。開五臟六腑，通四肢關節，宣諸絡脈。治冷痹寒痞，反胃下利，腹痛癥瘕積脹。開胃扶脾，消食去滯。

《本經逢原》：乾薑稟陽氣之正，雖烈無毒，其味本辛，炮之則苦，專散虛火。用治裡寒止而不移，非若附子行而不守也。生者，能助陽，去臟腑沉寒，發諸經寒氣，腹中冷痛，霍亂脹滿，皮膚間結氣，止嘔逆，治感寒腹痛，腎中無陽，脈氣欲絕，黑附子為引。理中湯用之，以其溫脾也。四逆湯用之，以其回陽也。生則逐寒邪而發表，胸滿咳逆上氣，出汗風溼痹宜之。炮則除胃冷而守中，溫中止血，腸澼下利宜之。曷觀小青龍、四逆等方並用生者，甘草乾薑湯獨用炮者，其理中丸中雖不言炮，在溫中例治不妨隨緩急裁用。然亦不可過多，多用則耗散元氣。辛以散之，是壯火食氣也。少用則收攝虛陽，溫以順之，是少火生氣也。同五味子以溫肺，

同人蔘以溫胃，同甘草以溫經。凡血虛發熱，產後大熱須炮黑用之。有血脫色白、夭然不澤，脈濡者，宜乾薑之辛溫以益血，乃熱因熱用，從治之法也。又入肺利氣，入腎燥溼，入肝引血藥生血，於亡血家有破宿生新，陽生陰長之義。如過用涼藥，血不止，脈反緊疾者，乃陽虧陰無所附，加用炮薑、炙甘草可也。陰虛有熱、血熱妄行者勿用，以其散氣走血也。

《長沙藥解》：味辛，性溫，入足陽明胃、足太陰脾、足厥陰肝、手太陰肺經。燥溼溫中，行鬱降濁，補益火土，消納飲食，暖脾胃而溫手足，調陰陽而定嘔吐，下衝逆而平咳嗽，提脫陷而止滑泄……火性炎上，有戊土以降之，則離陰下達而不上炎，水性潤下，有己土以升之，則坎陽上達而不下潤。戊己旋轉，坎離互動，故上非亢陽而不至病熱，下非孤陰而不至病寒。中氣既衰，升降失職，於是水自潤下而病寒，火自炎上而病熱。戊土不降，逆於火位，遂化火而為熱，己土不升，陷於水位，遂化水而為寒，則水火分離，戊土燥熱而己土溼寒者，其常也。而戊土之燥熱，究不勝己土之溼寒。蓋水能勝火，則寒能勝熱，是以十人之病，九患寒溼而不止也。乾薑燥熱之性，甚與溼寒相宜，而健運之力，又能助其推遷，復其旋轉之舊。蓋寒則凝而溫則轉，是以降逆升陷之功，兩盡其妙。仲景理中用之，迴旋上下之機，全在於此，故善醫泄利而調霍亂。凡咳逆齁喘、食宿飲停、氣膨水脹、反胃噎膈之倫，非重用薑苓，無能為功，諸升降清濁、轉移寒熱、調養脾胃、消納水穀之藥，無以易此也。

五、人蔘

《神農本草經輯注》：人蔘，一名人銜，一名鬼蓋。味甘，微寒，無毒。主補五臟，安精神，定魂魄，止驚悸，除邪氣，明目，開心益智。久

服輕身，延年。生山谷。

《名醫別錄》：微溫，無毒。主治腸胃中冷，心腹鼓痛，胸脅逆滿，霍亂吐逆，調中，止消渴通血脈，破堅積，令人不忘。一名神草，一名人微，一名土精，一名血參。如人形者有神。生上黨及遼東。二月、四月、八月上旬採根，竹刀刮，暴乾，無令見風。茯苓為之使，惡溲疏，反藜蘆。

《本草備要》：大補元氣，瀉火。生甘苦微涼，熟甘溫。大補肺中元氣，瀉火，益土，生金，明目，開心益智，添精神，定驚悸，除煩渴，通血脈，破堅積，消痰水。治虛勞內傷，多夢紛紜，嘔噦反胃，虛咳喘促，瘧痢滑瀉，淋瀝脹滿，中暑、中風及一切血證。

《本草易讀》：味甘、微苦，無毒。入脾、胃二經。續氣通脈，止渴生津。汗後膚熱，痢久身涼，非此莫療；脈微欲絕，血脫欲死，非此罔救。回陽於氣幾息，益氣於熱所傷。面赤黑，氣壯肺熱，脈長實滑數有力者無用；面白黃，氣微肺寒，脈虛大細弱無力者，宜用也。

《本草從新》：大補元氣，生陰血，亦瀉虛火……甘，溫，微苦。大補肺中元氣，瀉火，醒酒明目，開心益智，安精神，定驚悸，除煩渴，通血脈，破堅積，消痰水。氣壯則胃自開，氣和而食自化。治虛勞內傷，發熱自汗，多夢紛紜，虛咳喘促，心腹寒痛，傷寒，瘟疫，瘧痢滑瀉，嘔噦反胃，淋瀝，脹滿，非風卒倒，一切血證，胎產外科陰毒，小兒痘證。證至垂危，必多用獨用。

《本經逢原》：人蔘甘溫，氣薄味厚，陽中微陰，能補肺中元氣，肺氣旺，四臟之氣皆旺，精自生而形自盛，肺主諸氣故也。古人血脫益氣，蓋血不自生，須得補陽氣之藥乃生，陽生則陰長，血乃旺耳。若單用補血

藥，血無由而生也。《素問》言：無陽則陰無以生，無陰則陽無以化。故補氣必用人蔘，補血須兼用之。仲景病人汗後，身熱亡血，脈沉遲，下利，身涼，脈微血虛，並加人蔘。蓋有形之血，未能即生，希微之氣，所當急固，無形生有形也。丹溪言：虛火可補，參、芪之屬；實火可瀉，芩、連之屬。後世不察，概謂人蔘補火，謬矣。夫火與元氣勢不兩立，正氣勝則邪氣退。人蔘既補元氣又補邪火，是反覆之小人矣，又何與甘草、茯苓、白朮為四君子耶。

《長沙藥解》：味甘、微苦，入足陽明胃、足太陰脾經。入戊土而益胃氣，走己土而助脾陽，理中第一，止渴非常，通少陰之脈微欲絕，除太陰之腹滿而痛，久利亡血之要藥，盛暑傷氣之神丹。

六、甘草

《神農本草經輯注》：甘草，一名美草，一名蜜甘。味甘，平，無毒。治五臟六腑寒熱邪氣。堅筋骨，長肌肉，倍力，金瘡，腫，解毒。久服輕身，延年。生川穀。

《名醫別錄》：無毒。主溫中，下氣，煩滿，短氣，傷臟，咳嗽，止渴，通經脈，利血氣，解百藥毒，為九土之精，安和七十二種石，一千二百種草。一名蜜甘，一名美草，一名蜜草，一名蕗。生河西積沙山及上郡。二月、八月除日採根，暴乾，十日成。朮、乾漆、苦參為之使，惡遠志，反大戟、芫花、甘遂、海藻。

《本草備要》：有補有瀉，能表能裡，可升可降。味甘。生用氣平，補脾胃不足而瀉心火。炙用氣溫，補三焦元氣而散表寒。入和劑則補益，入汗劑則解肌，入涼劑則瀉邪熱，入峻劑則緩正氣，入潤劑則養陰血。能協

和諸藥，使之不爭。生肌止痛，通行十二經，解百藥毒，故有國老之稱。

《本草易讀》：味甘，氣平，性緩，無毒。入脾、胃二經。和諸藥，解百毒；養育二土，培植中州。上行宜頭，下行宜梢。生用瀉火熱，熟用散表寒。咽喉腫痛，一切瘡瘍，並宜生用。

《本經逢原》：甘草氣薄味厚，升降陰陽，大緩諸火。生用則氣平，調脾胃虛熱，大瀉心火，解癰腫金瘡諸毒。炙之則氣溫，補三焦元氣，治臟腑寒熱，而散表邪，去咽痛，緩正氣，養陰血，長肌肉，堅筋骨，能和衝脈之逆，緩帶脈之急。凡心火乘脾，腹中急痛，腹皮急縮者宜倍用之。其性能緩急而又協和諸藥，故熱藥用之緩其熱，寒藥用之緩其寒，寒熱相兼者用之得其平。《本經》治臟腑寒熱邪氣，總不出調和胃氣之義。仲景附子理中用甘草恐僭上也。調胃承氣用甘草恐速下也。皆緩之之意。小柴胡有黃芩之寒，人蔘、半夏之溫，而用甘草則有調和之意。炙甘草湯治傷寒脈結代，心動悸，渾是表裡津血不調，故用甘草以和諸藥之性而復其脈，深得攻補兼該之妙用。唯土實脹滿者禁用，而脾虛脹滿者必用，蓋脾溫則健運也。世俗不辨虛實，一見脹滿便禁甘草，何不思之甚耶。凡中滿嘔吐、諸溼腫滿、酒客之病，不喜其甘，藻、戟、遂、芫與之相反，亦迂緩不可救昏昧耳。而胡洽治痰澼，以十棗湯加甘草、大戟，乃痰在膈上，欲令通泄，以拔病根也。古方有相惡、相反並用，非妙達精微者，不知此理。其梢去莖中痛，節解癰疽毒，條草生用解百藥毒。凡毒遇土則化，甘草為九土之精，故能解諸毒也。《千金方》云：甘草解百藥毒，如湯沃雪。有中烏頭、巴豆毒，甘草入腹即定，驗如反掌。方稱大豆解百藥毒，予每試之不效。加甘草為甘豆湯，其驗甚捷。嶺南人解蠱，凡飲食時，先用炙甘草一寸嚼之，其中毒隨即吐出。

《長沙藥解》：味甘，氣平，性緩，入足太陰脾、足陽明胃經。備沖和

之正味，秉淳厚之良資，入金木兩家之界，歸水火二氣之間，培植中州，養育四旁，交媾精神之妙藥，調濟氣血之靈丹。

七、大棗

《神農本草經輯注》：大棗，味甘，平，無毒。治心腹邪氣，安中養脾，助十二經，平胃氣，通九竅，補少氣，少津液，身中不足，大驚，四肢重，和百藥。久服輕身，長年。

《名醫別錄》：無毒。補中益氣，強力，除煩悶，治心下懸，腸澼。久服不飢神仙。一名乾棗，一名美棗，一名良棗。八月採，暴乾。三歲陳核中仁，燔之，味苦，主治腹痛，邪氣。生棗，味甘、辛，多食令人多寒熱，羸瘦者，不可食。生河東。殺烏頭毒。

《本草備要》：補脾胃，潤心肺，和百藥。甘，溫。脾經血分藥。補中益氣，滋脾土，潤心肺，調營衛，緩陰血，生津液，悅顏色，通九竅，助十二經，和百藥。傷寒及補劑加用之，以發脾胃升騰之氣。多食損齒，中滿症忌之。

《本草易讀》：甘、微苦、酸，平，無毒。入脾、胃二經。養脾開胃，生津潤肺，補中益氣，堅志強力。和百藥而通九竅，除煩悶而療腸澼；滋血脈而治風燥，和陰陽而調榮衛。

《本草從新》：補脾胃，潤心肺，調營衛，和百藥。甘，溫。補中益氣，滋脾土，潤心肺，調營衛，緩陰血，生津液，悅顏色，通九竅，助十二經，和百藥。傷寒及補劑加用之，以發脾胃升騰之氣。紅棗功用相仿，差不及爾。雖補中而味過於甘，中滿者忌之。凡風疾痰熱及齒痛，俱非所宜，小兒疳病亦禁，生者尤為不利。

《本經逢原》：棗屬土而有火，為脾經血分藥。甘先入脾，故用薑棗之辛甘，以和營衛也。仲景治奔豚用滋脾土平腎氣也。十棗湯用以益土勝邪水也，而中滿者勿食。故仲景建中湯心下痞者減飴，棗與甘草同例，此得用棗之法矣。《金匱》治婦人臟躁、悲愁欲哭，有甘麥大棗湯，亦取其助肝、脾、肺三經之津液，以滋其燥耳。

《本經》主心腹邪氣，亦是和營衛邪之義。平胃氣者，以其甘溫健運善平胃中敦阜之氣也。《素問》以棗為脾家之果。故《本經》又主身中不足，大驚，四肢重，用此補益脾津而神氣自寧，肢體自捷矣。古方中用大棗皆是紅棗，取生能散表也。入補脾藥，宜用南棗，取甘能益津也。其黑棗助溼中火，損齒生蟲，入藥非宜。生棗多食令人熱渴氣脹，瘦人多火者彌不可食。

《長沙藥解》：味甘、微苦、微辛、微酸、微鹹，氣香，入足太陰脾、足陽明胃經。補太陰己土之精，化陽明戊土之氣，生津潤肺而除燥，養血滋肝而息風，療脾胃衰損，調經脈虛芤。

第三節　半夏瀉心湯功效與主治

半夏瀉心湯功效是辛開苦降、寒溫並用、和胃消痞。主治寒熱錯雜於中焦、脾胃升降失常的心下痞證。適應症候為心下痞滿，嘔吐不安，腸鳴下利。寒熱錯雜於中焦、脾胃升降失常的心下痞證在《傷寒論》中有三種主要類型，本證以痰飲阻胃為主，故其臨床特點是「嘔多」。痰飲阻胃、胃氣上逆，嘔多，故本方以半夏為君藥，降逆化痰，和胃止嘔，其用量為

半升，為君藥。痞因脾胃寒熱，寒熱之邪錯雜於心下，脾胃升降失常，氣機痞塞不通，故既用芩、連，苦寒清熱和胃，復用乾薑，配合半夏溫中散寒。如此辛開苦降，寒溫並用，正所以除寒熱之錯雜結聚而消痞。用人蔘、炙甘草、大棗甘溫益氣，補益脾胃，助其運化，恢復其升降之能。諸藥合用，共奏厥功。本方去滓重煎，乃因半夏瀉心湯為寒溫並用之方，去滓重煎使藥性合和、柔順，較適宜胃氣不得和降的寒熱錯雜痞。現代臨床上主要用於治療胃炎、胃酸過多症、胃下垂、胃潰瘍、嘔吐、呃逆、腸炎、痢疾、肝炎、妊娠惡阻等病症。魏菊仙主編之《中醫名方應用進展》列述本方現代臨床應用於發熱、頭痛、眩暈、失眠、嗜睡、癲癇、胃脘痛、嘈雜、嘔吐、呃逆、噎膈、痞證、肺出血、出血、喘證、泄瀉、感冒、痢疾、耳鳴耳聾、鼻衄、梅核氣、口瘡、蕁麻疹等 69 種病症。

上篇　經典溫習

第三章
源流與方論

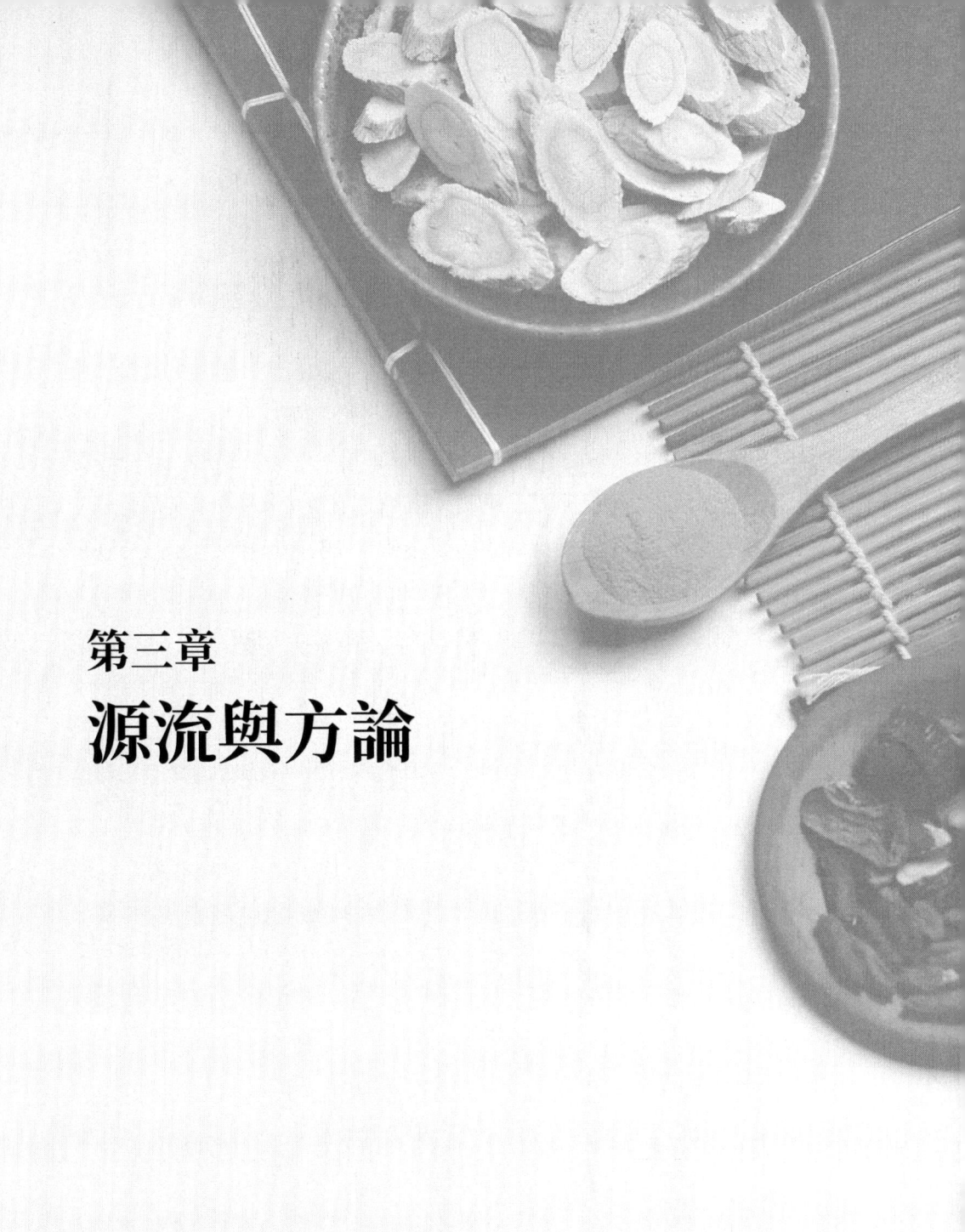

上篇　經典溫習

第一節　源流

　　本方首載於《傷寒論》第 149 條，實由小柴胡湯去柴胡、生薑，加黃連、乾薑而成。因君藥已換，故方名、主治亦隨之而變，可見起源於小柴胡湯。在主治方面，《傷寒論》謂：「傷寒五六日，嘔而發熱者，柴胡湯證具，而以他藥下之……但滿而不痛者，此為痞。」《金匱要略》又補充曰：「嘔而腸鳴，心下痞者」。後世醫家的記載更為詳細而具體。諸如《外臺祕要》卷 2 引《刪繁方》「上焦虛寒，腸鳴下利，心下痞堅」；《備急千金要方》卷 40「老小下利，水穀不化，腸中雷鳴，心下痞滿，乾嘔不安」；《三因極一病症方論》：「治心實熱，心下痞滿，身重發熱，乾嘔不安，腹中雷鳴，涇溲不利，水穀不消，欲吐不吐，煩悶，喘急。」《類聚方廣義》：「痢疾腹痛，嘔而心下痞硬，或便膿血者；及每飲食湯藥，下腹直轆轆有聲轉泄者……治疝瘕積聚，痛侵心胸，心下痞硬，噁心嘔吐，腸鳴或下利者。」

　　關於本方的組成變化，《傷寒論》中即有數首衍化方，適應證亦有所擴展。其中第 157 條的生薑瀉心湯，係該方減乾薑量加生薑以散水氣，用於「傷寒汗出解之後，胃中不和，心下痞硬，乾噫食臭，脅下有水氣，腹中雷鳴下利者」。第 158 條的甘草瀉心湯為本方加重甘草用量，增強益氣之力，又能緩中，主治「傷寒中風，醫反下之，其人下利日數十行，穀不化，腹中雷鳴，心下痞硬而滿，乾嘔，心煩不得安」。第 173 條的黃連湯，即本方去黃芩加桂枝，減清熱之功，增溫散作用，主治「傷寒，胸中有熱，胃中有邪氣，腹中痛，欲嘔吐者」。其後，《蘭室祕藏》卷上之枳實消痞丸，係本方去黃芩、大棗，加枳實、厚朴、白朮、茯苓、麥芽曲，功能開胃進食，主治心下虛痞，惡食懶倦，右關脈弦等。可見，在組成變化的同時，適應證亦有所拓寬。

第二節　古代醫家方論

成無己

　　凡陷胸湯，攻結也；瀉心湯，攻痞也。氣結而不散，壅而不通為結胸，陷胸湯為直達之劑。塞而不通，否而不分為痞，瀉心湯為分解之劑。所以謂之瀉心者，謂瀉心下之邪也。痞與結胸有高下焉。結胸者，邪結在胸中，故治結胸曰陷胸湯。痞者，留邪在心下，故治痞曰瀉心湯。黃連味苦寒，黃芩味苦寒，《內經》曰：苦先入心，以苦泄之。瀉心者，必以苦為主，是以黃連為君，黃芩為臣，以降陽而升陰也。半夏味辛溫，乾薑味辛熱，《內經》曰：辛走氣，辛以散之。散痞者必以辛為助，故以半夏、乾薑為佐，以分陰而行陽也。甘草味甘平，大棗味甘溫，人蔘味甘溫。陰陽不交曰痞，上下不通為滿。欲通上下，交陰陽，必和其中。所謂中者，脾胃是也。脾不足者，以甘補之，故用人蔘、甘草、大棗為使，以補脾而和中。中氣得和，上下得通，陰陽得位，水升火降，則痞熱消已，而大汗解矣。（《傷寒明理論》）

許宏

　　病在半表半裡，本屬柴胡湯，反以他藥下之，虛其脾胃，邪氣所歸，故結於心下，重者成結胸，心下滿而硬痛也；輕者為痞，滿而不痛也。若此痞結不散，故以黃連為君，苦入心以泄之。黃芩為臣，降陽而升陰也。半夏、乾薑之辛溫為使，辛能散其結也。人蔘、甘草、大棗之甘，以緩其中，而益其脾胃之不足，使氣得平，上下升降，陰陽得和，其邪之留結者，散而已矣。《經》曰：辛入肺而散氣，苦入心而泄熱，甘以緩之，三者是已。（《金鏡內臺方議》）

徐彬

嘔本屬熱，熱而腸鳴則下寒，而虛痞者陰邪搏飲，結於心下，即《傷寒論》所謂胃中不和，腹中雷鳴也。故主半夏瀉心湯，用參、甘、棗以補中，乾薑以溫胃泄滿，半夏以開痰飲，而以芩、連清熱，且苦寒亦能泄滿也。(《金匱要略論注》)

柯琴

蓋瀉心湯方，即小柴胡去柴胡加黃連乾薑湯也。不往來寒熱，是無半表證，故不用柴胡。痞因寒熱之氣互結而成，用黃連、乾薑之大寒大熱者，為之兩解，且取其苦先入心，辛以散邪爾。此痞本於嘔，故君以半夏。生薑能散水氣，乾薑善散寒氣，凡嘔後痞硬，是上焦津液已乾，寒氣留滯可知，故去生薑而倍乾薑。痞本於心火內鬱，故仍用黃芩佐黃連以瀉心也。乾薑助半夏之辛，黃芩協黃連之苦，痞硬自散。用參、甘、大棗者，調既傷之脾胃，且以壯少陽之樞也。(《傷寒來蘇集·傷寒附翼》)

錢潢

半夏辛而散痞，滑能利膈，故以之為君。半夏之滑，見小陷胸湯方論中。乾薑溫中，除陰氣而蠲痞，人參、炙甘草大補中氣，以益誤下之虛，三者補則氣旺，熱則流通，故以之為臣。黃芩、黃連，即前甘草瀉心湯中之熱因寒用，苦以開之之義，故黃連亦僅用三倍之一，以為之反佐。大棗和中濡潤，以為傾否之助云。(《傷寒溯源集》)

張錫駒

夫痞者否也。天氣下降，地氣上升，上下交，水火濟，謂之泰。天氣不降，地氣不升，上下不交，水火不濟，謂之否。故用半夏以啟一陰之

氣，黃芩、黃連助天氣而下降，引水液以上升，乾薑、人蔘、甘草、大棗助地氣之上升，導火熱而下降。交通天地，升降水火，以之治痞，誰曰不宜？（《傷寒論直解》）

李士材

邪留在心下，故曰瀉心。瀉心者必以苦為主，是以黃連為君，黃芩為臣；散痞者，必以辛為主，是以半夏、乾薑為佐；陰陽不交曰痞，上下不通曰滿，欲通上下，交陰陽者，必和其中，中者，脾也，脾不足者以甘補之，故以人蔘、甘草、大棗為使，以補中氣。中氣安和，則水升火降，痞滿自消。（《傷寒括要》）

尤在涇

痞者，滿而不實之謂。夫客邪內陷，即不可從汗泄，而滿而不實，又不可從下奪，故唯半夏、乾薑之辛，能散其結，黃連、黃芩之苦，能泄其滿。而其所以泄與散者，雖藥之能，而實胃氣之使也。用參、草、棗者，以下後中虛，故以之益氣，而助其藥之能也。（《傷寒貫珠集》）

唐容川

嘔而腸鳴，並無下利心下痞，不因誤下，何以上下之阻隔若是。蓋因飲停心下，上逆為嘔，下干為腸鳴，飲不除則痞不消，欲蠲飲，必資中氣。方中參、棗、草以培中氣，借半夏之降逆，佐芩連以消痞，復得乾薑之溫散，使痞者通，逆者降矣。妙在去滓再煎，取其輕清上浮，以成化痞降逆之用耳。（《金匱要略淺注補正》）

張秉成

夫痞之為病，皆由表邪乘虛陷裡，與胸中素有之溼濁，交相互結所

致。表證既無，不必復用表藥；裡氣又虛，又不得不兼顧其裡。然邪既互結於胸次，必鬱而為熱，所謂痞堅之處，必有伏陽，故以芩、連之苦以降之，寒以清之。且二味之性皆燥，凡溼熱為病者，皆可用之。但溼濁黏膩之氣，與外來之邪，既相混合，又非苦降直泄之藥所能去，故必以乾薑之大辛大熱以開散之。一開一降，一苦一辛，而以半夏通陰陽，行溼濁，散邪和胃，得建治痞之功。用甘草、人蔘、大棗者，病因裡虛，又恐苦辛開泄之藥過當，故當助其正氣，協之使化耳。(《成方便讀》)

陳蔚

痞者否也，天氣不降，地氣不升之義也。芩、連大苦以降天氣，薑、棗、人蔘辛甘以升地氣，所以轉否而為泰也。君以半夏者，因此證起於嘔，取半夏之降逆止嘔如神。(《傷寒論淺注補正》)

李疇人

方以芩、連之苦寒，而與乾薑、半夏之辛溫同用，佐以人蔘、甘草、大棗之甘溫，使藥留胃中不速下，則芩、連得以降逆和陰，薑、夏得以開痞通陽，使中焦否轉為泰。名為瀉心，實瀉胃中寒熱不和之邪耳。此方若去乾薑則不效，蓋半夏之辛不敵芩、連之苦，且人蔘、甘草反滯中氣，故人蔘之用倘有斟酌，乾薑則斷不可去。(《醫方概要》)

小結：諸家對半夏瀉心湯的方義論述，或偏於發病機制，或重在配伍意義，雖各有寓意，但在用藥方面均強調苦以瀉心，辛以治痞，甘以補中。關於方中之君藥，成無己、許宏以黃連為君，柯琴、錢潢以半夏為君，就本方證之成因而言，傷寒邪在少陽，誤下之後，邪熱內陷，胃氣不和，以致心下痞硬。方用黃連苦寒降火，以瀉內陷之邪熱，熱除則胃氣自和，所以成無己以黃連為君之論，切合本方證情。而李疇人則認為：「此

方若去乾薑則不效，蓋半夏之辛不敵芩、連之苦，且人蔘、甘草反滯中氣，故人蔘之用倘有斟酌，乾薑則斷不可去。」臨床應視病情而定，不可一概而論。至於「痞」的病因病機，張秉成持「皆由表邪乘虛陷裡，與胸中素有之涇濁，交相互結所致」之說。結合方中芩、連、夏三藥皆味苦，有燥溼之功，所以於臨床有一定參考價值。再者，對於痞證的臨床特徵，許宏曾提示「但滿而不痛」，並以此與硬滿而痛的結胸證鑑別，可謂經驗之談。

第三節　現代醫家方論

胡希恕

　　半夏、乾薑驅飲止嘔，黃芩、黃連解痞止利。飲留邪聚均由於胃氣的不振，故補之以人蔘，和之以草、棗，此為嘔而腸鳴、心下痞硬的主治方。(《經方傳真：胡希恕經方理論與實踐》)

劉渡舟

　　半夏瀉心湯的主症，一個是有嘔，心下痞有嘔；一個是大便不調，並不是腹瀉。因為這個病是「以他藥下之」，所以是氣痞，它和結胸的熱與水結是不同的。半夏瀉心湯是七味藥組成的，實際上就是小柴胡湯減去柴胡，加上黃連，生薑變成乾薑，換了一味藥，改了一味藥。小柴胡湯把柴胡去了，因為不是胸脅苦悶，它是心下痞，是胃的問題，不是少陽的問題。這個方子有三組藥，一個是辛味藥，半夏、乾薑是辛味藥；一個是苦味藥，黃芩、黃連是苦味藥；一個是甜藥，人蔘、甘草、大棗都是甜藥。

上篇　經典溫習

古人概括地叫「辛開苦降甘調之法」。

「辛開苦降甘調之法」，這是古代解釋藥方的方法。成無己《注解傷寒論》說：「苦以降之，辛以開之。」《黃帝內經》說：「酸苦湧泄為陰，辛甘發散為陽。」陰陽之氣痞塞了，具體地說是脾胃的升降之氣痞塞了，治療要調和脾胃，所以此方叫和解之法。脾屬於寒，胃屬於熱，各代表陰陽一方，黃芩、黃連降胃氣之逆，乾薑、半夏散脾氣之寒；再加上甜藥，人蔘、甘草補中益氣，調和脾胃，補中氣。如此，脾胃之氣足了，升則升，降則降，病就好了。

葉橘泉

本方以半夏去胃內之停水，而止嘔吐。黃連、黃芩能消退胃腸之炎症，因二味為苦味健胃藥也。人蔘、乾薑能興奮胃腸之血行，促胃腸功能的恢復。甘草、大棗以調和諸藥，強化其協同作用。

聶惠民

其一，半夏瀉心湯證並非均為「但滿而不痛」。

關於半夏瀉心湯的症狀特點，在第149條中曾提及「但滿而不痛」。聶教授認為，半夏瀉心湯證並非均為「但滿而不痛」。

聶教授依據其多年的臨證經驗，認為「但滿而不痛」，並非盡然，有很多的患者具有心下痞滿同時也有胃脘疼痛的表現，有時表現為隱隱作痛，有些表現為疼痛明顯，這在消化系統疾病中，如慢性胃炎、胃及十二指腸球部潰瘍等，表現非常普遍，辨證運用半夏瀉心湯治療，每能取得良效。據此，聶教授認為，對原文中「但滿而不痛」之說不可拘泥，而應辨證地看待。

第三章　源流與方論

　　結合《金匱要略》中，仲景記載：「嘔而腸鳴，心下痞者，半夏瀉心湯主之。」聶教授認為，如果臨床具備心下痞滿、嘔逆、下利、納呆、苔膩等症，辨證屬氣機痞塞、升降不利、寒熱錯雜者，無論其疼痛與否，就可應用半夏瀉心湯。

　　其二，「瀉心」之意在於疏泄氣機。

　　仲景所創的前述諸瀉心湯，其所適用的症候特徵各有不同。其中半夏瀉心湯寒熱並用，辛開苦降，散結消痞。

　　聶教授認為，半夏瀉心湯是由小柴胡湯變方而來，以小柴胡湯去柴胡，加黃連，以乾薑易生薑而成，方以半夏為君，故名為半夏瀉心湯。方中以半夏降逆止嘔，消痞散結，半夏、乾薑辛溫散結，黃芩、黃連苦寒瀉熱，薑夏與芩連相配，既可平調寒熱，又可辛開苦降，消痞散結；佐以人參、甘草、大棗等甘溫之品，扶助正氣，益氣健脾，諸藥合用，能辛開、苦降、甘補並用，寒溫並用，陰陽並調。故依據半夏瀉心湯方的組方特點，聶教授認為，瀉心湯之「瀉」，並非補瀉之瀉，而是「疏泄」。「瀉心」之意在於疏泄氣機。

　　其三，巧妙化裁，衍化出八種瀉心湯。

　　聶教授認為，半夏瀉心湯其辛開、苦降、甘補之功，而且本方具有寒溫並用之特點，不僅可以用於治療心下痞塞、嘔利兼見的各種病症，結合本方的辛開、苦降、甘補的功用，或與其他方劑和用，成和方之劑，或加入相應的藥對，使本方的功用加以延伸或更加豐富、全面，在半夏瀉心湯的基礎上衍化出八種瀉心湯，使半夏瀉心湯之化裁方具有更為廣泛地應用。

　　例如，若兼肝鬱化熱，肝氣橫逆者，可加入四逆散加強疏肝解鬱和胃

055

之功，稱為疏鬱瀉心湯；若兼肝脾不和，脾虛氣陷，見腹瀉腸鳴較甚者，可加入痛瀉藥方以疏肝補脾，升清止瀉，謂之升清瀉心湯；若兼肝氣犯胃，痰濁上逆，見嘔逆劇甚，心下痞硬，噫氣不除者，可加入紫蘇梗、旋覆花，以加強降逆化痰，而成降逆瀉心湯；若出現脾胃失和，痰溼壅滯，肺失肅降者，可加入桔梗、浙貝母、百部等，以疏調脾胃氣機，宣肺化痰止咳，衍化為宣肺瀉心湯；若加入雞內金、薏仁，能調和脾胃，消滯化積，謂之開胃瀉心湯；若加入藿香、佩蘭、厚朴，具有理氣和中、芳香化濁之功，稱為化濁瀉心湯；以半夏瀉心湯合小陷胸湯，為寬胸瀉心湯，具調和脾胃、寬胸散結之功；以半夏瀉心湯加延胡索、佛手為散痛瀉心湯，具調和脾胃、行氣止痛之功。

聶教授所倡導的諸多化裁加減，臨床療效甚好，透過多種化裁，半夏瀉心湯能具辛開苦降、升清降濁、疏調氣機、調節氣血陰陽之功用，其治療作用可以上達胸肺，下及腸腑，不僅用治多種脾胃系統疾病，還能更廣泛用於肺系、腎系等疾病。

聶教授認為，本方的化裁關鍵在於抓住中焦陰陽失和的主要病機，依據兼夾證的側重不同進行化裁，就可達到知常達變，進退自如的境地。

熊魁梧

半夏瀉心湯是治療多種疾病的有效方劑，特別對脾胃、肝膽疾病用之更多，方中既以芩連苦降泄熱以和陽，又以薑夏辛開消痞以和陰，更配參草棗補益脾胃以助其健運。本方立法，旨在苦辛並用以順其升降，甘溫相伍以調補中州，補瀉同施以扶正祛邪，共奏和胃降逆、開結除痞之功。凡肝胃不和、脾胃失常、溼熱留戀等皆可選用。師云：半夏瀉心，集寒熱、補瀉、升降於一方。省疾問病，藥不在多，而在於精。此方尤以寒熱並用

為要，寒藥或輕或重，藥量孰多孰少，施治得法，方能取效。芩連伍薑夏，辛開苦降之法也，最要緊者，乃黃連配乾薑，或連重，或薑重，隨其證之寒熱輕重而加減。

黃煌

古方治療痞證的專方，傳統的降逆和胃止嘔除痞方，具有調節胃腸功能、保護胃黏膜、抗潰瘍發生、抑制幽門螺旋桿菌等作用，適用於以心下痞、嘔吐、下利而煩為表現的疾病。適用人群為營養狀況較好，唇紅，舌紅苔多黃膩，大多數為青壯年患者；容易出現口腔黏膜潰瘍，女性月經期潰瘍多發或加重；伴有消化道症狀，如上腹部不適或疼痛、腹瀉或有腹瀉傾向等；有焦慮傾向，大多伴有睡眠障礙，情緒多急躁，或心悸、早搏（期前收縮）、胸悶等。適用病症為以下病症符合上述人群特徵者，可以考慮使用本方：以上腹部滿悶不適、噁心為表現的疾病，如胃炎、胃及十二指腸潰瘍、膽汁逆流性胃炎、功能性胃病、慢性膽囊炎；以腹瀉為表現的疾病，如慢性腸炎、消化不良、腸易激症候群、醉酒嘔吐或腹瀉。

「嘔而腸鳴，心下痞者，半夏瀉心湯主之」，這是《金匱要略》對半夏瀉心湯證的經典描述。由此可知，本方證有上、中、下三部位表現，即上嘔、中痞、下腸鳴，病變在整個胃腸道。三者之中，又以痞為必見。此痞是胃腸功能紊亂所致，其實質是胃的分泌和運動功能障礙，不能及時排空內容物，胃內的食物、液體以及發酵產生的氣體長期滯留下去，導致局部的堵塞憋悶、脹滿不舒。這種情況多伴有腸吸收功能低下，水分停滯，加之產生的腐敗之物，使腸管蠕動加快，其外在表現即為腸鳴。方中黃連、黃芩具有廣泛抑菌作用，比如對幽門螺旋桿菌、大腸桿菌等都有較強的抑制作用，是消炎性中藥，對充血性炎症效佳。從用黃連、黃芩來看，半夏

瀉心湯證多為炎症性胃腸功能紊亂。這種炎症性，既可以是外來病菌感染，也可以是飲酒或食入辛辣等刺激物所造成的胃黏膜損傷。這些病理變化中醫謂之溼熱蘊結，因而臨床多見舌苔黏膩。此苔或薄或厚；或白或黃，或白底罩黃；既為痞，則納食減少也不言自喻。半夏瀉心湯證的胃腸功能失調，並非一般的消化不良，用點焦三仙便可解決問題。既要修復炎症，又要調整功能，二者不可偏廢。

陳瑞春

臨床應用半夏瀉心湯，應抓住舌苔的特徵。由於半夏瀉心湯所治的是寒熱並存，脾胃同病的痞滿證，所以，胃腸道的病變反映在舌象上是很敏感的，這就是前人「舌苔以候胃」的經驗總結，今人有將舌苔譽為「天然胃鏡」之說的。基於上述理由，半夏瀉心湯證的舌苔，應當是黃白相兼而膩。如果黃而不膩，屬胃熱，不能用本方；白而不黃，屬胃寒，亦不可用。

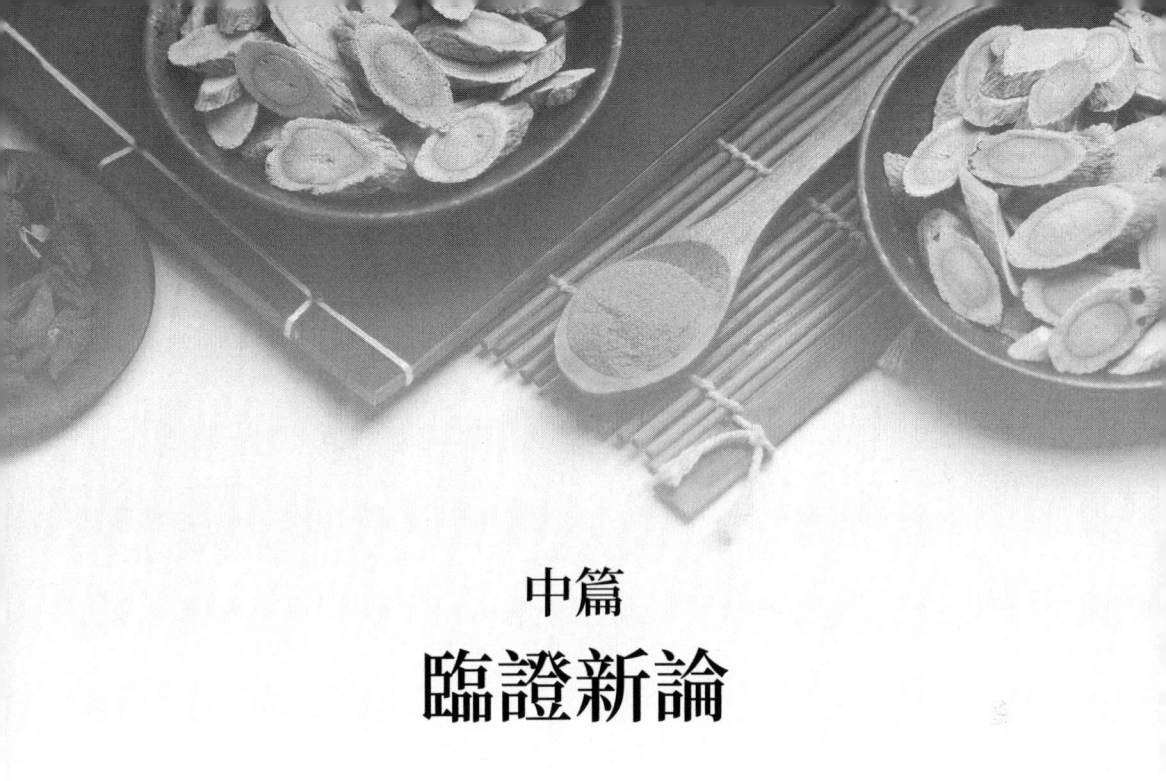

中篇
臨證新論

中篇　臨證新論

第一章
半夏瀉心湯臨證概論

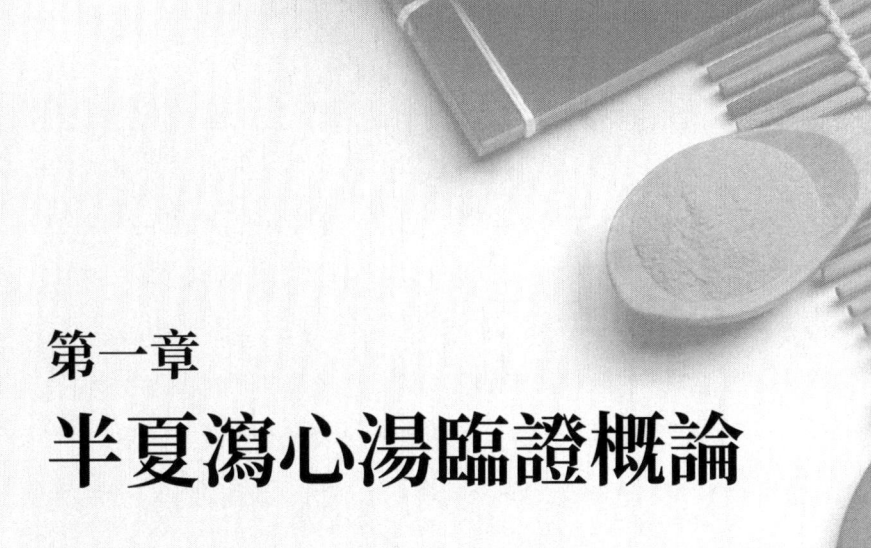

　　本篇從三個部分對半夏瀉心湯的臨證進行論述：第一章臨證概論對古代和現代的臨證運用情況進行了整理；第二章介紹經方的臨證思維，從臨證要點、與類方的鑑別要點、臨證思路與加減、臨證應用調護與預後等方面進行展開論述；第三章為臨床各論，從內科、婦科、兒科等方面，以臨床研究和醫案精選為基礎進行仔細的解讀，充分展現了中醫「異病同治」的思想，為讀者提供廣闊的應用範圍。

中篇　臨證新論

第一節　古代臨證回顧

一、半夏瀉心湯溯源

半夏瀉心湯出自《傷寒論》，由半夏、黃芩、黃連、炙甘草、乾薑、人蔘、大棗七味藥組成。所以謂之瀉心者，謂瀉心下之邪也。方中半夏為降胃安衝之主藥，用以為君，開結消痞，和胃止嘔；用乾薑之辛熱以溫中散寒；《黃帝內經》曰：苦先入心，以苦瀉之，黃連、黃芩味苦寒，故用之以泄熱開痞，上四味合用有寒熱平調，辛開苦降之效；人蔘、甘草、大棗補脾益氣，促進運化，復其升降，表現以補為消之治。綜合全方，寒熱互用以和其陰陽，苦辛並進以調其升降，補瀉兼施以顧其虛實。

《傷寒論》原文載：「傷寒五六日，嘔而發熱者，柴胡湯證具，而以他藥下之，柴胡證仍在者，復與柴胡湯。此雖已下之，不為逆，必蒸蒸而振，卻發熱汗出而解。若心下滿而硬痛者，此為結胸也，大陷胸湯主之。但滿而不痛者，此為痞，柴胡不中與之，宜半夏瀉心湯。」可見半夏瀉心湯可用於治療「但滿而不痛」的痞證。《金匱要略·嘔吐噦下利病脈證治》謂：「嘔而腸鳴，心下痞者，半夏瀉心湯主之。」此條即是對半夏瀉心湯證治的重要補充，其亦可用於腸鳴下利，噁心嘔吐者。葉天士在《外感溫熱篇》曰：「再人之體，脘在腹上，其地位處於中，按之痛，或自痛，或痞脹，當用苦泄，以其入腹近也。必驗之於舌：或黃或濁，可與小陷胸湯或瀉心湯，隨證治之。」

《傷寒論》第131條「病發於陰，而反下之，因作痞也」，第151條「脈浮而緊，而復下之，緊反入裡，則作痞」，第158條「此非結熱，但以胃中虛，客氣上逆，故使硬也」等論述痞的條文，均提示半夏瀉心湯方證發生

的前提是脾胃本虛，因下復損。患者胃氣素虛，復因誤下，不僅損脾胃陽氣，更使外邪內陷，以致客邪逆於心下，痞塞於中，阻滯氣機而導致升降失常，形成本虛標實之痞證。脾胃雖同居中州，稟承土性，但其職不同，胃主受納且主降濁，脾主運化且主升清，胃喜潤惡燥，脾喜燥惡濕，兩者納化相合、燥濕相濟、升降相因，而尤以升降最為重要。《素問·六微旨大論》曰「升降息，則氣立孤危」，「非升降，則無以生長化收藏」。脾胃既為後天之本，又因其特定的位置，能上引下聯，斡旋其中，稱為氣機升降之樞紐。故《四聖心源》提出：「脾升則肝腎亦升，故肝木不鬱，胃降則心肺亦降，金火不滯……以中氣善運也。」可見脾胃升降之樞對全身氣機調節的重要作用。半夏瀉心湯乃為誤用下法所導致的變證所設，下利後必使中氣受損，脾胃氣虛，其升清降濁之力必減，清氣不升，濁陰不降，使虛寒夾濕熱、痰飲等內生之病理產物或太陽、少陽之熱等外邪乘虛客於心下，阻滯氣機故而為痞。清陽與濁陰逆位，故上而嘔，下而腸鳴下利。正如大醫尤在涇所論「邪氣乘虛，陷入心下，中氣則痞，中氣既痞，升降失常，於是陽獨上逆而嘔，陰獨下走而腸鳴。是雖三焦俱病，而中氣為上下之樞」。

二、歷代醫家對半夏瀉心湯證病機的認識

半夏瀉心湯在臨床廣為應用，療效顯著，歷代醫家對其病機多有論述。首位注解《傷寒論》的金代醫家成無己，在其所著的《傷寒明理論》中提出半夏瀉心湯證之病機為「胃氣空虛，客氣上逆」。此後歷代醫家對其「胃虛」之言多無異議，但對「客邪」的屬性卻眾說紛紜，主要有以下幾種觀點：①寒熱互結。「寒熱互結」是一種被很多醫家認同的半夏瀉心湯

證病機。清代醫家柯琴首先在《傷寒附翼》中提出半夏瀉心湯證的病機是「寒熱之氣互結心下」。認為半夏瀉心湯所治之「痞」，乃誤下損傷脾胃之陽而生寒，外邪內陷而為熱，寒熱錯雜互結於中焦，導致氣機痞塞。這一觀點為眾多醫家所接受，影響深遠。②溼熱為病。李時珍曾指出：「瀉心者，亦即瀉脾胃之溼熱，非瀉心也。」清代醫家汪琥《傷寒論辯證廣注》認為半夏瀉心湯是治療「溼熱不調，虛實相伴之痞」的方劑。《成方便讀》中說：「所謂彼堅之處，必有伏陽，故以芩、連之苦以降之，寒以清之，且二味之性皆燥，凡溼熱為病者，皆可用之。」許多溫病醫家認為半夏瀉心湯證的病機是「溼熱為病」。清代是溫病學發展的鼎盛時期，加之該時期流傳至今的醫書、病案較多，故而溫病學家對經方的觀點、運用引起了廣泛的關注。如吳鞠通在《溫病條辨・中焦》中就提出了用半夏瀉心湯治療溼熱證，例如「陽明溫病……嘔而痞甚者」用方半夏瀉心湯加減；又如葉天士在《臨證指南醫案》中提出「溼熱……用瀉心法」。③胃虛有熱。成無己認為半夏瀉心湯具有「宗氣得和，上下得通，陰陽得位，水升火降，痞消熱已」之功。清代醫家王旭高也認為張仲景諸瀉心湯的功效「總不離乎開結、導熱、益胃」。④熱挾水飲。持這類觀點的醫家認為半夏瀉心湯病症是由於熱邪與水飲相互搏結於心下所致。如清代醫家程應旄認為半夏瀉心湯是「熱邪挾水飲，尚未成實」。「清初三大家」之一的喻昌也在《尚論篇》提出「瀉心諸方，用以滌飲」。⑤痰涎為病。秦之楨在《傷寒大白》中說：「瀉心湯皆用半夏，而獨以此方命名者，因痞滿嘔吐，皆是痰涎作禍。故即以此湯重加半夏，此以瀉心方中，化出重治痰涎之法。」⑥胃熱腸寒。有些醫家認為半夏瀉心湯證是由於「胃熱腸寒」所致，如郭子光《傷寒論湯證新編》認為半夏瀉心湯的基本病理是「胃熱腸寒，虛實挾雜」。當代著名醫家劉渡舟也認為半夏瀉心湯具有「清上溫下」的作用。古今諸多

醫家對半夏瀉心湯的病機各持己見，其中更以「寒熱互結」及「溼熱為重」兩種觀點最具代表性。

三、古代半夏瀉心湯運用所涉疾病及歷代演變

本方在古代用於瘧疾始於明代，並為清代沿襲，在《類證治裁》、《續名醫類案》、《臨證指南醫案》中均有記載。查考原文，分析發現本方在治療瘧疾時仍是以「痞」為主症，或兼煩悶、嘔利等。如葉天士《臨證指南醫案》中有用本方治療瘧疾的典型病案「心下觸手而痛，自利，舌白煩躁，都是溼熱阻氣分，議開內閉，用瀉心湯。川連、淡黃芩、乾薑、半夏、人蔘、枳實」。古用本方治療痢疾，最早見於宋代《太平聖惠方》，之後明代《普濟方》中也有記載「瀉心湯治老小下痢，水穀不分，腸中雷鳴，心下痞滿，乾嘔不安」。清代著名醫家丁甘仁用本方加減治療「感受時氣之邪，襲於表分，溼熱挾滯，互阻腸胃，噤口痢之重症」。

消癉，又稱心消，最早見於《黃帝內經》，《素問·氣厥論》「心移寒於肺，肺消，肺消者飲一溲二……心移熱於肺，傳為膈消」。《雜病源流犀燭》則謂「消癉，肝、心、腎三經之陰虛而生內熱病也，即經所謂熱中，與三消異」。此病相當於現代之消渴病，臨床上以多食善飲，口渴多飲，尿多消瘦為主症。本方用治消癉始自明代，首見於《祕傳證治要訣及類方》，但書中為本方的加減運用，如「消心之病……宜半夏瀉心湯。去乾薑，加瓜蔞、乾葛如其數」。後世《證治準繩》「心消之病，往往因嗜慾過度，食啖辛熱，以致煩渴，引飲既多，小便亦多，當抑心火使之下降，自然不渴，宜半夏瀉心湯」。

「風、癆、鼓、膈」歷來被中醫認為是難治甚至是不治之四大病種，

中篇　臨證新論

其中噎膈是指吞嚥食物梗噎不順，飲食難下，或納而復出的疾患。噎即噎塞，指吞嚥之時梗噎不順，膈為格拒，指飲食不下。《景岳全書》中說「噎膈一證，必以憂愁思慮，積勞積鬱，或酒色過度，損傷而成。蓋憂思過度則氣結，氣結則施化不行，酒色過度則傷陰，陰傷則精血枯涸，氣不行則噎膈病於上，精血枯涸則燥結病於下」。指出其關鍵病機「氣結、陰傷、燥結」。研究發現，半夏瀉心湯在古代用治噎膈出現 5 次，且在《蘭臺軌範》中被明確列為治療噎膈嘔吐方。清代薛生白《掃葉莊醫案》中兩次記述了用本方治療噎膈的經驗，所謂：「酒熱傷胃，穀食入脘即噎，湧出涎沫，陽明脈不用事，筋脈牽絆，與半夏瀉心湯。」又曰：「大凡噎膈反胃，老年閉於胃脘之上。是清陽不主轉旋，乃無形之結，辛香通關，反覺熱悶上升，虛症無疑。以大半夏湯合加黃連合瀉心法」。根據其病案資訊不難看出，本方所治的噎膈或為「酒熱傷胃」濕熱或「老年虛症」虛實夾雜，具體運用中還減去了方中的大棗、甘草、乾薑，加用竹瀝、薑汁、茯苓、石斛等味，提示本方之開結降逆可用於噎膈之濕熱或虛實夾雜者。

四、古代半夏瀉心湯運用所涉症候及歷代演變

古代半夏瀉心湯運用涉及症候共有 20 種，其中濕熱證是出現頻次最高、最多用於治療的症候。如果合併熱結胃腸證、火熱證、胃熱證、熱厥證為裡熱證，則裡熱證也是本方主治症候。另外包括濕痰證、氣滯痰凝證、膽鬱痰擾等證在內的痰濕證也有相當高的運用頻次，顯示此三證是古代運用本方的主要症候，提示濕、熱、痰是本方治證的主要病機。

關於本方證涉及濕、熱、痰的病機，可以從後世一些醫家觀點得到理解。如《成方便讀》論述半夏瀉心湯說「夫痞之為病，皆由表邪乘虛陷

裡，與胸中素有溼濁，交相互結所致」。認為表邪陷裡與素體的溼濁交結《重訂通俗傷寒論》「傷寒兼溼熱者多，溼熱釀痰者亦甚多……傷寒誤下，則變痞滿。亦有不經攻下而胸痞者，由其人素多痰溼熱。一經外邪觸動。即逆上而痞滿。故仲景特立小陷胸諸瀉心法。正以祛逆上之痰溼熱也」。強調本證形成中「素多痰溼熱」之體質因素《傷寒緒論》解注「有少陽病誤下，心下但滿而不痛者，此痰溼上逆也，半夏瀉心湯」。提出「痰溼上逆」的病機《訂正仲景全書金匱要略注》「嘔而腸鳴、心下痞者，此邪熱乘虛而客於心下，故用芩、連泄熱除痞，乾薑、半夏散逆止嘔」。強調了「邪熱客於心下」。前賢們從不同角度闡發了本方證「溼、痰、熱」的病機要點。

半夏瀉心湯治療火熱證的記載首現於宋代《大方脈‧醫方‧瀉火門》中，其治療火熱證卻被後世不斷繼承發揚，如《脈因證治‧嘔、吐、噦》「論皆屬於火，嘔而心下痞，半夏瀉心湯」。明代《景岳全書》「若察其真有火邪，但降其火，嘔必自止。火微兼虛者，宜《外臺》黃芩湯，或半夏瀉心湯」。明代《醫學原理》「半夏瀉心湯治中氣虧敗，運動失常，以致溼熱之氣凝聚成痰，陷於心胸之分而成痞滿。法當補中氣，清溼熱，豁痰散痞」。指出方證涉及溼熱釀痰證。清代醫家將本方更多用於溼熱、溼熱釀痰、溼痰證等病症，大大拓展了本方的治證範圍。

五、半夏瀉心湯運用所涉及症狀及歷代演變

古代半夏瀉心湯運用中涉及的症狀達34種，其中「痞」出現頻率最高，其次出現頻率較高的是「嘔吐」、「腸鳴」和「下利」三症，說明本方治證中以痞滿為中心、多兼嘔吐、腸鳴、下利三症，這與現代方劑學教科書中將「痞、嘔、利」三症列為半夏瀉心湯方主治症的觀點基本一致。不過

中篇　臨證新論

腸鳴雖常兼下利，但不必然伴有下利，「腸鳴」作為獨立的症狀，應該納入主治症中。而較之於痞、嘔及腸鳴三症，下利伴隨出現的機率並不高，提示臨床本方運用當以痞滿、嘔吐或腸鳴為主症。

除了上述三症外，本次研究發現，本方運用中出現頻率較高的症狀還有食慾不振、身熱、煩躁、胃痛、口渴等症，其中食慾不振與中焦受損、脾胃不和有關，身熱、煩躁、口渴與熱邪入裡或裡熱有關。但胃痛一症則與半夏瀉心湯原方證的條文「但滿而不痛者，此為痞，柴胡不中與之，宜半夏瀉心湯」，「若心下滿而硬痛者，此為結胸也，大陷胸湯主之」的文意不符。古今確有一些醫家認為，心下痛胃痛與不痛是本方與大陷胸湯方的辨認要點。如《傷寒論翼》說「少陽妄下後有二變：實則心下滿而硬痛為結胸，用大陷胸湯下之；虛則但滿而不痛為痞，用半夏瀉心湯和之」。《傷寒經解》論述道「成結胸而硬痛也，用大陷胸湯，以瀉其陽邪……淫邪因下成痞，痞故滿而不痛也……治痞以半夏瀉心湯，燥其淫也」均主張半夏瀉心湯主症中不涉及心下痛。

調查研究發現，半夏瀉心湯用於胃痛始於清代，在其次運用中有次見於葉天士《臨證指南醫案》，其「宿病衝氣胃痛……是肝木侵犯胃土，濁氣上踞……議用瀉心法」。此胃痛為肝胃不和引起「心下觸手而痛，自利，舌白煩躁，都是淫熱阻氣分，議開內閉，用瀉心湯」。此為淫熱阻氣所致。另在林佩琴《類證治裁》、《王九峰醫案》及徐靈胎《蘭臺軌範》中均有用半夏瀉心湯治療胃痛的記載。實際上，本方在現代臨床也常被用於治療各型胃炎、胃潰瘍等病引起的胃痛。這些證據顯示，胃痛與不痛不是半夏瀉心湯應用的辨證要點。

張仲景創製本方最初主用於治療「嘔而腸鳴，心下痞者」，魏晉南北朝時期沒有運用本方所涉具體症狀的記載，唐代運用涉症基本上與原方相

第一章　半夏瀉心湯臨證概論

同，但《外臺祕要》中增加下利和腸鳴二症，為後世本方主症的認識奠定了基礎。宋代以後本方運用涉及的症狀逐漸增多，除前述四症外，還出現腹滿、脅下水氣、乾嘔、口渴、頭眩、身痛、發熱、飲食不下等症。由此不難看出，宋代本方運用已不再局限於《傷寒論》治療範圍，而被擴展至內科雜病。金元時期本方運用涉症雖較少，但卻以痞、嘔、利、飲食不下的四症為核心，反映了這一時期用方辨識的精準。

身寒一症最早出現在宋代《大方脈》中「半夏瀉心湯治傷寒下之早，胸滿而不痛者，為痞，身寒而嘔，飲食不下」。被後世醫家所認同，《赤水玄珠》、《醫學綱目》、《銀海指南》等醫著中均有半夏瀉心湯治療身寒症的記載，值得現代臨床注意。腹滿在宋代《傷寒總病論》中有載，但後世資料中卻未再現，提示腹滿未被後世醫家所認同或接受，可能不是本方的主症。本方用於便祕、胃痛、不寐則為清代所創，與本方具有開降氣機、調和脾胃、斡旋上下等功用有關。

第二節　現代臨證概述

一、單方妙用

《傷寒論》第149條云：「傷寒五六日，嘔而發熱者，柴胡湯證具，而以他藥下之……但滿而不痛者，此為痞，柴胡不中與之，宜半夏瀉心湯。」但在臨床上應用本方，不拘於小柴胡證誤下傷中，凡屬中虛寒熱失調之脾胃諸疾，以本方為主，隨證加減，療效頗著。尤對西醫之慢性胃腸病久用西藥效果不佳者，辨證應用半夏瀉心湯進行治療，往往顯示出獨特的效果。

069

中篇　臨證新論

1. 痞證

◎案

呂某，女，30歲。半年多來，胸腹間經常痞滿阻塞不舒，食慾不振，倦怠乏力，時或頭暈。曾查胃鏡提示淺表性胃炎。服西藥效果不佳，轉尋中醫以調胃承氣湯、香砂六君子湯、保和湯、五磨飲等多劑調理而不效。今按胃脘部濡軟不痛且反舒。切脈弦而略滑，舌苔白而略膩。此脾胃虛弱，升降失調，寒熱互結，氣壅溼聚。治以消痞除滿、健脾和胃。

處方：半夏12g，黃芩6g，黃連9g，乾薑9g，黨參12g，枳實9g，白朮9g，茯苓9g，青皮9g，陳皮9g，炙甘草6g。藥進3劑，病減十分有七，更進3劑，諸症悉除。原方量加之3倍，為面煉蜜成丸，服用半月，以調善後。

按：《成方便讀》中記載「夫滿而不痛者為痞。痞屬無形之邪，自外而入。客於胸胃之間，未經有形之痰血，飲食互結，僅與正氣聚一處為患」。本案患者脾虛胃弱，升降失常，寒熱痰溼互結，氣壅於中，故取半夏瀉心湯和胃降逆，開結除痞。疏就二陳化痰溼，四君調脾胃之勢，更兼枳實、青皮行氣消導，痞消病癒。

◎案

史某，女，44歲。因脘腹痞滿脹痛、噯氣3月餘，加重1週入院。患者近3個月來脘腹痞滿脹痛、噯氣，情志不暢時加重，伴頭痛心煩，口乾口苦，噁心，納差，神疲乏力，大便不成形，每日1～2次，無黏液及膿血，稍食生冷則大便次數增多，多次院外行胃腸鏡及腹部彩色超音波均未見明顯異常。曾長期服用奧美拉唑、嗎丁啉（多潘立酮）、複方嗜酸乳桿菌等藥，症狀未見明顯緩解。2013年尋肖國輝教授就診。症狀如前所述，

見舌質暗紅，苔白稍膩。西醫診斷為功能性消化不良。中醫診斷為痞滿。辨證為寒熱錯雜。治以開結降逆、補氣和中。方用半夏瀉心湯加減。

處方：薑半夏 20g，黃芩 15g，黃連 10g，乾薑 15g，黨參 15g，白朮 15g，陳皮 12g，茯苓 20g，吳茱萸 6g，厚朴 30g，枳殼 12g，大棗 30g，炙甘草 12g。服藥 5 劑後，自覺脘腹痞滿脹痛明顯緩解，堅持服藥 1 個月後諸症悉除。隨訪 3 個月無復發。（肖國輝教授治療痞滿案）

按：中醫學認為功能性消化不良可歸屬於「痞滿」範疇，其病因主要在於脾胃虛弱，氣機逆亂。《傷寒明理論》曰：「陰陽不交曰痞，上下不通為滿。」《素問・陰陽應象大論》曰：「清氣在下，則生飧泄，濁氣在上，則生䐜脹，此陰陽反作，病之逆從也。」尤在涇在《金匱要略心典》中云：「中氣既痞，升降失常，於是陽獨上逆而嘔，陰獨下走而腸鳴，是雖三焦俱病，而中氣為上下之樞，故不必治其上下，而但治其中。」故治選半夏瀉心湯加減以開結降逆，補氣和中。上方強調薑半夏的應用，薑半夏以生薑、白礬製成，味苦降逆和胃，尤適於痞證治療。方中重用厚朴，李杲指出「厚朴，苦能下氣，故泄實滿；溫能益氣，故能散濕滿」。厚朴常用劑量為 3～10g，肖國輝教授在上方中加大劑量至 30g，是加大其寬中化滯之功效。

◎案

林某，女，39 歲。2011 年 8 月初診。主訴：中上腹脹滿 6 年餘，曾多次求醫於他處而無果，遂來求診。某醫院胃鏡檢查患者胃部黏膜有點片狀的紅斑，並伴有斑片樣的水腫，其他均無明顯異常，診斷為慢性淺表性胃炎。但患者表示其自覺心下有阻塞和痞滿不適之感，正常行走的時候也經常要用手扶著心下，不然就有一種物體下墜的感覺，然觸診無腫塊的存在，且患者也無嘔吐和泛酸的症狀，二便也都正常。但是觀察患者的舌體

中篇 臨證新論

略胖、苔部泛黃，脈搏窄細且速率過快，當下診為滿而不痛，必為痞證，故擬方半夏瀉心湯。

處方：太子參13g，半夏、乾薑、黃芩各11g，炙甘草5g，黃連6g，大棗5枚。用清水煎服，日1劑，3劑之後視病情再做決定。

患者服用3劑之後，心下之處的痞滿症狀消除了大半，又按原方續服4劑，病情基本痊癒。

按：本案患者胃部及十二指腸處的不適其實均由心下的痞證導致胃部寒熱糾結，上下升降之氣不調而引起。所謂心下就是指患者的胃脘部，由於痞證的存在使得患者感覺到胃部有物體要墜落的感覺，此即為痞證滿而不痛的典型特徵，根據《傷寒論》的記載「按之自濡，但氣痞耳」，可以認為在傷寒之下，陰氣進入體內，在心下滯留形成痞。另據《金匱要略心典》載「邪氣乘虛陷入心下，中氣則痞，中氣既痞，升降失常」，外邪內陷，滯於胃部，形成痞硬，患者感覺不到疼痛，但是時常有物之欲墜的感覺，且按其胃部柔軟無硬物。由此宗仲景的半夏瀉心湯，必有良效。

2. 嘔吐

◎案（妊娠惡阻）

于某，女，32歲。2011年5月初診。症見：懷胎5個月，經常感覺噁心欲吐，胃部時有脹滿感，納差，伴精神疲倦，四肢乏力。舌體淡紅，苔薄白，脈滑數。中醫診斷為心下痞。辨證為脾失健運，以致胃氣不和，中陽之氣升降失調。方用半夏瀉心湯加減。

處方：半夏、乾薑、黃芩各11g，黃連5g，生薑6g，柴胡5g，大棗8g，黨參10g，炙甘草5g，竹茹、枳殼、炒白朮、陳皮各9g。以清水煎

服，日1劑，5天為1個療程。

二診：自訴服藥後3天其排便比以前通暢許多，並且胃部脹滿感減輕，食慾方面也有所改善。複診後又服藥5天，病症完全消除。

按：妊娠早期孕婦出現嘔吐的症狀是非常普遍的，其原因多半是胃氣不和，本案患者就是由於脾胃失和，中氣積於胃部，致使脾胃之氣交相糾結，互阻不通。處以半夏瀉心湯，其中半夏、生薑、陳皮能驅散胃部的痞證，佐以黃芩、黃連清除脾胃鬱熱，再以柴胡、枳殼相配以調和升降之氣，另配以黨參、炒白朮、炙甘草及大棗等藥，調理患者中氣，健其脾胃，補其虛弱。

3. 食管癉

◎案

陳某，男，38歲。以泛酸、胸骨後燒灼樣不適2個月，加重半月入院。症見：泛酸，胸骨後燒灼疼痛，伴咽部異物感，時自覺胃脘脹滿不適，伴口乾口苦，無噯氣、噁心嘔吐，納差，大便乾燥，2～3天一次，小便清長，曾口服奧美拉唑、鋁碳酸鎂等藥，但效果欠佳。遂於2014年來醫院尋肖國輝教授就診。胃鏡示：食道中下段黏膜充血、水腫、糜爛。症狀如前述，見舌質淡紅，苔白膩，脈弦滑。西醫診斷為逆流性食道炎。中醫診斷為食管癉。辨證為寒熱錯雜、熱結胸膈。治以消痞散結、調暢氣機。方用半夏瀉心湯合半夏厚朴湯加減。

處方：法半夏20g，乾薑15g，黃連10g，吳茱萸3g，黃芩10g，炙甘草12g，大棗30g，厚朴10g，茯苓30g，紫蘇梗30g，炒枳殼10g，柴胡20g。7劑，日1劑，水煎服。

二診：服藥 1 週後泛酸及胸骨後燒灼疼痛感明顯減輕，咽部異物感消失，偶有噯氣。堅持服藥 1 個月後諸症消失。3 個月複查胃鏡：食道黏膜光滑，無充血、水腫、糜爛。隨訪半年，未見復發。

按：目前胃食道逆流病尚無對應固定的中醫病名。根據主症歸屬於「吐酸」、「食管癉」等範疇。肖國輝教授認為該病多因飲食不節，情志不遂，勞逸不均，而致膽疏失職，脾胃運化失常，氣機上逆，損傷食道黏膜。肝疏泄功能失常在胃食道逆流病中發揮著重要作用。臨床應特別注意疏肝解鬱，調暢氣機，故在半夏瀉心湯基礎上加炒陳皮、紫蘇梗、炒枳殼理氣行滯；重用柴胡加強其疏肝的作用。《金匱要略・婦人雜病脈證并治》曰「婦人咽中如有炙臠，半夏厚朴湯主之」；本案患者咽如物阻，吞吐不得，合半夏厚朴湯行氣散結之功效，效力倍增。

4. 不寐

◎案

楊某，女，58 歲。以失眠 1 年餘就診，患者失眠 1 年餘，輕則每夜睡 3～4 小時，入睡後多夢易驚；重則徹夜難眠；平素常服「Diazepam（地西泮）、氯丙嗪」之類方可入睡，但翌日覺頭暈沉重，精神萎靡。大便稀溏，每天 1～2 次，腸鳴轆轆，納差。長期服用中西藥未見明顯好轉。遂於 2014 年至醫院尋肖國輝教授就診，症狀如前所述，見舌紅，苔薄白，脈弦滑。西醫診斷為自主神經功能紊亂。中醫診斷為不寐。辨證為脾胃虛弱、營衛不和。治以健脾和胃、調節營衛。方用半夏瀉心湯合桂枝湯加減。

處方：法半夏 20g，黨參 30g，黃芩 15g，黃連 6g，乾薑 12g，茯苓 30g，桂枝 12g，白芍 12g，炙甘草 12g，大棗 30g。7 劑，日 1 劑，水煎服。

二診：服藥1週後可安然入睡5小時左右，食納較前好轉；堅持服藥1個月後諸症悉除。隨訪3個月未再復發。

按：《素問・逆調論》曰：「陽明者，胃脈也。胃者，六腑之海，其氣亦不行。陽明逆，不得從其道，故不得臥也。《下經》曰：『胃不和則臥不安』，此之謂也。」本案患者年老體虛，氣陰自半，加之飲食不節，損傷脾胃，至脾胃虛弱，出現大便稀溏、不思飲食；胃氣機不暢，日久化熱，胃腸腑氣不通，清氣不升，不能濡養心神則見失眠；故投以半夏瀉心湯健脾和胃，使胃氣陽明調和。《景岳全書》有云：「無邪而不寐者，必營氣之不足也。」故肖國輝教授在上方中合桂枝湯調和營衛，斂陰和陽之功，故療效顯著，不寐自癒。

半夏瀉心湯之「瀉」不可單純理解為補瀉，而是言其通。而此「心」，並非指五臟中的心臟，而是代指心下部位，即胃脘部。故「瀉心」乃是使脾胃氣機通暢。《吳醫匯講》指出「治脾胃之法，莫精於升降」。故臨床上對瀉心湯的應用，不必局限於「痞」，更不應拘泥於「寒熱互結」，關鍵在於辨準病機，凡符合寒熱錯雜，脾胃虛弱，氣機升降失調之證，均可隨證加減運用，從而在臨床治療上達到更好的療效。

5. 冠心病

◎案

王某，男，53歲。2011年9月初診。主訴：胸部悶痛近5年，某醫院診斷為冠心病。近日由於工作強度過大導致其胸悶症狀加重，並時常伴有疼痛的感覺，故來求診。症見：心前區悶痛，飯後悶痛感覺更為嚴重，口中感覺乾苦，且大便乾燥，舌體淡紫色，苔黃膩，脈沉遲。據此診斷為胸痹。辨證為胸陽痹阻、氣失升降。方用半夏瀉心湯合瓜蔞薤白半夏湯加減。

中篇　臨證新論

處方：黨參、黃芩各10g，炙甘草5g，法半夏12g，赤芍、白芍各15g，黃連、乾薑、大棗各10g，丹參、全瓜蔞各35g，薤白12g。7劑，日1劑，水煎服。

二診：患者舌體顏色趨於正常，舌苔也由黃膩變為乾白，脈象轉細。繼續服藥2週之後，患者心前區悶痛的感覺基本消除。

按：本案患者患有冠心病，冠心病在中醫學中屬於「胸痹」的範疇，胸痹多因寒凝、血瘀、痰濁痹阻心脈，氣機升降失去平衡，胸陽不振而致。半夏瀉心湯中的半夏、乾薑以及薤白都具有化痰、通陽和開痹的功效，另外黃芩和黃連又能夠發揮降熱助瀉的作用，幫助患者開胸行氣，貫通上下，大棗、黨參、丹參以及赤芍也能夠發揮活血和補虛的作用。

二、多方合用

1. 半夏瀉心湯合四逆散辨治慢性胰腺炎

◎案

周某，男，53歲。有多年慢性胰腺炎病史，經常脘腹疼痛，飲食不佳，經中西藥治療雖有一定效果，但病情仍反覆發作。症見：脘腹脹痛因情緒異常加重，不思飲食，倦怠乏力，腸鳴，大便不調，口苦口澀，舌質紅，苔薄黃膩，脈沉弦。辨證為肝胃鬱熱。治以清熱燥溼、疏肝解鬱。方用半夏瀉心湯合四逆散加減。

處方：黃連10g，黃芩10g，乾薑10g，柴胡12g，枳實12g，白芍12g，半夏12g，黨參15g，大棗12枚，茯苓15g，白朮15g，炙甘草10g。6劑，日1劑，水煎分3次溫服。

二診：脘腹脹痛有好轉，腸鳴止，又以前方 6 劑。

三診：諸症均有減輕，又以前方 30 劑。隨訪 1 年，未再復發。

按：根據舌質紅，苔薄黃膩辨為濕熱，再根據不思飲食，倦怠乏力辨為氣虛，因脘腹脹痛因情緒異常加重辨為氣鬱，以此選用半夏瀉心湯合四逆散加減。方中柴胡疏肝解鬱，調理氣機；枳實理氣降逆；白芍柔肝緩急；半夏燥濕醒脾降逆；黃連、黃芩清熱燥濕；白朮、茯苓益氣健脾利濕；乾薑辛散透達，兼防寒傷中氣；炙甘草益氣和中。方藥相互為用，以獲得預期治療效果。

2. 半夏瀉心湯合梔子豉湯治療妊娠嘔吐

◎案

秦某，女，27 歲。懷孕 50 餘天，近 20 天噁心嘔吐劇烈，經中西藥治療，未能有效控制病情，近因親戚介紹前來診治。症見：妊娠噁心嘔吐，口苦，心胸煩熱，倦怠乏力，舌質紅，苔黃膩，脈虛弱。辨證為中氣虛損、濕熱內蘊。治以補益中氣、清熱燥濕。方用半夏瀉心湯合梔子豉湯加減。

處方：半夏 12g，黃芩 10g，紅參 10g，乾薑 10g，黃連 3g，大棗 12 枚，梔子 15g，淡豆豉 10g，白朮 15g，炙甘草 10g。6 劑，日 1 劑，水煎分 3 次溫服。

二診：噁心嘔吐減輕，繼服前方 6 劑。

三診：噁心嘔吐解除，繼服前方 6 劑。

四診：諸症悉除，又以前方 6 劑鞏固治療效果。

按：根據噁心嘔吐辨為胃氣上逆，再根據倦怠乏力、脈虛弱辨為脾胃

虛弱，因心胸煩熱、苔黃膩辨為溼熱，以此辨為中氣虛損、溼熱內蘊。方以半夏瀉心湯健脾益氣，清熱和中，兼防寒藥傷中；梔子豉湯清透鬱熱，加白朮健脾益氣安胎。方藥相互為用，以奏其效。

3. 半夏瀉心湯合黃耆建中湯治療胃下垂

◎案

單某，女，23歲。主訴：4年前發現胃下垂，經X光檢查，胃下垂7cm，服用中西藥，症狀表現雖有改善，但經X光複查，胃下垂沒有達到明顯改善，近因病症加重前來診治。症見：脘腹墜脹，食後沉悶，噯氣，氣短乏力，身體困重，口苦口臭，脘腹灼熱，舌質紅，苔黃厚膩，脈虛弱。辨證為氣虛積熱。治以補中益氣、清瀉積熱。方用半夏瀉心湯合黃耆建中湯加減。

處方：桂枝9g，炙甘草6g，白芍18g，生薑9g，大棗12枚，膠飴70ml，黃耆15g，薑半夏12g，黃芩9g，紅參9g，乾薑9g，黃連3g。6劑，日1劑，水煎分3次溫服。

二診：胃脘墜脹好轉，飲食較前增加，繼服前方6劑。

三診：脘腹灼熱，口苦口臭除，繼服前方6劑。

四診：精神轉佳，苔黃膩消，諸症悉除。之後，繼服前方治療50餘劑。復經X光檢查，胃下垂3cm，未見他症。隨訪1年，一切尚好。

按：根據脘腹墜脹、食後沉悶辨為氣虛下陷，再根據口苦口臭、脘腹灼熱辨為積熱，因身體困重、苔黃膩辨為溼熱，以此辨為氣虛溼熱證。方中以半夏瀉心湯醒脾清熱燥溼，以黃耆建中湯補益中氣，升舉陽氣。方藥相互為用，以奏其效。

4. 半夏瀉心湯合大黃甘草湯治療逆流性食道炎

◎案

朱某，女，39歲。自訴2年前出現胸骨後灼熱疼痛，經檢查：食道中下端黏膜有條索狀充血，水腫，並見斑塊狀紅色糜爛，胃底、胃體及胃竇黏膜充血水腫，診斷為逆流性食道炎。經中西藥治療，可療效不夠理想。症見：胸骨後灼熱疼痛，神疲少氣，四肢無力，欲食冷食，口苦泛酸，大便乾結，舌質略紅，苔黃略膩，脈略滑。辨證為中氣虛損、溼熱內蘊。治以補中益氣、清熱燥溼。方用半夏瀉心湯加減。

處方：清半夏12g，黃芩9g，紅參9g，乾薑9g，炙甘草9g，黃連9g，大棗12枚，梔子18g，吳茱萸2g，蒲公英24g，大黃3g。6劑，日1劑，水煎分2次溫服。

二診：胸骨後灼熱疼痛明顯減輕，又以前方6劑。之後，前方累計服用有20餘劑，病症悉除，經複查，逆流性食道炎病理變化恢復正常。

按：根據灼熱疼痛、苔黃膩辨為溼熱上攻，又根據四肢無力、神疲辨為中氣虛弱，以半夏瀉心湯清熱燥溼，補益中氣，以大黃甘草湯瀉下積熱，加吳茱萸與黃連制酸，蒲公英清熱解毒。方藥相互為用，以建其功。

5. 半夏瀉心湯合桂枝湯治療慢性萎縮性胃炎

◎案

熊某，男，49歲。自訴：經纖維胃鏡診斷為慢性萎縮性胃炎，已3年餘，多次治療，但病症表現時輕時重，近日病症加重前來診治。症見：胃脘滿悶而不痛，時有輕微疼痛，不思飲食，大便時溏時乾，舌苔薄黃略

中篇　臨證新論

膩，脈弱。中醫診斷為痞證。辨證為中氣虛損、溼熱內蘊。治以清熱燥溼、調理氣機。方用半夏瀉心湯加減。

處方：黃連10g，黃芩12g，乾薑10g，清半夏12g，紅參9g，大棗12枚，炙甘草10g，柴胡12g，桂枝10g，枳實10g，白芍10g。6劑，日1劑，水煎2次分3次溫服，每次煎藥時間不少於50分鐘。

二診：胃脘滿悶略有減輕，繼服前方6劑。之後，以前方治療90餘劑，經胃鏡複查，胃黏膜基本恢復正常，自覺症狀消失。

按：運用半夏瀉心湯辨治慢性萎縮性胃炎，一要審明病變證機，二要重視方藥煎煮方法，以此治療則能達到預期療效。方以半夏瀉心湯清熱燥溼，補虛消痞；以桂枝湯調理脾胃，加柴胡調理氣機，枳實清熱理氣。方藥相互為用，以建其功。

三、多法並用

1. 電針配合半夏瀉心湯改善功能性消化不良

實驗研究發現電針刺激「足三里」穴、中藥複方半夏瀉心湯灌胃可改善功能性消化不良（FD）大鼠胃腸電節律，增強FD大鼠的胃電活動，有效地改善胃、結腸動力，協調胃、結腸運動。而電針加中藥聯合干預組下視丘組織MTL含量顯著性高於中藥和針灸足三里穴後，針感傳入到下視丘特定結構中的胃動素能神經元以及相關肽能神經和神經傳導物質，再刺激活化外周腸神經系統胃動素能神經元，啟動胃腸運動，改善協調胃腸運動。電針足三里穴和中藥複方半夏瀉心湯可調整血漿、胃腸及下視丘組織中腦腸肽胃動素（MTL）水平，改善胃運動功能。

2. 半夏瀉心湯與西藥合用療效觀察

王彥等觀察半夏瀉心湯加減對逆流性食道炎的治療作用及復發率情況，將 90 例診斷為逆流性食道炎的患者，隨機分為治療組和對照組，每組 45 例，對照組服用雷貝拉唑鈉腸溶片及檸檬酸莫沙必利片治療，治療組在此基礎上，加用半夏瀉心湯加減治療，療程 8 週，隨訪 4 週。結果綜合療效比較：治療組有效率為 86.7%，對照組為 77.8%，治療組療效優於對照組（P＜0.05）。症狀積分比較：兩組症狀積分治療前與治療後比較差異均有統計學意義（P＜0.05）。內視鏡下食道黏膜療效比較：治療組總有效率為 88.6%，對照組有效率為 84.1%，兩組內視鏡下食道黏膜炎症改善比較差異無統計學意義（P＞0.05）。復發率比較，治療組復發率低於對照組（P＜0.05）。結果顯示：半夏瀉心湯加減聯合雷貝拉唑鈉腸溶片治療逆流性食道炎，療效明顯優於單獨使用雷貝拉唑鈉腸溶片，復發率亦降低，值得臨床推廣。

潘霜等觀察半夏瀉心湯聯合埃索美拉唑治療胃食道逆流的臨床療效。將 201 例胃食道逆流患者隨機分為中藥組、西藥組和中西醫結合組，分別給予口服半夏瀉心湯、埃索美拉唑和半夏瀉心湯聯合埃索美拉唑治療，療程 4 週，觀察各組臨床症狀緩解和內視鏡下食道黏膜恢復情況。結果：中藥組臨床症狀緩解優於西藥組（P＜0.01），西藥組內視鏡下食道黏膜恢復優於中藥組（P＜0.01），中西醫結合組臨床症狀緩解和內視鏡下食道黏膜恢復均優於中藥組和西藥組（P＜0.01）。結果顯示：半夏瀉心湯聯合埃索美拉唑治療胃食道逆流具有良好的臨床療效，能顯著改善患者症狀，促進病變食道黏膜恢復。

中篇　臨證新論

第二章
半夏瀉心湯臨證思維

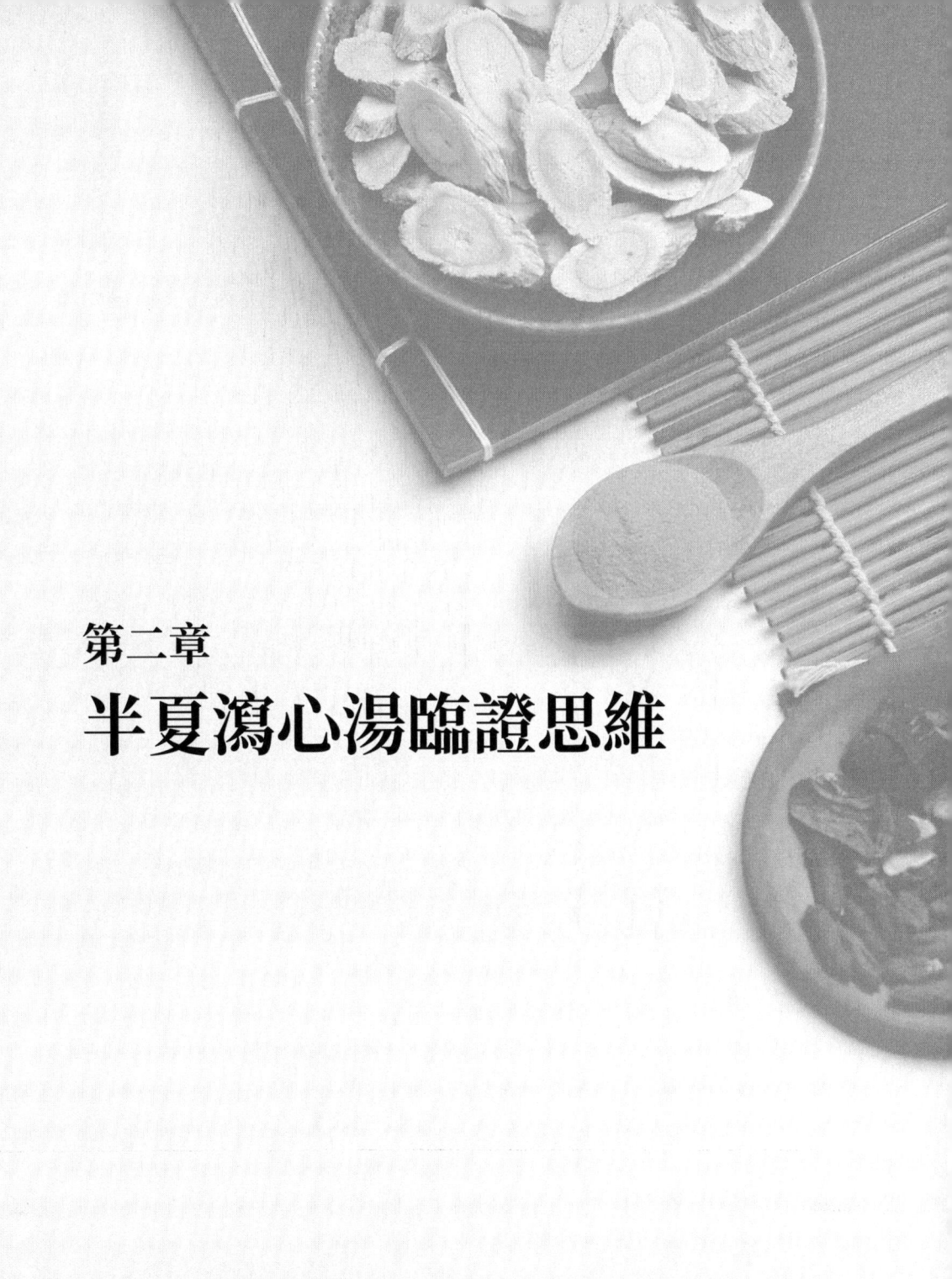

中篇　臨證新論

第一節　臨證要點

一、半夏瀉心湯理論概要

1. 半夏瀉心湯方藥組成

　　半夏瀉心湯方藥組成，其中清熱燥溼藥有黃連、黃芩，辛開苦降藥有乾薑、半夏，益氣藥有人蔘、大棗、甘草。方中黃連、黃芩，清熱燥溼，降泄濁逆；半夏醒脾和胃，燥溼和中；乾薑溫中理脾和胃，防止苦寒藥傷中氣；人蔘、大棗、甘草，補益中氣，健脾和胃。尤其是黃連、黃芩與半夏、乾薑相配伍，寒大於溫，旨在清，其辛溫可兼防寒藥傷胃；再則，溼熱蘊結，其治當用黃連、黃芩苦寒清熱，且因脾胃虛弱，故配伍半夏、乾薑辛開苦降，既能兼防苦寒藥傷陽，又能調理脾胃，調暢氣機。可見，方中配伍半夏、乾薑可明顯提高黃連、黃芩治療作用。人蔘、大棗、甘草與半夏、乾薑相配伍，補大於辛，相互為用，補不壅滯，辛不耗散。方藥相互為用，以奏清熱燥溼、辛開苦降、補益中氣之效。

2. 煎煮及服用方法

　　張仲景運用半夏瀉心湯，先以水煎煮方藥約 20 分鐘，去滓，再煎煮藥湯約 15 分鐘；選用 1 次煎煮藥 40 分鐘左右，去滓，每日分 3 服。如上七味，以水一斗，煮取六升，去滓，再煎取三升。溫服一升，日三服。

3. 權衡病症表現「但滿而不痛」

　　張仲景指出半夏瀉心湯主治「但滿而不痛」，其病變證機是溼熱蘊結，脾氣不升，胃氣不降，濁氣壅滯，故心下滿而不痛。臨床中，若疾病症狀

表現符合半夏瀉心湯主治心下「但滿而不痛」，以此選用半夏瀉心湯，並重視方藥煎煮及服用方法，常能獲得預期治療效果。

4. 半夏瀉心湯主治心下滿痛

運用半夏瀉心湯，既能主治心下（胃脘）滿而不痛，又能主治心下滿且痛，更能主治胃脘嘈雜等。運用半夏瀉心湯主治的重點不是心下痛與不痛、滿與不滿，而是重在辨清病變證機是不是中虛溼熱，氣機壅滯，如慢性非萎縮性胃炎（胃竇炎、胃體胃炎與全胃炎）、萎縮性胃炎（多灶萎縮性胃炎與自身免疫性胃炎）和特殊類型胃炎（感染性胃炎、化學性胃炎、嗜酸細胞性胃炎、淋巴細胞性胃炎、非感染性肉芽腫性胃炎、放射性胃炎、痘疹性胃炎），慢性腸炎，以及胃和十二指腸潰瘍等，無論其病症表現是否疼痛，只要審明病變證機是中虛溼熱，即可選用半夏瀉心湯。

5. 運用半夏瀉心湯應重視辨證重點

張仲景運用半夏瀉心湯並指出「柴胡不中與之」的辨證重點有二：①中虛溼熱痞證的病症表現比較複雜，既有可能影響到胸，又有可能影響到脅下。②半夏瀉心湯主治證與柴胡湯主治證有諸多類似表現，臨證辨治用方必須重視同中求異，才能不被類似症狀所迷惑。

6. 變化運用半夏瀉心湯

根據半夏瀉心湯組成，寒性藥有黃連、黃芩，溫性藥有半夏、乾薑，補益藥有人蔘、大棗、甘草，權衡方中用藥是主治中虛溼熱痞證的基本代表方。又根據方中用藥特點，結合臨證變化用方體會，合理變化運用半夏瀉心湯，則能主治多種脾胃病症，如病變證機以溼熱為主，可加大黃連、

黃芩用量；若病變證機以寒為主，可加大半夏、乾薑用量；若病變證機以虛為主，可加大人參、大棗、甘草用量，若溼熱挾寒者，則酌情調整黃連、黃芩與半夏、乾薑用量比例，使方藥更好地發揮治療作用。另外，運用半夏瀉心湯，還能主治胃熱脾寒、寒熱錯雜以及上熱下寒等證。

二、辨證要點

《傷寒論》第 149 條以誤治為起因，以結胸為對比，論述半夏瀉心湯方證，所以原文只扼要談及「痞」的臨床特徵，即「但滿而不痛」。「不痛」是與結胸「滿而硬痛」的疼痛做鑑別。「硬滿疼痛」是「壓痛、反跳痛、板狀腹」的互詞，所以《傷寒論》所言大結胸證見於現代臨床的急腹症。而瀉心湯即使伴有疼痛也是脹滿疼痛而不應是板狀腹，也沒有反跳痛。結合《金匱要略》「嘔而腸鳴，心下痞者，半夏瀉心湯主之」，及第 157 條生薑瀉心湯證、第 158 條甘草瀉心湯證，半夏瀉心湯證除心下痞硬主症外，尚有嘔吐、下利、腸鳴、噯氣等。

張仲景鮮論舌苔，結合臨床經驗，「苔膩」（無論厚薄、白黃）當為半夏瀉心湯證重要的臨床指徵。張仲景論痞之形成，皆為誤治損傷脾胃所致。脾胃虧虛，氣機呆滯，運化失職，溼濁內生、食滯不化或由於中虛外來之溼熱等邪氣乘虛侵襲心下，阻滯氣機而成心下痞硬，故舌苔常膩。因濁邪輕重程度不同而顯現於舌苔或厚或薄，又因其挾熱程度不同而呈或黃，或白，或黃白相兼而膩。

所以「痞」雖為辨證論治之要點，但臨床不必局限於「痞」，關鍵在於辨準病機，而病機之辨應重在「脾胃中虛、客邪上逆、氣機阻滯」，並據客邪之性質靈活運用半夏瀉心湯，往往取意外之效。

第二章　半夏瀉心湯臨證思維

1. 半夏瀉心湯的出處及主治病症

半夏瀉心湯出自張仲景《傷寒論》，為治療痞證方劑。在《傷寒論》中，治療痞證的方劑共有 5 個，而後人獨看好半夏瀉心湯，原因是半夏瀉心湯的配伍雖與甘草瀉心湯、生薑瀉心湯相近，但顯得更為緊湊、合理，用之於臨床的效果也較好。故而，在張仲景的諸多瀉心湯中，半夏瀉心湯成為歷代醫家研究的重點。但因半夏瀉心湯原條文對其適應證敘述過簡，且非單列，故在辨證要點上，繼而在臨床應用上帶來困難，讓人有難以掌握之感，從而妨礙了該方的應用。半夏瀉心湯用於臨床治療痞證及胃痛（胃脘等），獲得了較好效果。

2. 半夏瀉心湯臨床應用不易掌握的難點

僅從《傷寒論》原條文看，半夏瀉心湯在臨床應用時不易掌握。半夏瀉心湯總計七味藥：半夏、人參、黃連、黃芩、大棗、炙甘草、生薑。見於《傷寒論》第 149 條：「傷寒五六日，嘔而發熱者，柴胡湯證具，而以他藥下之，柴胡證仍在者，復與柴胡湯。此雖已下之，不為逆，必蒸蒸而振，卻發熱汗出而解。若心下滿而硬痛者，此為結胸也，大陷胸湯主之。但滿而不痛者，此為痞，柴胡不中與之，宜半夏瀉心湯。」此一條，涉及 3 個方證：柴胡湯證、大陷胸湯證以及半夏瀉心湯證。從中可以看出，半夏瀉心湯證未像其他重點方劑一樣而單列，且排在了條文最後。其臨床表現為柴胡湯證用下法後出現心下滿而不痛者，即可考慮使用半夏瀉心湯。除了心下滿而不痛的主症外，沒有其他伴隨症及舌脈象可供辨證參考，治療上張仲景的態度也不是很確定，是用了「宜」半夏瀉心湯，相當於現代醫學所說的「以下適應證」。方中既有清熱藥，也有溫中藥，既有益氣扶正的藥，也有祛邪瀉實藥，是一個寒溫並用、攻補兼施的方劑。但原條文中

僅一個心下滿而不痛的臨床表現，是沒有反映出其病因病機為寒熱錯雜、虛實相兼病症的。因此為後世醫家的使用帶來了很多困難。後人只能透過對原文、組方的分析，得出半夏瀉心湯病因病機及適應證的結論為：小柴胡湯證誤下，傷及中陽，陽虛則寒，邪熱則乘虛而入，以致寒熱互結，虛實相兼，邪聚於中焦，使脾胃升降失常所形成的心下痞證。

3. 半夏瀉心湯辨證要點及最佳適應證的分析

半夏瀉心湯主治病症的臨床表現，按張仲景的原文就只是心下滿而不痛。心下即膈下，也就是上腹部或者說是胃脘部，此部位為中焦，主要就是脾胃。也就是說半夏瀉心湯主治的病症不是脾就是胃。對此，學者們的理解基本上是一致的。不過，對於胃脘部只是滿而不痛的症狀，是寒熱錯雜所致，還是氣滯所致，對這個問題，要辨明清楚，卻有一定的困難。目前臨床中醫很多對於胃脘部滿而不痛的病症，一般多從氣滯論治，用藥枳殼、厚朴、木香等，方劑如香砂六君子湯等。經過長期的臨床觀察、對經文的思考，初步認為，胃脘滿而不痛的病症，辨為痞證和氣滯證的要點在於痞證多無噯氣，且無噯氣後胃脘脹滿症狀減輕表現，而氣滯證則有噯氣及噯氣後胃脘脹滿症狀減輕的表現。在這個要點的基礎上，如果見有少許黃色苔（不是必備），則可認定為胃脘痞脹，即為半夏瀉心湯的最佳適應證。需要說明的是，目前少陽病因誤下而形成的半夏瀉心湯痞證，臨床上已很難見到。因此在應用半夏瀉心湯時，是不宜受少陽證誤下一說拘束的。只要遇到前述最佳適應證的臨床表現，即可應用，效果較好。而如果發病有憂鬱因素等，則應辨為氣滯型胃病，此類病症則非半夏瀉心湯的適應證。

4. 半夏瀉心湯適應證發揮的探討

按《傷寒論》條文及半夏瀉心湯的配伍情況看，其最佳適應證為胃脘痞脹不痛、舌苔微黃之寒熱錯雜、虛實相兼的痞證。但在臨床上符合這樣適應證的患者並不多。因而，半夏瀉心湯的適應證是否可以擴大，也成為歷代及現代中醫界關注討論的熱門話題。作為胃脘部位疾病最常見的症狀，主要就是脹滿和疼痛。因此，半夏瀉心湯除了治療寒熱錯雜所致心下（胃脘）脹滿的痞證外，是否還可以用於治療胃脘痞脹中帶有胃脘疼痛的病症。對這個問題，張仲景本人是偏向於否定態度的。其原文中所說「若心下滿而硬痛者，此為結胸也，大陷胸湯主之。但滿而不痛者，此為痞，柴胡不中與之，宜半夏瀉心湯」。硬痛當然比一般胃脘疼痛程度重得多，所以仲景列為大陷胸湯病症。但張仲景緊接著明確說的是但滿而不痛者，這種病症才考慮用半夏瀉心湯治療。這是張仲景本人對半夏瀉心湯所列的適應證。但後人在使用半夏瀉心湯時卻發現，該方劑由於其結構的科學性，對胃脘痛也有良好的治療作用，因此其適應證並不僅僅局限於胃脘痞脹，除了治療胃脘痞脹病症外，如果胃脘疼痛，符合寒熱錯雜病機的，也可以使用。

清代溫病大家葉天士在《外感溫熱篇》裡就提出：「在人之體，脘在腹上，其地位處於中，按之痛，或自痛，或痞脹，當用苦泄，以其入腹近也。必驗之於舌：或黃或濁，可與小陷胸湯或瀉心湯，隨證治之。」這段論述可看作是後代名醫對張仲景半夏瀉心湯適應證擴大及辨證關鍵點補充的重要發揮。從古今醫家的認識來看，葉天士所言的「瀉心湯」，應為張仲景諸多瀉心湯中的代表——半夏瀉心湯。其治療病症不僅是痞脹，還可用於胃脘有自痛或按之痛的病症，並提出對於有這樣病症的患者，是否

中篇　臨證新論

應用小陷胸湯或瀉心湯，還必須要看患者的舌苔，如果是見有黃苔或濁苔，方可辨為寒熱錯雜的病症，此時就可使用半夏瀉心湯或小陷胸湯。至於這兩個方劑該選用哪一個，就是臨證時需要進一步分析的問題了。撇開小陷胸湯不論，就半夏瀉心湯而言，根據葉天士的觀點，其適應證就由張仲景所論的「心下滿而不痛」這一純粹的痞證，擴展到了還可治療舌苔黃或濁的胃脘部自痛或按之痛的病症。這一發揮，臨床意義很大。因為臨床上單純心下痞脹的病症是比較少的，如果還要拘泥於少陽病的拘束，但見心下痞脹，再加上心下也就是胃脘部的疼痛和（或）按痛的病症，則就非常多見了，這就使半夏瀉心湯的適應證顯著增加。

劉剛受葉天士的啟發，擴大了半夏瀉心湯的應用範圍，最初步總結出半夏瀉心湯的最佳適應證為：胃脘部痞脹，或疼痛，或有按痛，無噯氣，舌苔黃白相兼或微黃色。此類病症，組方及劑量通常如下。

處方：半夏15g，黨參20g，黃連6g，黃芩10g，乾薑10g，炙甘草12g，大棗20g。日1劑，水煎20分鐘。

一般原方使用，不作藥物加減。其次，胃脘部痞脹、疼痛、按痛，有噯氣，或舌苔為薄白潤者，也可考慮用半夏瀉心湯，但因其薄白潤而說明熱不明顯，故在使用時一般遵循張仲景的劑量原則，方中黃連用小劑量，通常減為3g，其餘藥物劑量不變。減少黃連的劑量是因為中焦鬱熱不明顯，黃連過量則可能寒涼傷中。舌苔薄白潤，黃連小劑量，加上乾薑溫中的兼制，則無寒涼傷中之虞。

劉剛透過多年對消化系統疾病診療的體會，認為一般屬於胃炎類的痞滿脹痛病症，可單獨使用半夏瀉心湯治療，只要掌握好上述辨證要點和藥物劑量，多能獲得較好效果。但如果是消化性潰瘍一類的病症，則須要加

入西醫的抑制胃酸、保護胃黏膜和根除幽門螺旋桿菌藥物進行規範治療，且不能因症狀消失而停止用藥，方能確保治療品質。

綜上分析、探討，借用西醫對某藥適應證的分類方法，可將半夏瀉心湯的辨證要點及適應證劃分初步歸納如下：

①慢性胃炎以胃脘部脹滿為主症，無其他明顯伴隨症。舌淡紅，苔微黃潤，脈象無特殊。

②慢性胃炎以胃脘部脹滿並有疼痛為主症，無其他明顯伴隨症。舌淡紅，苔微黃潤或苔白潤，脈象無特殊。

③慢性胃炎以胃脘疼痛為主症，無其他明顯伴隨症。舌淡紅，苔微黃潤或白潤，脈象無特殊。

④消化性潰瘍出現胃脘部脹滿、疼痛的病症。舌、脈象無特殊。

三、病機概要

該方以「痞、嘔、利」為主症，對其病機的認識，歷代醫家各有所說，莫衷一是，歸納起來主要有以下一些觀點：寒熱互結；寒熱錯雜、痰飲內生；胃虛有；熱挾水飲；痰涎為病；胃熱腸寒；溼熱為病。對痞證的病機認識，雖然各家不同，但從中醫的辨證思路，還應以陰陽失調而論為佳，理由如下。

1. 從八綱而言

陰陽、表裡、寒熱、虛實八綱，陰陽是為總綱。以熱、實、表為陽，寒、虛、裡為陰。以臟腑而論，胃為腑為陽，脾為臟為陰；從升降而言，升為陽，降為陰。按張仲景的「痞」證，胃為陽腑，出現熱結，以嘔的升

象為主要表現，此皆為「陽」象。脾為陰臟，出現寒盛，以腸泄為主要表現，此都為陰象。陰陽不相交泰，則心下生痞。

2. 從解字說明而言

「否」在《易經》卦象為乾天在上，坤地在下，與其相對應的是「泰」。否、泰分別用來表示兩個截然相反的事態，「否」代表壞，「泰」代表好。

《易經》否卦卦辭曰：「否之匪人，不利君子貞，大往小來。」尚秉和注云：「陽上升，陰下降，乃陽即在上，陰即在下。愈去愈遠，故天地不交而為否。否，閉也。」「否」是天地不交、陰陽不交。而「泰」的布局正好與「否」相反，即上坤下乾，卦辭曰：「泰，小往大來，吉，亨。」尚秉和注云：「陽性上升，陰性下降。乃陰在上，陽在下，故其氣相接相交而為泰。泰，通也。」「泰」是天地交通、陰陽相交。

中焦脾胃為氣機升降的樞紐，脾為陰主升，胃為陽主降，正常情況下，脾升胃降，是為陰在上陽在下，為「泰」象。如脾氣不升，胃氣不降，則在上而為嘔，在下而為利，陰陽不相交，是為「痞」。

3. 歷代醫家有以陰陽而論痞而言

吳昆在《醫方考》中云：「傷寒下之早，胸滿而不痛者為痞，此方主之……若不治其表，而用承氣湯下之，則傷中氣，而陰經之邪乘之矣。以既傷之中氣而邪乘之，則不能升清降濁，痞塞於中，如天地不交而成否，故曰痞。」

張錫駒在《傷寒直解》中云：「夫痞者否也。天氣下降，地氣上升，上下交，水火濟謂之泰；天氣不降，地氣不升，上下不交，水火不濟謂之痞。」

尤在涇在《金匱要略心典》中云：「中氣既痞，升降失常，於是陽獨上逆而嘔，陰獨下走而腸鳴。是雖三焦俱病，而中氣為上下之樞，故不必治其上下，而但治其中。」

陳蔚在《傷寒論淺注補正》云：「痞者否也，天氣不降，地氣不升之義也。芩、連大苦以降天氣，薑、棗、人蔘辛甘以升地氣，所以轉否為泰也。」

4. 從方解而言

半夏瀉心湯所治痞、嘔、利諸症，正合「否」的格局，柴胡湯證下之後，損傷脾胃，以致中焦脾胃陰陽失去平衡，陽氣不降，陰氣不升，陰陽不相交泰，如此則獨陽上逆而熱則作嘔，獨陰下走而寒則腸鳴下利。故痞證的治療也就是從「否」如何轉「泰」的問題。其實質也就是平衡陰陽，使陽降陰升。脾胃位於中焦，是氣機升降之樞紐，上下交通之要道，脾氣升則健，胃氣降則和，故《臨證指南醫案》指出「脾胃之病，虛實寒熱，宜燥宜潤，固當詳辨，其於升降二字，尤為緊要」，半夏瀉心湯正是針對這一原則而組成，合方用藥，無不為承順氣機升降。方中，以黃連、黃芩苦以降陽，寒以清熱，降氣泄濁，助胃熱而降，《臨證指南醫案》「治痞以苦為泄」之論，正是指此而言。方中芩、連藥味皆苦，最具通降泄下之能。《日華子本草》言黃芩能「下氣」，李杲言黃連藥性「沉也」，說明二藥皆藥勢下行，合用共同發揮沉降之力，以助胃氣通降，從而使中焦通達，胃氣順和。半夏、乾薑辛以升散，溫以散寒，通陽昇陽，助脾氣以升。錢天來明確指出「半夏辛而散痞，滑能利膈」，說明半夏不僅能行氣散結，又因其體滑可潤，還有滑利膈膜筋絡、疏通膈間氣機的作用，黃元御論乾薑「燥溼溫中，行鬱降濁」。本方原為柴胡湯證下之後而變生，其中焦必

虛，加以參、草、棗為健運中焦之義，如此一升一降一健，達到上坤下乾之「泰」象。諸藥合用，共同恢復脾胃對氣機升降的斡旋之力，使清升濁降，如此則痞結自開，嘔利可止。

5. 從方的演變過程而言

《傷寒論》第149條云：「傷寒五六日，嘔而發熱者，柴胡湯證具，而以他藥下之，柴胡證仍在者，復與柴胡湯。此雖以下之，不為逆，必蒸蒸而振，卻發熱汗出而解。若心下滿而硬痛者，此為結胸也，大陷胸湯主之。但滿而不痛者，此為痞，柴胡不中與之，宜半夏瀉心湯。」從以上原文可以看出，柴胡湯證誤用下法後，會出現兩種格局、三種情況，兩種格局為：邪不入裡和邪入裡。邪不入裡出現的一種情況就是柴胡湯證仍在，復與柴胡湯；若外邪入裡，則有兩種情況，一種為患者體內原有水、痰等有形之邪，瀉下後，少陽邪熱內陷，與痰濁、水飲相搏結於心下，形成大結胸，可見心下痛、按之硬等症，其傷在形，為陷胸湯證；一種為損傷脾胃之氣，使得脾胃升降失常，少陽之邪乘機內陷，阻礙脾胃氣機正常運行，使得陽升於上，陰降於下，陰陽不相交於泰，成否，其傷在氣，正為上述所言陽氣不降、陰氣不升之痞證。

6. 從太陰與陽明合病分析

《傷寒論》中有多條關於兩經合病的論述，有的開明宗義，在條文之首即冠以兩經合病，如「太陽與陽明合病，必自下利，葛根湯主之」，「太陽與少陽合病，自下利者，與黃芩湯」。有的條文則以兼證、變證出現，雖未言兩經合病，但透過對失治、誤治後，病情變化轉歸及理法方藥分析反推，其二經合病病機一目了然，如「傷寒六七日，發熱，微惡寒，支節

煩疼，微嘔，心下支結，外證未去者，柴胡桂枝湯主之」；「太陽病，過經十餘日，反二三下之，後四五日，柴胡證仍在者，先與小柴胡；嘔不止，心下急，鬱鬱微煩者，為未解也，與大柴胡湯，下之即癒」，文中並未言某二經合病，但透過條文分析，前者是太陽與少陽合病，後者是少陽與陽明合病。張仲景在《傷寒論》中既無太陰與陽明合病的直接記述，似乎也沒有透過症候、方藥反推二經合病的依據。而且從陽明病、太陰病的病機看，陽明病以熱證、實證為主，「陽明之為病，胃家實是也」，而太陰病則表現為「腹滿而吐，食不下，自利益甚，時腹自痛」的虛寒證。半夏瀉心湯證作為一種轉歸，則是誤下後邪氣內陷中焦，脾胃同居中焦，內陷邪氣，勢必透過影響脾臟胃腑而發生一系列的病理變化。「脾為陰土，得陽始運」，「胃為陽土，得陰自安」。就脾臟而言，陰常有餘，陽常不足，故張仲景以脾氣虛寒證作為太陰病提綱證；對胃腑來說，陽常有餘，陰常不足，其病變多為熱證實證，所謂「胃家實是也」。邪氣內陷中焦，根據陰陽所偏，從化機轉，從胃陽化熱，從脾陰化寒，脾氣不升，胃氣不降，升降失常，氣機痞塞，則心下痞滿。脾失健運，清氣不升，則腹瀉腸鳴；胃氣失和，濁氣不降，則噁心嘔吐，構成半夏瀉心湯辨證要點「嘔而腸鳴，心下痞者，半夏瀉心湯主之」。

綜上所說，雖然痞證病機各有所說，但總以陰陽而論，從陰陽升降角度去認識痞證，解析半夏瀉心湯，更符合中醫的思考方式。

四、配伍分析

半夏瀉心湯方證為本虛標實之證，客邪上逆為主要矛盾，但脾胃已虛也是必須考慮的因素。從方藥組成及用量可知，方以祛邪為主，兼顧扶

正。攻邪之品先入於胃，憑藉胃氣發揮其祛邪作用。方中人參、甘草、大棗甘溫益氣補其虛，半夏、乾薑辛散開結散寒，與人參、甘草、大棗配伍升補清陽，黃連、黃芩苦降清熱以泄其濁陰。尤在涇論曰「痞者，滿而不實之謂。夫客邪內陷，既不可從汗泄，而滿而不實，又不可從下奪，故唯半夏、乾薑之辛，能散其結，黃連、黃芩之苦，能瀉其滿。而其所以泄與散者，雖藥之能，而實胃氣之使也。用參、草、棗者，以下後中虛，故以之益氣，而助其藥之能也」。縱觀全方一方面用辛開苦降，寒溫並投以祛「客邪」；另一方面用甘溫調補以扶正，同時正複方能邪祛，也是驅除「客邪」之前提。故全方發揮了辛開苦降，補瀉兼施，上下復位，中氣得和，痞證自除的作用。真可謂「一升一降，氣機調和；一溫一寒，陰陽協調」。

1. 辛開苦降

半夏瀉心湯配伍規律中最突出的特點就是首次明確了辛開苦降的配伍原則。其功用，正如葉天士所云「辛以通陽，苦以清降」，「苦與辛合，能降能通」。此法在該方中具體表現在半夏、乾薑與黃芩、黃連的合理配伍方面。半夏味辛性平，能行能散，有和胃降逆、消痞開結的作用，是治療心下痞證的首選藥，用之開痞散結尤為妥當。乾薑味辛性溫，《神農本草經》及其他本草類專書皆未明確其開痞散結的作用，於是有學者認為本品在方中的主要作用是溫中散寒。我們認為這種認識是不全面的。《黃帝內經》曰：「辛走氣，辛以散之，散痞者必以辛為助。」所以，乾薑在方中的作用，是張仲景著意取其辛散力大，合半夏行氣以散痞結。故方中以半夏、乾薑相須為君，以辛助辛，辛甚氣烈，闢陰通陽，藥宏力專，共達暢通氣機、散結開痞之效。另外，我們認為，半夏瀉心湯諸症的形成，始終與氣滯和涇阻這兩類因素息息相關，心下痞的產生，正是氣滯與涇濁相互

膠結的結果。其治療，因溼濁內聚，非陽不開，而陽性走散，以辛為最，故開通溼濁，必投以重劑辛味藥物，這一點，是普通淡滲類藥物不能替代的。二藥配伍，相輔相成，可在行氣開結的同時，達到開溼泄濁的效果，使溼散結開，否極泰來，完成對心下痞硬證的初步治療。黃芩、黃連皆具苦寒性味，又皆有清肅燥溼之功，張仲景使用兩者，正與其味苦性降直接相關。這是因為氣機阻滯、溼濁壅聚的心下痞證，雖可賴半夏、乾薑辛宣之力得以開散，但若不同時給邪氣一外出之路，則仍不能發揮治療的目的。所以，在開痞散結的同時，必須配以苦泄降氣燥溼之品，才能使垢濁滯氣從下而泄，溼濁隨燥而化。

2. 補瀉兼施

半夏瀉心湯的治療方法則屬於虛實同治、補瀉兼施的範疇，據其藥物組成及藥量來看，顯然是瀉實大於補虛。由此可見，該方證應是虛實夾雜，實多而虛少，以邪氣盛為矛盾的主要方面。故張仲景立方，以祛邪為主，兼顧扶正。祛邪以薑、夏、芩、連辛開苦降，燥溼化濁；同時佐以人蔘、甘草、大棗扶正補虛，顧護胃氣，並借三者甘緩調中之力，監制方中大辛大苦之品，以達辛開苦降甘調，瀉不傷正，補不滯中的目的。

3. 寒熱並投

半夏瀉心湯是一首集藥性的辛熱苦寒甘平於一體的方劑，方中半夏、乾薑性味相成，溼邪內阻，久必生熱，或內陷之熱，與溼相合，一旦形成溼熱阻中之候，則重劑辛熱，更易化燥傷津，對解除病邪尤為不妥。葉天士云「溼熱非苦辛寒不解」，在該方中即有展現，張仲景用黃芩、黃連的目的，既能防患於未然，制辛燥藥物化熱之勢；又可救弊於已成，消除溼

097

熱內蘊中焦之徵。全方配伍，相須相制，法中寓法，最能呈現張仲景組方之精妙。

4. 升降兩調

脾胃位於中焦，是氣機升降之樞紐，上下交通之要道，脾氣升則健，胃氣降則和，故《臨證指南醫案》指出「脾胃之病，虛實寒熱，宜燥宜潤，固當詳辨，其於升降二字，尤為緊要」，半夏瀉心湯正是針對這一原則而組成，合方用藥，無不為承順氣機升降而施。方中半夏、乾薑，辛散之品，通陽升陽，助脾氣以升；黃芩、黃連，苦降之物，降氣泄濁，苦辛合用，辛開苦降，則脾升胃降。更有人參、甘草、大棗，合辛散以通陽，合苦降以定陰，補中益胃，安定中州。諸藥合用，共同恢復脾胃對氣機升降的斡旋之力，使清升濁降，如此則痞結自開，嘔利可止。

五、現代研究思路

1. 整方胃腸疾病的研究

對於半夏瀉心湯治療胃腸道疾病的實驗研究內容最為豐富，所涉及的疾病種類也最多。該類研究思路主要來自於半夏瀉心湯為《傷寒論》中治療痞證的代表方劑，具有調和脾胃之功效。因此，多數學者將研究重點放在探討半夏瀉心湯治療胃腸道疾病的機制方面。如邢德剛等研究顯示，半夏瀉心湯治療幽門螺旋桿菌（Hp）相關性胃炎的機制可能與降低 Hp 感染小鼠血清腫瘤壞死因子-α（TNF-α）的含量有關。邱冰峰等研究顯示，半夏瀉心湯加減方干預乙酸性胃潰瘍大鼠的病理機制可能與上調熱休克蛋白（HSP）27mRNA 表達有關。整方胃腸疾病作用機制研究思路的展開，為

臨床應用半夏瀉心湯治療胃腸道疾病提供了確切的實驗支持，同時在一定程度上闡釋了半夏瀉心湯所主「痞證」的科學內涵。

2.「辛開苦降甘補」研究思路的提出

張仲景開辛開苦降法的先河，組方半夏瀉心湯用於痞證的治療之中。成無己、尤在涇等在詮釋半夏瀉心湯時對辛開苦降相關內容進行過論述。辛開苦降法的明確提出當首推葉天士，了解到辛苦合用則苦寒能清熱除溼，辛通能開氣泄濁，並在辛開苦降法原則指導下化裁出多個治療脾胃及溼熱諸疾的瀉心湯類方。隨後吳鞠通也提出了苦與辛合能降能通的論點，揭示了辛開苦降法的實質內涵。因此，對於半夏瀉心湯進行拆方研究時，首先考慮到的便是根據該配伍理論，將半夏瀉心湯拆方為辛開組、苦降組、甘補組，比較半夏瀉心湯整方及各拆方組對不同病症模型的藥理作用及作用機制，進而揭示辛開苦降甘補法的科學內涵。如吳忠祥等的實驗研究將半夏瀉心湯拆方為辛開組、苦降組、甘補組進行研究，結果顯示半夏瀉心湯及其辛開苦降甘補各組治療 Hp 感染小鼠的作用機制可能與調節細胞免疫，下調血清中干擾素 -γ（IFN-γ）有關。王秀傑等拆方研究顯示，半夏瀉心湯拆方的苦降藥組與辛開甘補藥組促胃排空功能組方最強，該研究對開發出新的促進胃腸動力藥物提供新思路。

該類實驗研究模式為：依據「辛開苦降甘補」中醫理論對半夏瀉心湯進行拆方，選擇各種公認的動物模型及實驗指標，進行差異性比較研究，以探討辛開苦降甘補法的現代科學內涵。目前該類研究內容雖已經比較豐富，但尚未總結出其中的規律性。也就是說，多數學者僅是簡單拆方研究後進行了組間比較，但系統的總結與提煉尚存在一定欠缺與不足。

3. 君藥配伍研究思路的提出

對於半夏瀉心湯方中何藥為君藥，至今尚無定論。目前主要有 5 種提法：其一，半夏瀉心湯中半夏針對主症而設，故為君藥；其二，黃連苦寒泄熱以「瀉心」，故以黃連為君；其三，半夏、黃連配伍辛開苦降，故共為君藥；其四，黃連、乾薑為典型的辛開苦降配伍法，為治療寒熱夾雜痞證的主藥，故共為君藥；其五，本證病機寒熱互結、升降失常較為複雜，單獨的一味或兩位君藥不能完全符合其病機特點，故以半夏辛開散結、降逆化痰，黃連苦降泄熱、燥溼清脾，乾薑溫中散寒、調暢氣機，三藥合用，寒熱得解，升降復常，缺一不可，故共為君藥。

鑒於從古文獻及中醫理論入手闡釋半夏瀉心湯的君藥說法不一，故提出了從實驗角度為半夏瀉心湯君藥確立提供依據的研究思路。宋小莉等提出應用均勻設計法進行實驗分組，應用人工神經網路建立藥味與藥效非線性對映模型，分析半夏瀉心湯中各藥味在全方背景下的量－效關係，從胃分泌、胃腸運動等多個實驗指標上，探討了半夏瀉心湯的君藥問題。研究提示半夏為君藥，從而為半夏瀉心湯君藥為半夏的說法提供了實驗依據。該研究思路的展開為君藥的確立提供了新的實驗研究思路與方法。

4.「寒熱雙調」研究思路的提出

「寒熱互結」觀點的提出以清代醫家柯琴為代表，認為半夏瀉心湯是「寒熱之氣互結心下」所致。所謂的「寒熱互結」是「寒邪」與「熱邪」相互搏結在一起。寒邪與熱邪侵襲人體均會引起相應的病理變化和症狀。人體內在功能失調也會產生或寒或熱的病理改變，進而表現出相應的寒熱症狀。半夏瀉心湯是一首集藥性的辛熱苦寒甘平於一體的方劑，方中黃芩、黃連性味苦寒，乾薑、半夏性味溫熱，四者配伍「寒熱並用」，方中

半夏、乾薑性味相成，用黃芩、黃連即能制辛燥藥物化熱之勢，又可救弊於已成，消除溼熱內蘊中焦之證。全方配伍，相須相制，法中寓法，最能展現張仲景組方之精妙。對於該思想許多專家提出了異議，但是「寒熱雙調」的配伍思想卻是張仲景組方的常用思想。

六、半夏瀉心湯運用所涉舌脈

《傷寒論》原文中沒有本方的舌象記載，涉及本方證舌象的描述始見於明代，最多見於清代，並逐漸成為本方辨用的重要依據之一。古代半夏瀉心湯運用涉及脈象的條文10條，涉及脈象共30種。其中出現頻率較高的脈象主要有濡脈、滑脈、弦脈等，複合脈象主要有滑數脈、浮數脈、細數脈等。已知濡脈主溼，滑脈主痰，弦脈主痛、主飲，數脈主熱，細脈主虛提示本方證病機主要涉及溼熱、痰飲、虛，其中以溼熱或痰熱居多。從脈的形質來看，濡和滑完全不同，前者多與溼或氣弱有關，後者則多與痰或熱有關，反映了該方證表現為脈象方面的多元性。

一般認為中醫對舌質的辨識主要發展於清代溫病學派，戴天章《廣瘟疫論》、葉天士《外感溫熱論》、薛生白《溼熱條辨》等著作中均有大量關於舌質的記載和描述。古代文獻中關於本方運用所涉舌質的描述很少，但明清文獻及醫案中有一定數量的舌苔記載，提示在本方治證中的舌質變化不大或不突出，運用中舌苔的辨識比較重要。值得提出的是，對僅有的幾次青紫和乾絳舌記載的原文的考察發現，青紫舌資訊源自於《醫權初編》中潘國彩疫症一案，患者感染「時疫，脈實大，舌青紫，時呃逆，議與半夏瀉心湯，去參、棗加熟軍」，「至於舌色青紫，想因氣結不行，以致血亦凝滯與」。舌質乾絳見於《顧氏醫案女科‧時症門》中的「案伏邪至兩月，

胸腹灼熱始終未退，而復發寒熱，熱後大便瘕泄，痰嗽氣逆，嘈雜如飢，寐言不寐，舌絳乾，苔黃膩，脈空數。酒客平素溼熱蘊蓄中焦，扶外邪必逆滿，病久正虛邪痺，最恐陰陽風動，議用瀉心法。川連，乾薑，黨參，茯苓，淡芩，半夏，炙草。」此兩案時疫但均涉「氣結血凝」、「酒客」、「溼熱蘊蓄中焦」的體質病機。

第二節 與類方的鑑別要點

一、類方研究思路

　　《傷寒論》瀉心湯類方包括半夏瀉心湯、生薑瀉心湯、甘草瀉心湯、大黃黃連瀉心湯等8個方劑，其中半夏瀉心湯、生薑瀉心湯、甘草瀉心湯（三瀉心湯類方、三類方）組成相似，配伍精妙，很好地呈現了《傷寒論》「是因病立法，以法制方，隨證用藥」，「添一證則添一藥，易一證亦易一藥」之方證相應精髓。方證相應是中醫臨床的精華所在，也是複方臨床應用的基本原則。從類方入手研究方證內涵可以很好地表現共性與個性對立統一的哲學思想，類方各複方間存在著一定的共性和個性，相應各複方治療的症候間也存在一定的共性與個性。因此，從類方方證的相似性及差異性上進行研究，很容易探討方證的內涵。同時，這種差異性的研究可以探討方劑是如何隨著證的細微變化而進行著精細調整的，這期間的規律對於揭示複方「方隨證轉」具有重要意義。中醫複方眾多，以類為單位研究方證，可以大大減少工作量。「類方—病症」研究模式的建構對於方證相應的研究具有重要意義，類方研究或許可以成為方證研究的突破口。

第二章 半夏瀉心湯臨證思維

二、三瀉心湯鑑別要點

1. 三瀉心湯方證的文獻研究

《傷寒論》第149條：「但滿而不痛者，此為痞，柴胡不中與之，宜半夏瀉心湯。」認為半夏瀉心湯所治痞證為痰氣痞。《傷寒論》第157條：「傷寒，汗出解之後，胃中不和，心下痞硬，乾噫食臭，脅下有水氣，腹中雷鳴下利者，生薑瀉心湯主之。」本證病機與半夏瀉心湯證病機有相同的一面，也有不同的一面，相同的一面為兩證均為脾胃氣機不和，痞結於心下；不同的一面為半夏瀉心湯屬痰熱互結，而本證為飲邪結於心下，故治用生薑瀉心湯重在散水邪消痞結。認為生薑瀉心湯所治痞證為水氣痞。《傷寒論》第158條：「傷寒中風，醫反下之，其人下利日數十行，穀不化，腹中雷鳴，心下痞硬而滿，乾嘔心煩不得安，醫見心下痞，謂病不盡，復下之，其痞益甚。此非結熱，但以胃中虛，客氣上逆，故使硬也，甘草瀉心湯主之。」認為甘草瀉心湯所治痞證為虛氣痞。可以看出上述三證的病機相同之處在於，三證之痞均係誤治或不經誤治，脾胃虛弱，邪熱內陷，寒熱互結中州，脾胃升降失常，氣機痞塞之故。以心下痞硬、嘔利為共有症狀，但由於脾胃虛弱的程度和兼挾邪氣的不同，臨床表現和治療就各有側重。半夏瀉心湯主胃氣上逆較甚，嘔吐顯著，故重用半夏和胃降逆止嘔，用乾薑、黃芩、黃連解寒熱互結，佐人蔘、甘草、大棗健脾益胃以復中焦升降之職。生薑瀉心湯則兼水飲食滯，以乾噫食臭，腹中雷鳴下利為主，故於前方去乾薑易生薑之走而不守，以利宣散水氣。甘草瀉心湯證脾胃虛弱較前二者明顯，以痞利俱甚，穀不化，乾嘔心煩不得安為主，故於半夏瀉心湯中重用甘草，增強益氣補中之力。王旭高謂：「半夏瀉心湯治寒熱交結之痞，故苦辛平等；生薑瀉心湯治水與熱結之痞，故重用生薑以

103

散水氣；甘草瀉心湯治胃虛氣結之痞，故加重甘草，以補中氣，而痞自除。」

2. 三瀉心湯方證的現代研究

從三瀉心湯臨床研究可以看出，三類方均可用來治療胃潰瘍、胃炎、泄瀉等消化系統疾病，所不同之處在於半夏瀉心湯主要用來治療消化系統的疾病，其他方面的報導較少；甘草瀉心湯除治療消化系統疾病外，還治療免疫方面的疾病，如白塞症候群、風溼等；關於生薑瀉心湯的臨床應用報導最少，但有報導其治療中醫辨證下的脾胃溼熱證等。

現代實驗研究與臨床應用觀察基本相符，如三類方實驗研究結果可以看出，三類方在調節胃腸運動及胃分泌方面差異不會太顯著，三類方比較對於胃酸分泌、胃蛋白酶活性、胃黏液分泌多無統計學差異。因此，認為三類方在調節胃腸運動及胃分泌方面具有相似性，即主要的症狀相似。其差異為次要症狀不同，如在脾胃虛弱的程度不同，甘草瀉心湯為治療消化系統功能較弱的症狀，生薑瀉心湯對「水飲內停」具有作用。結合某些研究結果，甘草瀉心湯具有免疫調節功能；生薑瀉心湯治療脾胃溼熱所致的腹瀉。三類方相比，半夏瀉心湯調節胃腸運動、胃分泌的作用較強；甘草瀉心湯調節機體免疫力方面作用較強，同時在增強胃分泌方面的作用較強；生薑瀉心湯在調節水飲代謝方面作用較強。從這裡也可以看出，研究類方差異性的時候不可僅從單一方面、單一指標進行研究，其研究應該是系統的，所涉及的病理模型應該是多樣的，否則會陷入難以尋找其差異性的失誤之中。

透過對三類方的系統研究，根據「方證相關」的思想，推測認為，三瀉心湯所主病症既有相似之處又有一定的差異。因此，認為半夏瀉心證為

一組胃腸運動、胃分泌功能紊亂的病症；甘草瀉心湯證為一組胃腸功能失調、胃分泌功能障礙、機體整體免疫功能低下的一組病症；生薑瀉心湯證為一組胃腸功能失調、胃分泌功能紊亂、機體水飲代謝失常的一組病症。從這裡可以看出類方的研究更有利「證」的探討。

三、與其他方藥的鑑別要點

枳實消痞丸、中滿分消丸、中滿分消湯（上三方均出自金《蘭室祕藏》），枳殼桔梗湯（元代《世醫得效方》），喬氏陰陽攻積丸（清代《張氏醫通》），加減半夏瀉心湯（清代《廣溫熱論》），半夏瀉心湯去參草薑棗加枳實生薑方、半夏瀉心湯去參草薑棗加枳實杏仁方（上兩方出自清代《溫病條辨》），連朴飲、蠶矢湯（上兩方出自清代《霍亂論》）。這是本類方劑的源流梗概。

從組成來談，因為同屬一類，均以半夏、黃連為基礎，辛開苦降，寒熱並調。並沿著脾胃升降功能失常可產生痞證、脹滿、腹痛、吐利幾個方面去考慮配伍，如第一組方著重配伍枳實、枳殼、桔梗、瓜蔞，主辛開苦降，清熱消痞，治痰熱或溼熱互結之痞滿，如枳殼桔梗湯、半夏瀉心湯去參草薑棗加枳實杏仁方、半夏瀉心湯去參草薑棗加枳實生薑方。第二組方著重配伍乾薑、黃芩、枳實、厚朴、茯苓、澤瀉、人蔘，或吳茱萸、肉桂、川烏、草荳蔻、木香、巴豆霜，主祛溼行氣消脹，治溼熱或寒溼中阻之脘腹脹滿，如中滿分消丸、中滿分消湯、喬氏陰陽攻積丸。第三組方著重配伍黃芩、梔子、滑石、通草、蠶沙、木瓜、菖蒲之屬，主清熱利溼和胃，治溼熱內蘊，腹滿吐利，如加減半夏瀉心湯、連朴飲、蠶矢湯等。

功效主治不同，運用自亦有所區別。第一組方雖皆以半夏、黃連、黃芩為基礎藥，但枳殼桔梗湯配有枳殼、桔梗、瓜蔞，主清熱滌痰，寬胸開

結，對於痰熱互結胸中，胸中痞滿者，可以選用。至於半夏瀉心湯去參草薑棗加枳實杏仁方，與加枳實生薑方，雖僅一味杏仁與生薑之差，但前者主清熱滌痰，開結除痞，後者主清熱散飲，和胃消痞，因而若溼熱痰濁凝聚，痞滿納呆者，宜用前者，如熱與飲邪相搏，嘔甚且痞者，可用後者。

第二組方除皆用半夏、黃連、乾薑為基礎，中滿分消丸又配伍了黃芩、茯苓、豬苓、澤瀉、白朮、枳實、厚朴等，主清熱利溼，行氣消脹；中滿分消湯則配伍了生薑、吳茱萸、厚朴、木香、川烏及茯苓、澤瀉等，主溫散寒溼，行氣消脹；喬氏陰陽攻積丸則改配吳茱萸、肉桂、川烏、沉香、巴豆霜等，主逐寒攻積消脹。因而如溼熱中阻，中滿熱脹，可用中滿分消丸；如寒溼中阻，中滿寒脹，宜用中滿分消湯，如寒熱諸積內停，寒積較甚，痞滿腹脹便祕者，則用喬氏陰陽攻積丸。

第三組方雖皆用有半夏、黃連，但加減半夏瀉心湯配伍了黃芩、滑石、通草及竹瀝、薑汁，主清熱利溼，化痰和胃，故若溼熱痰濁內蘊，神昏心吐瀉、苔黃膩者，可以選用。至於連朴飲與蠶矢湯雖皆以治療霍亂吐利見長，但前者配伍了梔子、厚朴、菖蒲、香豉等，主清熱化溼，和胃暢中，後者配伍了蠶沙、薏仁、通草、大豆黃卷，及黃芩、梔子、吳茱萸、木瓜，主清熱利溼和胃與緩解攣急。故如溼熱內蘊，升降失常，吐瀉腹脹納呆者，宜用前者；如係溼熱內蘊，溼熱較重，吐利較甚，症兼腹痛轉筋者，可用後者。

第三節　臨證思路與加減

一、半夏瀉心湯臨證思路分析

1. 消化系統炎性病變

包括慢性咽炎、食道炎、逆流性食道炎、膽汁逆流性食道炎、賁門炎、急性胃炎、慢性胃炎、膽汁逆流性胃炎、慢性萎縮性胃炎、慢性淺表性胃炎、胃竇炎、糜爛性胃炎、疣狀胃炎、紅斑性胃炎、十二指腸球炎、急慢性腸炎、菌群失調性腸炎、黴菌性腸炎、慢性肝炎、慢性膽囊炎等。這類病症，可見噁心嘔吐、心下痞脹疼痛、嘈雜不適、食慾不振、腹脹腹瀉諸多症狀表現。心下痞脹為應用半夏瀉心湯的第一線索。

「痞」通「否」，《周易》六十四卦之一，坤下乾上。否卦之義，天氣不降，地氣不升，天地不交，升降失調，痞塞不通。痞證乃升降失常所致。中焦乃脾胃所居，是氣機升降之樞紐。脾胃氣虛，則升清降濁之力減弱，清氣不升，濁陰不降，氣機阻滯故而為痞。

半夏瀉心湯是治療痞證的代表方。《傷寒論》第 149 條：「若心下滿而硬痛者，此為結胸也，大陷胸湯主之。但滿而不痛者，此為痞，柴胡不中與之，宜半夏瀉心湯。」本條文明確指出了半夏瀉心湯臨床應用指徵是「心下痞」。方中半夏、乾薑辛散開結，與人參、甘草、大棗配伍升補清陽，黃連、黃芩苦降以泄其濁陰，辛開苦降，補瀉兼施，上下復位，中氣得和，則痞證可除。與半夏瀉心湯相似的甘草瀉心湯、生薑瀉心湯、旋覆代赭湯等，均有治痞作用。

「心下痞」即胃脹。痞證，是指胃脘部脹滿不痛的病症，有別於結胸

證之硬滿疼痛。用半夏瀉心湯治療的痞證患者，以脹為主，也可兼見胃痛，原文之所以強調「不痛」，是為提醒醫者與「心下滿而硬痛」的大結胸證作鑑別。「硬滿疼痛」是「壓痛、反跳痛、板狀腹」的互詞，所以《傷寒論》所言大結胸證見於現代臨床的急腹症。胃炎患者即使脹滿疼痛，也不應是板狀腹，也沒有反跳痛，與大結胸證有著明顯的區別。如若痞證兼見疼痛，用半夏瀉心湯治療時可加芍藥以緩急止痛；有壓痛者，加瓜蔞實，即是與小陷胸湯合用；腹痛者，去黃芩，加桂枝（黃連湯意）。

在應用半夏瀉心湯治療以胃脘痞脹為主症的患者時，還須注意排除大黃黃連瀉心湯證和桂枝人蔘湯證的可能。「大黃黃連瀉心湯」和「桂枝人蔘湯」都是治療「痞證」的方劑。大黃黃連瀉心湯治療的是「熱痞」證，純熱無寒；桂枝人蔘湯治療的是「寒溼痞」，純寒無熱。半夏瀉心湯，由人蔘湯（理中湯）與大黃黃連瀉心湯合方並加減而成。半夏瀉心湯所治療的痞證是寒熱虛實錯雜痞，所見之象不能單純用熱或寒來解釋。

寒熱虛實錯雜是虛寒之徵與實熱之象的組合。就半夏瀉心湯證而言，有的症狀是中性症狀，不寒不熱，不虛不實，如胃脹；有的是虛性寒性症狀，如口淡不渴、舌胖大有齒痕、舌質淡、苔白、脈緩，涼食或受涼則易病發；有的是熱性徵象，如口乾、口黏、口臭、舌紅、苔黃、脈數、渴喜涼飲等。具體寒與熱的組合因人而異，較之教科書中的證型要複雜得多。如患者舌淡而胖，但舌苔黃膩，舌質紅而舌苔白；舌苔黃白相兼；舌質紅而喜熱飲；食入即吐，但患者又喜熱飲；患者喜涼飲，卻又大便完穀不化等。總之病情呈寒、熱和虛、實矛盾之狀。

半夏瀉心湯寒溫同用，補瀉兼施，相反相成。臨床應據寒與熱、正虛與邪實之輕重，調整辛溫藥與苦寒藥，扶正藥與祛邪藥的藥量。

第二章　半夏瀉心湯臨證思維

　　若病症既無寒象，也無熱徵，也就是病症不寒不熱，同樣可用半夏瀉心湯治療，此時用半夏瀉心湯，方中寒、熱藥性正好相抵，是「捨性取用」之法。

　　脹滿之證，中醫常將其責之以氣滯，治多用佛手、枳殼、陳皮、木香及香附等理氣疏肝之品。半夏瀉心湯方中雖無一味「理氣藥」，卻對胃脘痞脹有很好的治療作用；未用專事理氣之品，卻能產生理氣的效果，這正是半夏瀉心湯配伍的精妙之處，是後世的方劑難以達到的一種境界。

　　嘔吐、下利、腸鳴也是應用半夏瀉心湯的一個線索。「嘔而腸鳴，心下痞者，半夏瀉心湯主之」。是指半夏瀉心湯證除心下痞外，還有嘔利、腸鳴等症。嘔吐、下利是脾胃升降失常的典型表現，《素問‧陰陽應象大論》有「清氣在下，則生飧泄；濁氣在上，則生䐜脹。此陰陽反作，病之逆從也」之說。腑氣不降，濁陰上逆則嘔吐。氣機上逆，除嘔吐外，還可見噯氣、噁心、呃逆等不同症狀。

　　中焦氣結與升降失常可互為因果。心下痞、嘔吐、下利，或單獨出現，或同時出現，或先後出現。嘔吐、下利都與溼邪有關，半夏瀉心湯證之寒熱錯雜，類似於嘔吐、腹瀉病症中的溼熱中阻型，以半夏瀉心湯治療，呈現其清熱燥溼的功效。

　　半夏瀉心湯在治痞之同時，可復脾胃升降之職，更是發揮半夏降逆止嘔，黃連、黃芩燥溼止瀉之功用。故而常用於治療嘔吐、下利的胃腸炎患者。

　　《靈樞‧口問》中說「中氣不足，溲便為之變，腸為之苦鳴」。用半夏瀉心湯治療的胃腸炎有脾胃氣虛的特點，患者平素消化功能差，稍有飲食不潔或受涼就易發生腹痛腹瀉。以半夏瀉心湯治療，方中之人蔘、甘草、大

棗之補氣健運作用得以充分表現。

乾噫食臭、腹中雷鳴者，用半夏瀉心湯減乾薑量加用並重用生薑，即是生薑瀉心湯；下利較劇、完穀不化者，重用炙甘草即是甘草瀉心湯。

慢性肝炎、膽結石伴膽囊炎患者，消化功能低下，厭食油膩，噁心嘔吐，脘腹脹滿，大便稀溏甚或夾有不消化食物等，慢性活動性肝炎轉氨酶持續增高。半夏瀉心湯對慢性肝炎、膽囊炎患者減除症狀，改善肝功能方面效果滿意，而對 B 型肝炎表面抗原轉陰及膽結石排石作用不明顯。如若兼有胸脅脹滿等少陽病見證，須加用柴胡。

幽門螺旋桿菌陽性，是應用半夏瀉心湯治療上述病症的另一重要依據。Hp 參與胃炎的發病過程，幽門螺旋桿菌的存在，也是慢性胃炎復發的一個重要因素。目前已經證實 Hp 是慢性胃炎的主要病因。Hp 數越多，胃黏膜表面上皮破壞越明顯，炎性細胞浸潤就越深。其中活動性胃炎 Hp 檢出率最高。Hp 具有較強的尿毒酶活性，可干擾正常情況下 H+ 透過胃黏膜，削弱屏障功能，從而產生上皮細胞毒作用。Hp 產生的黏液酶、磷脂酶 A 對胃黏膜上皮細胞有直接損傷作用。寒熱錯雜證型在 Hp 相關性胃炎中比例最高。Hp 感染造成胃黏膜活動性炎症，或感染後得不到及時治療，久之造成胃腸功能障礙均可出現寒熱夾雜。實驗研究也證實，黃連、黃芩、半夏、乾薑、黨參、甘草諸藥均有不同程度殺滅幽門螺旋桿菌的作用，而且能拮抗炎性反應物質所致的變態反應和攻擊因子，有利於炎症的消失。半夏瀉心湯治療幽門螺旋桿菌相關性胃炎的療效優於一般性胃炎。

對其中的慢性萎縮性胃炎患者，醫生多慮其胃之陰液虧虛。確實，慢性萎縮性胃炎中有許多是「胃陰不足證」，但若將「腺體萎縮，胃酸減少」等同於中醫之陰液虧虛，不免過於簡單和教條。Hp 感染後多呈慢性病變

過程，現代醫學依據臨床症狀體徵、胃鏡檢查、病理報告及相關化驗結果將其分為慢性淺表性胃炎、慢性萎縮性胃炎（AB 型）、慢性肥厚性胃炎、疣狀胃炎等類型，臨床以慢性淺表性、慢性萎縮性胃炎多見。Hp 感染胃部疾病患者存在細胞免疫功能亢進，表現為 TH1 優勢應答。由於長期持續的 Hp 感染加重了 TH1 優勢應答，使 IFN-γ 分泌明顯增加，結果加速了上皮細胞的凋亡，這可能與加重胃黏膜炎症導致萎縮性胃炎的發生有關。在慢性萎縮性胃炎中有很大一部分既寒又熱，既虛且實。慢性萎縮性胃炎中的寒熱錯雜證，用半夏瀉心湯治療同樣有很好的效果。實驗結果顯示，半夏瀉心湯對胃黏膜慢性炎症有消退作用，更為重要的是可促使萎縮的腺體再生，因此即使是萎縮性胃炎也不應排斥半夏瀉心湯的使用。

2. 消化道黏膜病變

包括白塞症候群、復發性口腔潰瘍、經行口糜、口腔扁平苔蘚、胃及十二指腸潰瘍、潰瘍性結腸炎等。黏膜破損是這些疾病的共性，《金匱要略》中狐惑病的治療是我們可以探尋的一條主要線索。

白塞症候群，主要是口腔的黏膜破損，多發性潰瘍，外陰部潰瘍以及虹膜睫狀體炎，所以又稱口眼生殖器三聯症，此與狐惑病非常相似，「狐惑之為病，狀如傷寒，默默欲眠，目不得閉，臥起不安，蝕於喉為惑，蝕於陰為狐，不欲飲食，惡聞食臭，其面目乍赤、乍黑、乍白，蝕於上部則聲喝，甘草瀉心湯主之」。

部分白塞症候群除口、眼、生殖器局部病變外，可見食道下段、胃部的多發性潰瘍，表現為上腹部飽脹不適、噯氣、中下腹部脹滿隱痛，以致陣發性劇痛，大便不調等，此類症狀也與《傷寒論》第 158 條甘草瀉心湯證較為吻合，「傷寒中風，醫反下之，其人下利日數十行，穀不化，腹中

雷鳴，心下痞硬而滿，乾嘔心煩不得安，醫見心下痞，謂病不盡，復下之，其痞益甚，此非結熱，但以胃中虛，客氣上逆，故使硬也，甘草瀉心湯主之」。驗之臨床用甘草瀉心湯治療白塞症候群確有佳效。

甘草瀉心湯與半夏瀉心湯兩方，除了在《傷寒論》的教學中還在強調其不同點外，一般性的書籍文章中已經不作過細的鑑別。甘草瀉心湯與半夏瀉心湯藥味一樣，只是前者甘草用量較大。在具體的處方中是否重用，似乎也很難說清。所以現在的許多臨床報導，就直接稱為半夏瀉心湯治療白塞症候群多少例。

復發性口腔潰瘍、經行口糜、口腔扁平苔蘚、潰瘍性結腸炎與白塞症候群有著相似的病理機制。消化道的潰瘍更是白塞症候群的主症之一，現代研究發現，部分口腔潰瘍局部檢出幽門螺旋桿菌。復發性口腔潰瘍等病症用半夏瀉心湯治療，同樣具有很好的效果。

復發性口腔潰瘍不同於單純性口腔潰瘍，偶發的單純性口腔潰瘍是可作為「熱毒」論治，復發性口腔潰瘍，除了熱毒以外，還存在正氣虛損的一面，寒熱虛實夾雜。口腔潰瘍之所以反覆發作，西醫認為與其免疫功能低下或紊亂有關，類似於中醫所言的正氣虧虛，復發性口腔潰瘍患者，多在體力下降時發病，就是因為其正氣不足的緣故。醫者不識，一見口腔潰瘍即用大量苦寒之品治療，加重了虛損的程度，口腔潰瘍更是難以治癒。苦寒藥的反覆使用，使脾胃的運化功能也受到很大影響，所以許多復發性口腔潰瘍患者屬中虛寒熱錯雜證，半夏瀉心湯寒溫同用，補瀉兼施，健脾助運，治療上述病變，不僅能改變局部的病變，又能改善人體的體質。

胃及十二指腸潰瘍雖是自身消化性疾病，但其病變的發生，亦多與幽門螺旋桿菌相關，Hp 在十二指腸球部黏膜胃化生（DGM）區定植後，釋

放細胞毒素，並透過白介素-2、腫瘤壞死因子、氧自由基和一氧化氮的作用，引起活動性炎症，並刺激胃壁細胞分泌胃酸和抑制十二指腸碳酸氫鹽的分泌，導致更多的 Hp 在 DGM 區定植，最終形成潰瘍。病在中焦，或脹或痛，若寒熱虛實夾雜，即可用半夏瀉心湯。半夏瀉心湯有保護胃黏膜屏障的功能，對多種實驗性大鼠胃潰瘍有預防和治療作用。

潰瘍性結腸炎，以腹痛、下利黏液甚或膿血為主要表現，用半夏瀉心湯治療的潰瘍性結腸炎，除了與治療急慢性腸炎相同的機制外，可能與其對黏膜的保護作用有關。近年來，有不少研究對半夏瀉心湯進行的藥理試驗，發現半夏瀉心湯的確具有治療潰瘍性結腸炎的藥理學基礎。半夏瀉心湯具有明顯清除氧自由基的活性，並可阻礙自由基生成系統。能抑制前列腺素樣物質等炎症介質生成，其作用與劑量有關。對炎症性腹瀉具有抑制作用，能調整胃腸運動功能等，這些作用皆有利於潰瘍性結腸炎的治療。

上述病變的另一共同特點，是與免疫功能低下或紊亂有關。半夏瀉心湯治療上述病症之所以有很好的臨床療效，與其獨特的免疫增強及調節作用亦密切相關。

在治療上述病症時，甘草需要重用，可用 10～50g，若以口腔潰瘍為主，可選用生甘草，以下利為主症時選用炙甘草，若兩者均有，則生甘草、炙甘草同用。

3. 消化道功能性疾病

包括感冒後消化不良、功能性消化不良、非潰瘍性消化不良、賁門失弛緩症、賁門痙攣、胃痙攣、胃擴張、胃扭轉、胃黏膜脫垂、胃下垂、胃輕癱、幽門痙攣症、幽門梗阻、十二指腸壅積症，慢性肝病腸胃功能失調、胃節律紊亂症候群、胃神經官能症、胃腸神經官能症、大腸激躁症

等。這類患者是胃腸功能的減退或紊亂，其本質的病變，在於胃腸道的「升」「降」不相協調。除了納穀減少以外，多表現為胃脘脹滿不適。

　　胃腸的運動功能是維持其消化功能的基本保證，若胃腸道運動功能障礙（主要是動力低下）就會發生上述動力障礙性疾病。胃腸動力障礙是以胃排空延遲和小腸推進減慢為特徵的一組病症，其臨床症狀以上腹部飽脹或疼痛、厭食、噁心、過度噯氣、逆流、燒心、嘔吐、腹脹、便祕等為主要表現，這些與中醫脾胃升降失常，氣機阻滯機制完全吻合。升之太過，降之不足，見噁心、嘔吐、噯氣、呃逆、食物逆流、燒心、便祕，升之不足，降之太過則見眩暈、短氣、睏倦乏力、內臟下垂、黏膜脫垂及腹瀉等。升降不及或太過均可出現脘腹脹滿。

　　胃輕癱症候群是胃動力低下及胃排空延遲，與胃下垂症狀相似，但無胃位置的改變。為迷走神經功能異常與胃動力減弱所致胃竇部收縮減弱，胃排空延遲與近端受納舒張障礙，屬功能性消化不良中動力障礙型。出現早飽、餐後上腹飽脹、噁心、發作性乾嘔或嘔吐、大便異常等臨床症狀的病症。

　　對於胃排空延緩的病症，西醫多採用胃腸動力藥（如嗎丁啉）治療，半夏瀉心湯有類似於胃腸動力藥的效用，臨床可兩者合用，加強胃腸蠕動促進排空。半夏瀉心湯治療上述病症，較之胃腸動力藥更具優勢，不但對蠕動不足有用，對蠕動亢進時，又有抑制作用，對胃腸逆蠕動及痙攣，更是有調整作用。半夏瀉心湯升降相應，該方對正常功能下的胃腸運動無明顯作用而對偏抑或偏亢功能狀態下的胃腸運動所具有「雙向調節作用」，治療自主神經功能紊亂性疾病，甚為合拍。半夏瀉心湯不僅能治療胃腸道的自主神經功能紊亂，還可治療心臟神經官能症，表現半夏瀉心湯「和解」作用特點。

4. 癌前病變及癌症

包括慢性胃炎癌前病變、食道癌、胃癌、腸癌及其他系統的惡性腫瘤。

Hp 不僅與胃炎癌前病變有關，而且也是引起胃癌的重要因素。Hp 感染使胃黏膜組織發生炎症反應，腸上皮化生及不典型增生，進而上皮細胞突變，幹細胞增生，端粒縮短。端粒酶是一種核糖核蛋白，其功能是以自身 RNA 為模板合成端粒重序列加至新合成的 DNA 末端，以維持染色體端粒長度的穩定，從而使細胞獲得無限增殖的能力，端粒酶活性關係到細胞永生化或惡變。人端粒酶 RNA 過度表達及端粒酶的活化，最終導致胃癌的發生。

用半夏瀉心湯治療 Hp 相關性胃炎及癌前病變療效確切。治療胃癌、食道癌、腸癌，對改善全身症狀、緩解腫瘤引起的梗阻症狀以及增進食慾、延長帶瘤存活時間等方面有一定的作用。

對於其他系統的惡性腫瘤，半夏瀉心湯也是常用的方劑之一。化學治療（簡稱化療）是目前治療腫瘤的主要方法之一，但許多化療患者，因化療藥物的毒副作用而中途中止治療，甚至死亡。化療的毒副反應主要表現在胃腸道功能紊亂和抑制骨髓造血功能兩方面，臨床表現為噁心、納差、脘悶、腹瀉、白血球降低、體質下降等。在化療開始前或開始時同時服用半夏瀉心湯，不僅減少化療的胃腸道反應，還能提高化療完成率、緩解骨髓抑制，從而提高化療的效果。

5. 其他原因引起的胃腸病變

如糖尿病性胃輕癱、糖尿病性腹瀉，腎病症候群、慢性腎功能衰竭嘔吐症，妊娠惡阻、妊娠呃逆、妊娠泄瀉，退熱藥、抗生素、抗風溼等藥導

致的胃炎，胃大部切除後胃輕癱，胃腸道術後功能紊亂等。這類病症，本非消化系統疾病，但無一例外都有明顯的消化道症狀。就其痞、嘔、利諸症，或寒熱虛實錯雜的病理機制下，適宜用半夏瀉心湯治療。

腎病症候群或腎功能衰竭，這些病患雖病位在腎，但就臨床症候而言，溼濁瀰漫，寒熱錯雜於中，中焦升降失常，常出現心下痞悶，噁心嘔吐，口乾口苦，大便不調。半夏瀉心湯能寒熱並調，復其中焦升降，清熱化痰，降逆和胃，故可用其加味治之。對溼濁瀰漫，嘔吐胸悶較甚者，治療時仿大半夏湯之意，重用半夏；為加強泄濁之力，必要時，配用大黃。

6. 其他

諸如葡萄膜炎、尋常性痤瘡、蕁麻疹、貧血、剝脫性唇炎、腋汗症、眩暈症、失眠、梅核氣、癲病、子煩、子嗽、不孕症、經閉、白帶等。上述病變，難以歸類，但其用半夏瀉心湯治療，無外乎以下幾個原因，一是除了病變本身的症狀外，多少還有一些胃腸道的症狀，有的甚至出現痞、嘔、利等半夏瀉心湯證的典型表現。二是病症既寒又熱，既虛又實，寒熱虛實錯雜。三是該病症與中焦氣結，升降失司有關。

如癲病，若發病前先見胃脘部脹滿疼痛，繼即意識模糊，四肢僵直，醒後仍胃脘痞脹，納少神疲者，用半夏瀉心湯治療必然有效。

帶下者雖不一定有痞、嘔、利的症狀，但其帶下本身與脾運失健有關，如若帶下量多色黃腥臭者，又是溼熱之象，故而可用半夏瀉心湯加減治療。

目前葡萄膜炎的治療，除針對病因治療外，主要使用糖皮質激素。臨床上長期應用糖皮質激素，大多出現頭昏，口乾苦，胃脘痞脹，氣短，心

悸乏力,易汗,大便溏薄等中虛溼熱之象。所以在用糖皮質激素治療葡萄膜炎時,可聯合應用半夏瀉心湯,以減少藥物不良反應,提高治療作用。

「胃不和則臥不安」所以有許多半夏瀉心湯證的患者,除胃脘不適外,常伴有失眠。對於這種患者,其他安神藥難以奏效。用半夏瀉心湯治療的失眠,失眠自然是主症,但對治療用方有決定作用的線索,卻是胃脘痞脹不適。氣機升降失常,陰陽不能交泰,治療以調理脾胃入手,辛開苦降,失眠自癒。

冠心病,患者胸骨後滿悶疼痛的病症,舌體胖大邊有齒痕者,常用瓜蔞薤白半夏湯治療;若冠心病患者,具有如下三大特點者,則宜用半夏瀉心湯加減治療。一是劍突下亦痞塞脹滿;二是多見於老年患者,心氣不足,心慌氣短,患者滿悶疼痛往往在活動後出現或加重;三是見有溼熱之象,如舌苔黃膩等。必要時合用小陷胸湯、複方丹蔘飲,加強寬胸活血通絡作用。

眩暈症以眩暈、嘔吐為主症,多與水飲內停有關,故而常用苓桂劑治療取效。適合用半夏瀉心湯治療者,當見寒熱虛實夾雜徵象。其眩暈即是中虛清氣不升的反映,嘔吐則是胃氣上逆所致。

半夏厚朴湯是治療梅核氣的名方,若梅核氣兼有溼熱徵象者,在應用半夏厚朴湯時需要加用黃連、黃芩清熱燥溼,半夏瀉心湯加用黃連,黃芩也可看成是半夏瀉心湯的加減方。

二、半夏瀉心湯加減應用

1. 疏鬱瀉心湯

方即半夏瀉心湯與四逆散合方而成。主治肝氣不疏，鬱而化熱，影響脾胃，中焦寒熱失和。症見：心下痞悶，胸脅脹滿，時微嘔逆，不思飲食，大便失調，脈弦等。本方具有疏肝解鬱、調和脾胃之功效，用於治療各種情志不遂所引起的消化系統疾患，病症相符，常獲卓效。

◎案

高某，男，40歲。1989年10月27日初診。自覺心下痞滿不適，伴胸脅脹悶半年餘。不思飲食，大便不爽，心煩欲嘔，舌淡黃，脈沉略弦。

處方：半夏10g，黨參10g，黃芩6g，黃連5g，柴胡10g，炒枳殼10g，杭白芍10g，乾薑4g，甘草6g，厚朴6g，大棗5枚。5劑而癒。

2. 宣肺瀉心湯

方即半夏瀉心湯加桔梗、浙貝母、百部而成。主治中焦脾胃失和，運化失司，溼聚成痰痰壅氣滯，肺失肅降。症見：心下痞滿，咳嗽短氣，食少痰多，大便不調，苔膩脈滑等。本方具有調和脾胃，宣肺化痰之功效。用於治療慢性氣管炎、支氣管哮喘等。

◎案

韓某，男，8歲。1989年8月4日初診。素日脾胃不和，近兩週來咳嗽痰多。伴嘔逆，大便不成形，一日二行，舌尖紅，苔白，脈細數略滑。

處方：半夏8g，黃連8g，黃芩10g，乾薑2g，黨參10g，桔梗10g，百

部 8g，連翹 10g，浙貝母 10g，茯苓 10g，甘草 6g。4 劑，日 1 劑，水煎服。

二診：8 月 8 日，咳嗽減輕，餘症緩解。上方加生龍骨、生牡蠣各 15g，4 劑而癒。

3. 升清瀉心湯

方即半夏瀉心湯合痛瀉要方而成。主治肝脾不和，中焦寒熱錯雜，脾虛氣陷。症見：心下痞滿，大便泄瀉，腸鳴腹痛，食少嘔逆，苔白脈弦等。本方具有疏肝補脾，調和腸胃，升清止瀉之功效。用於治療各種急慢性腸炎具有上述症候者，療效甚佳。

◎案

何某，男，25 歲。1988 年 7 月 9 日初診。慢性腹瀉 3 年，近日加重，脘腹脹滿，大便不爽，日二三行，且有墜重之感，舌淡紅，苔黃白而膩，脈沉弦。

處方：半夏 10g，黨參 12g，黃連 8g，黃芩 g，大棗 7 枚，乾薑 5g，防風 10g，炒白朮 12g，白芍 15g，葛根 18g，炒薏仁 15g，雞內金 12g，木香 3g，焦山楂、焦麥芽、焦神曲各 10g。7 劑，日 1 劑，水煎服。

二診：7 月 19 日，諸症緩解。繼服上方 7 劑而癒。

4. 開胃瀉心湯

方即半夏瀉心湯加雞內金、炒薏仁而成。主治飲食不節，食積停滯。症見：胸脘痞滿，噯腐吞酸，厭食納呆，腸鳴便溏，脈滑等。本方具有調和脾胃，消滯化積之功。適用於急慢性胃炎及小兒脾胃不和所至的消化不良等疾患，皆有良效。

◎案

　　王某，男，5歲。1956年12月25日初診。不欲納穀，時時欲嘔，脘腹不適，大便溏，夜臥不安，舌尖紅，苔根部厚，脈數略滑。

　　處方：清半夏8g，淡乾薑3g，黃芩3g，黃連1.5g，黨參8g，炙甘草2g，大棗3枚，焦山楂、焦神曲、焦麥芽各6g，炒薏仁5g，雞內金6g。3劑，日1劑，水煎服。

　　二診：納穀漸增，大便成形，睡眠轉安，上方去黨參、炙甘草，加鬱金6g、連翹5g，5劑而癒。

5. 寬胸瀉心湯

　　方即半夏瀉心湯與小陷胸湯合方而成。主治脾胃不和，痰熱內結，中焦氣機不暢。症見：胸脘痞悶，按之則痛，吐痰黃稠，厭食，納呆，腸鳴，便溏，脈浮滑，苔黃膩等。本方具有調和脾胃，清熱化痰，寬胸散結之功效。用於治療慢性胃炎、慢性支氣管炎病症相符者，效果顯著。

◎案

　　卞某，女，51歲。1989年12月31日初診。患慢性胃炎多年，胸脘脹悶，心下痞塞，按之疼痛，大便不爽，自汗，脈細滑略數，舌淡，苔黃白而膩。

　　處方：法半夏12g，黃芩6g，黃連3g，甘草4g，黨參12g，大棗5枚，乾薑4g，瓜蔞10g，麥冬15g，五味子4g。5劑，日1劑，水煎服。

　　二診：1990年1月6日，諸症皆減，偶有隱痛，上方加神曲10g、烏藥10g，7劑而安。

6. 化濁瀉心湯

方由半夏瀉心湯加藿香、佩蘭、厚朴而成。主治外感著溼或脾胃不和所引起的溼濁內阻，氣機不利。症見：胸脘滿悶，頭重身倦，噁心嘔逆，腸鳴泄瀉，苔膩，脈濡等。本方具有理氣和中，芳化溼濁，和胃悅脾之功效。用於治療胃腸型感冒、急慢性胃腸炎，具有上述症候者療效滿意。

◎案

史某，女，60歲。1985年8月2日初診。心下痞滿，堵悶不舒，時痛牽引兩脅，呃逆後減，時欲嘔，嘈雜不適，不思飲食，微惡寒，大便惡臭不暢，可見不消化食物，舌苔厚膩根黃，脈沉細略弦。

處方：半夏10g，黃芩10g，黃連粉3g（沖服），乾薑6g，藿香根10g，佩蘭葉10g，厚朴10g，大棗5枚，甘草5g，黨參10g。7劑，日1劑，水煎服。

二診：9月1日，諸症減輕，再進7劑而癒，3年未見復發。

7. 降逆瀉心湯

方由半夏瀉心湯加旋覆花、紫蘇子而成。主治脾胃不和，痰濁上逆，或土虛木乘，肝氣犯胃，痰氣交阻。症見：心下痞硬，噯氣不除，反胃嘔吐，苔白滑，脈弦而虛等。本方具有調和脾胃，疏肝利肺，降逆化痰之功效。適用於神經性反胃，胃腸神經官能症，幽門不完全梗阻等，症候相符者，效果甚佳。

◎案

袁某，男，31歲。胃脘脹悶呃逆多年，有慢性胃炎、幽門潰瘍病史，

大便不成形，日三行，苔薄白，脈沉弦。

處方：旋覆花10g（包），紫蘇子6g，半夏12g，黃芩6g，黃連3g，甘草4g，黨參10g，大棗7枚，乾薑4g，雞內金12g。3劑，日1劑，水煎服。

二診：諸症皆減，大便成形，日一次，苔薄黃，脈沉弦，上方加茯苓10g，6劑而諸症全部消失。

8. 散痛瀉心湯

方由半夏瀉心湯加延胡索、佛手而成。主治中焦寒熱失和，氣機阻滯，經脈氣血運行不暢而致的痞滿疼痛之證。症見：心下痞滿而痛，厭食納呆，嘈雜心煩，大便不調，舌黯淡，脈弦等。本方具有調和脾胃，行氣止痛之功效。對於各種胃炎、胃潰瘍、十二指腸潰瘍等出現的胃脘部疼痛，證屬寒熱錯雜者，均有良效。

◎案

張某，男，22歲。1985年2月23日初診。脘腹脹滿不舒，伴隱隱作痛，畏寒吞酸，大便不成形，舌尖紅，苔薄黃而白，脈沉弦。

處方：法半夏10g，黃芩10g，黃連5g，甘草4g，黨參12g，大棗5枚，延胡索12g，佛手12g，炒枳殼3g，杭白芍15g，川楝子10g，煅瓦楞子12g。4劑而安。

第四節　臨證應用調護與預後

一、半夏瀉心湯運用所涉禁忌

　　服藥期間，不適當的飲食可能會加重舊病或變生新病，或降低方藥療效或誘發不良反應，因此注意飲食的選擇，是確保臨床用藥有效安全的措施之一。這裡討論的禁忌主要是服藥食禁，又稱「忌口」，是指服藥時期要注意飲食禁忌。考察顯示，半夏瀉心湯原方未涉及服藥禁忌，後世對此亦少有提及。雖然唐代《外臺祕要》中明確提出了本方的服藥禁忌「海藻、菘菜、餳、羊肉、生蔥、豬肉、冷水」。明代的《普濟方》記載中保留了這一禁忌，但後世則少有提及，其意義有待探討。但從本方的主治病症和藥物組成結構來看，服用本方期間，辛辣、油膩、腥羶、動火及不易消化的食物實當避免。

二、預防調護

　　患者應節制飲食，勿暴飲暴食，同時飲食宜清淡，忌肥甘厚味、辛辣醇酒以及生冷之品。注意精神調攝，保持樂觀開朗，心情舒暢。慎起居，適寒溫，防六淫，注意腹部保暖。適當參加體育鍛鍊，增強體質。

中篇　臨證新論

第三章
臨床各論

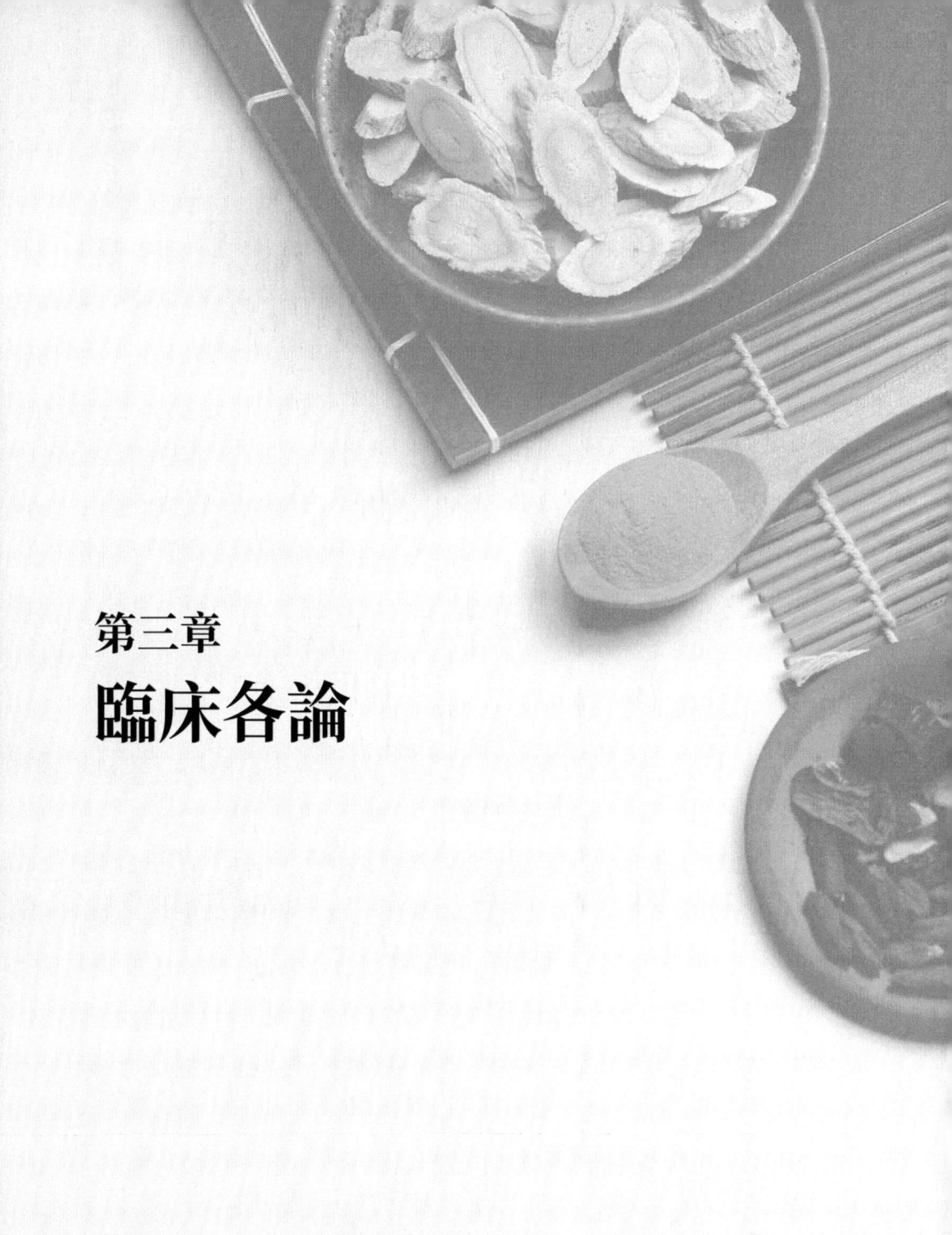

第一節　內科疾病

一、呼吸系統疾病

1. 慢性咳嗽

　　薛麗姣等認為，半夏瀉心湯不僅能用於治療胃食道逆流性咳嗽，對包括咳嗽變異性哮喘等原因引起的慢性咳嗽也同樣具有很好的療效。《雜病源流犀燭・咳嗽哮喘源流》曰「肺不傷不咳，脾不傷不久咳，腎不傷火不熾，咳不甚其大較也」，說明久咳不癒者，必傷中焦脾土，因此其認為對於慢性咳嗽，無論是否由胃食道逆流引起，凡見有脾胃症狀者，即可在半夏瀉心湯基礎上加減應用。

　　張之文採用半夏瀉心湯去甘草、乾薑、人蔘，加枳實、杏仁，治療胃食道逆流性咳嗽，獲得較好效果。

　　黃進等以半夏瀉心湯加止咳藥物如下。

　　處方：黨參15g，半夏10g，乾薑10g，炙甘草10g，黃芩10g，旋覆花10g，紫菀15g，百部10g，桔梗10g，細辛5g，五味子10g，杏仁10g。

　　該方用於治療慢性咳嗽93例，治癒42例，顯效31例，有效14例，無效6例，總有效率為93.5%，提示半夏瀉心湯加減為治療慢性咳嗽的有效方劑。

2. 胸腔積液

　　胸腔積液為中醫學中的「懸飲」。《金匱要略》云：「飲後水流在脅下，咳唾引痛，謂之懸飲。」痰飲為患，均由肺、脾、腎功能失調，三焦不

利，氣道閉塞，津液聚化而成。若中州不運，既不能散精以歸肺，又不能助腎制水，樞機失調、升降失司，清濁相混，則聚為飲，脾胃升降失常為其主要病機。

張建平等在臨床上緊緊抓住半夏瀉心湯治療「心下痞」這一主症，並加以變通，以半夏瀉心湯為主方，隨證加味治療 36 例胸腔積液患者，每天 1 劑，分 2 次口服，7 天為 1 個療程，方藥如下。

處方：半夏 8～15g，黃芩 10～20g，黃連 6～20g，炙甘草 10～12g，乾薑 5～12g，人參 3～10g，大棗 3～10g。

結果顯示，治療 1 個療程後顯效 16 例，治療 2 個療程後顯效 9 例，有效 11 例，總有效率達 100%。其中滲出性胸膜炎患者顯效 11 例，有效 6 例；膿胸患者顯效 3 例，有效 1 例；心臟病胸水患者顯效 11 例，有效 2 例；癌性胸水患者有效 2 例。

3. 夜間哮喘

◎案

潘某，男，40 歲，公務員。1993 年 8 月 10 日初診。患哮喘已 10 餘年，發作不拘時日，每遇勞累或外感而誘發。近 1 個月來因公務繁忙，夜以繼日，故而哮喘發作，日間咳嗽尚少，子夜則哮喘發作，不能平臥，痰白而黏。已住院以抗生素加激素治療 1 週，效果不顯。近日由於胃脘痞悶，噯氣泛酸，納穀不香，心煩咽乾而求服中藥。症見：患者體態肥胖，面色不華，舌尖紅，苔白潤，脈細濡。肥人氣虛痰溼偏勝，復以西藥抗炎攻伐，則中氣更虛，升降失司，痰溼中阻，寒熱互結。故擬寒熱並施，辛開苦降，健脾化痰。方用半夏瀉心湯加減。

中篇　臨證新論

處方：法半夏 10g，乾薑 5g，黃連 3g，炒黃芩 10g，黨參 15g，甘草 5g，陳皮 5g，厚朴 10g，炒萊菔子 12g。3 劑，日 1 劑，水煎服。

二診：服上藥 3 劑後，患者欣喜異常，告曰：「服上藥後非但胃脘痞悶得除，納食漸增，且夜間哮喘減輕。」藥已對症，效不更方，再服 5 劑而痊癒出院。並囑其慎起居，適寒溫，調飲食，隨訪 1 年未發。

按：此案治癒實為臨證偶得，原擬此方先治其痞證，不料哮喘之證得癒。《素問·咳論》有「五臟六腑皆令人咳，非獨肺也……此皆聚於胃，關於肺」之訓，其一是指五臟六腑皆有上氣喘咳之證，不只是肺。二是指心、肺、肝、腎、脾、胃等臟腑的病變均可導致咳喘，但與肺胃的關係最為密切。該患者由於中氣不足，氣機升降失司，寒熱痰涇互結於中，而致胃氣上逆所致。「肺手太陰之脈，起於中焦，下絡大腸，還循胃口，上膈屬肺」。肺胃同主降，胃氣上逆可循經影響肺氣上逆，導致哮喘發作。正如《素問·逆調論》所云：「不得臥而息有音者，是陽明之逆也。」又從現代醫學角度看，雖然夜間哮喘的發病機制至今未完全闡明，但有明顯文獻報導，此與胃食道逆流有一定關係。認為夜間迷走神經張力增高，食道下固有括約肌鬆弛，引起胃食道逆流，酸性胃內容物的刺激，導致支氣管平滑肌收縮而產生。而胃食道逆流正是胃氣上逆所致。用半夏瀉心湯治夜間哮喘，有和胃降逆、化痰平喘之功。此既符合中醫學之理論，又與現代醫學觀點相吻合，故而奏效。

4. 胃食道逆流引起支氣管併發症

◎案

某，男，58 歲。慢性支氣管炎病史近 8 年。近 1 個月來，咳嗽喘息，胸部悶痛，呼吸不暢，咳痰量少，伴燒心感，胸骨後灼熱疼痛，泛酸，噯

氣，劍突下常感悶痛。胃鏡檢查有逆流性食道炎病理表現，胸部 X 光片排除肺部或支氣管結核、腫瘤等其他器質性病變。中醫認為，脾主升，胃主降。脾胃升降失常，胃氣上逆，導致胃食道逆流，出現燒心、泛酸等症；脾失運化，痰濁內生，上干於肺，壅塞肺氣，導致咳喘。手太陰肺經之脈循行胃口，上膈，屬肺。肺氣、胃氣同主乎降，在功能上相互促進，病機上相互關聯，而胃氣上逆是本病的關鍵。故治療以半夏瀉心湯加旋覆花、白及。旋覆花能開氣結，降痰氣，利氣下行，與主方合用可改善食道下括約肌壓力，加強食道和胃排空等作用。肺胃之氣同降則症狀大減。

按：半夏瀉心湯是《傷寒論》為少陽誤治導致虛痞而設，由半夏、黃芩、黃連、乾薑、人參、炙甘草、大棗 7 味藥組成，為辛開苦降、調陽和陰、促使脾胃運化正常的方劑。因其配伍精當，效專力宏，故後世廣泛應用於各種消化系統疾病的治療。臨證若能辨清寒、熱、虛、實 4 個要點，準確分析病機，應用本方對內科多種疾病如不寐、眩暈、水腫、咳喘等均有意想不到的療效。

二、循環系統疾病

1. 冠心病

冠狀動脈粥狀硬化性心臟病簡稱冠心病，指由於脂質代謝不正常，血液中的脂質沉著在原本光滑的動脈內膜上，在動脈內膜一些類似粥樣的脂類物質堆積而成白色斑塊，稱為動脈粥狀硬化病變。這些斑塊漸漸增多造成動脈腔狹窄，使血流受阻，導致心臟缺血，產生心絞痛。

冠心病屬於中醫學「胸痹」範疇。胸痹的病名首見於《金匱要略·胸痹心痛短氣病脈證治》篇曰：「胸痹之病，喘息咳唾，胸背痛，短氣，寸口脈

沉而遲，關上小緊數，瓜蔞薤白白酒湯主之。」又曰：「胸痹不得臥，心痛徹背者，瓜蔞薤白半夏湯主之。」「痹」是痞塞不通的意思，不通則痛，故胸痹是以胸悶短氣、胸痛為主症。

患者胸骨後滿悶疼痛的病症，舌體胖大邊有齒痕者，常用瓜蔞薤白半夏湯治療，若冠心病患者具有如下三大特點者則宜用半夏瀉心湯加減治療：一是劍突下亦痞塞脹滿；二是多見於老年患者，心氣不足，心慌氣短，患者滿悶疼痛往往在活動後出現或加重；三是見有溼熱之象，如舌苔黃膩等必要時合用小陷胸湯、複方丹參飲，加強寬胸活血通絡作用。于卉莉認為現代人多過食肥甘，嗜酒，損傷脾胃；或工作緊張，七情不遂，思則傷脾，怒則傷肝，肝氣橫逆，犯胃傷脾。總之，脾失健運，水穀不能化生氣血，反聚溼生痰，溼濁上蘊胸中，則胸陽不展，胃失降納則痰濁上逆，阻滯血脈，則痹阻不通而發為胸痹，故痰瘀互結是其主要病因。半夏瀉心湯因其辛開苦降、疏導氣機之功，故可應用於胸痹的治療中。其在臨床中常應用半夏瀉心湯加味（半夏10g，乾薑10g，黃連10g，黃芩10g，人蔘10g，炙甘草10g，大棗5枚，枳實10g，瓜蔞15g，薤白10g，陳皮15g）治療胸痹之證，獲得滿意療效。

◎案

廖某，男，65歲。2006年5月8日初診。以「反覆陣發性胸部憋悶疼痛伴短氣12年，復發加重1天」為主訴來診。既往有冠心病史10餘年。現胸痛憋悶，時隱刺痛，形體肥胖，痰多氣短，倦怠乏力，脘痞納呆，口微苦而黏，咯痰稍稠，舌質黯淡，苔膩微黃，脈細緩。中醫診斷為胸痹。辨證為痰凝氣虛挾瘀，寒熱虛實錯雜。治以祛痰益氣化瘀、寒熱虛實並調。方用半夏瀉心湯合瓜蔞薤白半夏湯加減。

處方：半夏9g，薤白9g，黃芩3g，乾薑6g，瓜蔞9g，人參6g，川芎9g，炙甘草6g，黃連2g，大棗3枚。5劑，日1劑，水煎分3次溫服，忌生冷油膩。

二診：2006年5月13日，胸部偶爾悶痛，精神轉佳，脘腹暢快，納食增進，舌淡苔白微膩，脈緩。原方再服5劑，諸症悉除。後囑每晨用鮮薤白30g煮粥食月餘以鞏固之，1年後隨訪未見復發。

按：患者胸痹病機為痰瘀互結、寒熱並見。半夏、薤白、瓜蔞祛痰寬胸開結，人參、炙甘草、大棗益氣健脾，川芎行氣和血，乾薑溫陽並防黃芩、黃連太過苦寒冰伏其邪。黃芩、黃連防溫性之藥燥傷陰血。全方可使痰瘀得化，寒熱得調而獲效。

◎案

某，男，50歲。患冠心病1年餘，間斷心前區疼痛，胸悶氣短，近2天來加重。心電圖示：下壁心肌梗塞。症見：心前區疼痛，胸悶氣短，心下痞，乏力，舌暗紅，苔黃稍膩，脈沉滑。據其舌、脈、症，辨證為脾虛生痰、阻遏胸陽。治以辛開苦降、健脾通陽。方用半夏瀉心湯加減。

處方：薑半夏10g，黃芩10g，黃連6g，乾薑3g，黨參10g，竹茹10g，枳殼10g，薤白15g，瓜蔞12g，大棗5枚，炙甘草5g。7劑，日1劑，水煎服。

二診：藥後，心前區疼痛基本消失，諸症減輕，囑其守上方，繼服10劑。半年後隨訪，未訴不適。

按：脾虛生痰，上犯心胸，使胸陽不展，氣機不運而病胸痹。正如《醫門法律》說：「胸中陽氣，如離照當空，曠然無外。設地氣一上，則室

塞有加。故知胸痹者，陽氣不用，陰氣上逆之候也。」病起於中焦，仍以治中焦為宜。半夏瀉心湯辛開苦降，健脾通陽，病症相應，故取效顯著。

2. 眩暈

眩暈症以眩暈嘔吐為主證，多與水飲內停有關，故而常用苓桂劑治療取效，適合用半夏瀉心湯治療者，當見寒熱虛實夾雜徵象，其眩暈即是中虛清氣不升的反映，嘔吐則是胃氣上逆所致。

◎案

胡某，男，52歲。2009年10月5日初診。以「反覆頭暈目眩3年，復發伴噁心1天」為主訴來診。症見：頭暈重如裹，目眩少寐，納呆脘悶，口苦不渴，噁心欲嘔，舌苔膩而微黃，脈滑。辨證為寒熱錯雜、痰濁阻滯。治以平調寒熱、祛痰化濁。方用半夏瀉心湯加減。

處方：半夏9g，黃芩3g，乾薑6g，制天南星9g，人參6g，炙甘草3g，黃連2g，大棗3枚。3劑，日1劑，水煎分3次溫服。忌肥甘甜膩。

二診：10月8日，眩暈減半，睡眠安穩，納食好轉，舌苔已無前次厚膩但仍微黃，脈滑。原方再服2劑痊癒。

按：患者眩暈為寒熱痰濁錯雜而致。頭重如裹、目眩少寐、納呆脘悶、苔膩脈滑，屬痰濁之徵，既當用半夏、乾薑、制天南星溫性之藥化痰開結除其痞悶，又要用黃芩、黃連性涼之品以防其溫燥劫陰傷正。脾為生痰之源，故用人參、炙甘草、大棗益脾氣、助脾運以杜痰生。諸藥合用，寒熱得調、痰濁得祛而收良效。

第三章　臨床各論

◎案

女，36歲。發作性眩暈4年，目不開，開則加重，伴耳鳴，噁心嘔吐，持續數十分鐘或數小時，甚至數天後減輕。西醫診斷為梅尼爾氏症。多次服西藥治療，能暫時控制病情，但易復發。近日因游泳勞累而發，眩暈，動則加劇，目不能開，伴嘔吐，神疲乏力，納減便溏，四肢酸重，舌紅，苔黃膩，脈弦。辨證為脾虛痰熱互結。治以辛開苦降、清利溼熱。方用半夏瀉心湯加減。

處方：半夏瀉心湯原方加天麻9g，白朮9g，茯苓15g，陳皮6g。服2劑眩暈止，繼服20餘劑鞏固療效，隨訪3年未發。

◎案

李某，女，53歲，有頸椎病史。患者常反覆頭暈，重時不得行走轉側，噁心嘔吐。平日項強手麻、頭昏多夢、腹脹便祕、舌質暗胖、舌苔白黃厚膩、脈沉弦滑等。辨證為脾胃失運、清陽不升、濁陰不降、上擾清宮。治以運脾和胃、升清降濁。方用半夏瀉心湯加減。

處方：半夏10g，黨參15g，乾薑6g，黃芩10g，黃連10g，天麻10g，葛根15g，桑枝15g，生麥芽15g，熟大黃10g，甘草6g，升麻6g。7劑，日1劑，水煎服。

二診：頭項較前清爽，手麻減輕，大便通暢。繼服2個月未發眩暈，改製蜜丸服用。

按：周鷹強調舌苔白、黃、厚、膩是運用半夏瀉心湯的重要指徵。因為舌苔直接反映的是胃腸功能，舌苔白黃厚膩反映了脾胃失運、濁阻蘊熱的本質，用半夏瀉心湯辛開苦降、運脾和胃、升清降濁，可治諸多病症。

中篇　臨證新論

三、消化系統疾病

1. 大腸激躁症

大腸激躁症（IBS）是一種以腹痛、腹脹、排便習慣和大便性狀異常為主要臨床表現的胃腸道功能紊亂性疾病。在人群中的患病率為10％～20％，以中青年居多，女性多見。

依據臨床表現，本病可歸屬於中醫學「泄瀉」、「腹痛」、「便祕」等範疇。其病因病機多責之於情志失常、感受外邪或飲食不節致脾胃受損，運化失健，氣機失調，日久脾虛，運化無力，可生寒溼、溼熱或寒鬱久化熱，寒熱夾雜，其症見或脘痞，或脹痛，或腸鳴，或下利。症合半夏瀉心湯本義，證機亦合，原方隨症加減，寒祛熱清、升降復常，諸症得除。

醫案精選

◎案

劉某，男，30歲。1994年3月2日初診。左中下腹脹痛遷延10餘年，常發生陣發性痙攣性疼痛，有時痛竄至上腹部，伴腹脹，矢氣頻頻，大便時乾時稀或泄瀉，泄瀉時無裏急後重感，且瀉則痛減。曾做多種檢查未發現明顯病理性變化，最終被診為結腸過敏，亦即大腸激躁症。症見：發育中等，面容呈貧血貌。唇淡紅，舌質淡紫，苔黃，脈沉弦。觸診腹平軟，臍周及左下腹有輕度壓痛，無反跳痛；上腹部壓痛（－）。實驗室糞便檢查及培養未找到致病菌。血紅蛋白110g/L。自訴腹痛每因情緒變化、飲食不節而加重，天氣寒熱變化也會影響發作。問診知其母素有腹痛泄瀉史。中醫辨證為寒熱夾雜、肝脾不調。治以調和寒熱、疏肝健脾。方用半夏瀉心湯加減。

處方：法半夏、黃連、黃芩、乾薑、烏梅各 6g，黨參、白朮、茯苓、麥芽、白芍各 12g，柴胡、佛手各 10g，甘草 3g，大棗 3 枚。5 劑，日 1 劑，水煎服。

二診：腹痛與脹氣減輕，矢氣減少，大便日行一次，能成形。察舌見黃苔漸化，示寒熱臻平。效不更方，仍以原法治療，連續服藥 30 天，諸症若失，大腸激躁症治癒，血紅蛋白也增至 130g/L。

按：本案因腸易激性改變出現腸胃功能紊亂，而此種改變的發生又和精神及自主神經功能紊亂有關，故出現錯綜複雜的病症。本案因寒熱夾雜，殘傷陽明而出現腹痛、大便時乾時溏；因脾虛失生化之功而出現納差及氣血不足；因肝鬱引起疏泄失權、氣機不暢出現腹脹及矢氣頻頻。半夏瀉心湯平調寒熱兼健脾胃，故選用之，加白朮、白茯苓以增強健脾之功；加柴胡、白芍、佛手、麥芽疏肝解鬱；加烏梅取其酸入肝之意並澀腸，且有抗過敏的作用。藥證相符，病亦告癒。本案病症發作每和天氣寒熱有關，正因為患者體內寒熱交阻，此天人合一之效應也，故治療除增強機體的免疫力外，必須調和寒熱，半夏瀉心湯正合此旨，故奏效。

2. 膽汁逆流性胃炎

膽汁逆流性胃炎又叫做鹼性逆流性胃炎，是指正常存在於十二指腸的內容物逆流進入胃部，胃黏膜受到侵蝕而發生病變。膽汁逆流性胃炎是由於膽汁常逆流入胃，反覆損傷胃黏膜，可造成胃黏膜炎症持續不癒。

本病屬中醫學「嘔吐」、「痞證」範疇。中醫早在《黃帝內經》中就有「邪在肝，逆在胃，膽液泄則苦，胃氣逆則嘔苦」之說，其認識與膽汁逆流性胃炎相類。中醫常表現為肝胃不和證。除肝胃不和證型外，膽汁逆流性胃炎還可以表現為其他許多證型，但其病機關鍵總在於中焦氣機升降失

中篇　臨證新論

常，無論何型都務必以理氣、降逆、和胃為其根本大法。臨床多以半夏瀉心湯、小柴胡湯、旋覆代赭石湯等進行加減治療。

▌醫案精選

◎案

邱某，男，41歲。1991年7月8日初診。2年前因胃潰瘍行手術切除，潰瘍病漸復原，但術後常覺食後上腹部疼痛並燒灼感，有時覺胸骨後疼痛，嘔吐頻繁，常吐出胃內容物及苦膽汁，時而帶血。大便不實，易泄瀉。平日精神萎靡，四肢乏力，納穀不香，日見消瘦。自病始，未中斷中西藥治療，但效不如願，後經胃鏡檢查證實為膽汁逆流性胃炎。症見：面色萎黃，雙目乏神，唇紫暗，舌質淡紅苔黃膩，脈寸尺沉濡緩，雙關弦。上腹部觸診有壓痛，墨菲徵（－），肝脾未觸及。超音波檢查肝、膽、脾未見異常，實驗室報告示肝功能及SGPT均在正常範圍內。中醫辨證為寒熱交阻、膽胃不和。治以調和寒熱、利膽和胃。方用半夏瀉心湯加減。

處方：法半夏、乾薑、黃連、黃芩各10g，茵陳、黨參、白朮、茯苓各12g，焦梔子、澤瀉各10g，吳茱萸6g，甘草3g。5劑，日1劑，水煎服，投石問路，以觀動靜。

二診：腹部疼痛如舊，但燒灼感變輕；嘔吐減輕，入夜臥床後嘔吐膽汁現象從服藥第三天後減少；小便明顯增多，大便轉實。舌苔薄黃，脈濡緩，關脈弦。久患胃疾，脾氣已虛，手術之後，陰血不足，胃喜濡潤，不宜辛熱。以上方去吳茱萸，加白芍12g、麥芽30g以柔肝止痛、消食和胃，繼服7劑。

三診：上腹部、胸骨後疼痛大減，灼燒感消除，嘔吐基本停止，尚有

乾嘔噯氣而已。胃納增加，大小便已正常。觸診上腹部壓痛（一），舌苔正常，脈緩略弦。自訴諸症雖除，但尚覺精力不足，脾胃虛弱，不宜峻補，以免增加胃的負擔。患者脈仍有弦意，提示肝的疏泄功能尚未完全恢復，思之再三，選柴芍六君子湯加味投之。

處方：柴胡、紫蘇梗、清半夏各6g，黨參、白朮、茯苓、雞內金各12g，白芍、陳皮各10g，甘草3g。此方加減服至同年9月3日，諸症消失，面色轉紅，精神好轉，遂停藥，以食療善後。

按：本案患者的治癒也是全賴辨病辨證相結合，在疾病定位後確定「證」的定勢，然後即以證選方用藥，並在治療過程中不斷根據證的改變而改變方藥，做到藥證同步，從而達到治癒目的。從上述驗案可以看出張仲景的經方對於現代人的各種疾病仍顯示其可靠的療效，而且展現經方可以根據現代的病因病理在運用過程中予以加減，使之更適合疾病錯綜複雜的臨床表現及擴大其治療範圍。本案是胃手術後遺症，治甚棘手，醫者以證統病，判為寒溼交阻、膽胃不和，選用半夏瀉心湯予調寒熱、健脾和胃，並加茵陳、焦梔子利膽；加白朮、茯苓、澤瀉健脾利水，使水液下行；加吳茱萸配黃連以止吐。二診去吳茱萸加白芍、麥芽以加強柔潤肝膽之功，術後用藥亦一直顧及肝、膽、胃、脾，標本兼治，遂而使頑疾告痊。上述三種消化系疾病因其主症均屬寒熱夾雜、胃腸失調，症狀也類似或相近，遵循中醫學辨證施治的歸納方法均可把諸症聚集到同一類證下治療，在確認平調寒熱為治療法則後，便相應選擇了半夏瀉心湯，做到藥證相符，從而使病症的診斷和療效達到和諧統一。

◎案

曾某，女，45歲。胃脘部脹悶不適伴噁心噯氣反覆發作5年，曾做胃鏡檢查示膽汁逆流性胃炎。經西醫治療，效果欠佳。2天前外出就餐後，

又出現胃脘部脹滿不適，頻繁噯氣，噁心嘔吐，嘔吐物為胃內容物甚至吐出黃綠色苦水，納差，口乾，便溏，舌淡紅，苔黃，白膩，脈弦細。辨證為肝胃不和、胃失和降。治以調和肝胃、降逆消痞。方用半夏瀉心湯加減。

處方：半夏 10g，乾薑 9g，黃連 6g，黃芩 15g，黨參 15g，大棗 5 枚，茯苓 15g，白朮 15g，砂仁 6g（後下），鬱金 15g，木香 9g，生薑 3 片，炙甘草 5g。3 劑，日 1 劑，水煎服。

二診：3 劑後胃脘部脹滿減輕，嘔吐消失，以上方加炒麥芽 30g，繼服 12 劑獲癒，後隨訪半年未復發。

3. 逆流性食道炎

逆流性食道炎是指存在於胃的內容物，逆流入食道從而引起食道黏膜糜爛、潰瘍等炎症病變。臨床主要表現為泛酸、燒心、噯氣、嚥下困難。高鼓峰在《醫家心法・吞酸》中指出：「蓋寒則陽氣不舒，氣不舒則鬱而為熱，熱則酸矣。」本病常因外邪犯胃、飲食不節或情志不暢，致中焦氣機失常，氣逆犯胃，胃失和降，使清氣無所歸而不升，濁氣無所納而不降，邪氣留戀，寒熱互結，而出現噯氣吞酸、泛酸、灼熱等症。故治療以和胃降逆、平調寒熱為本。半夏瀉心湯隨症加減，可使寒散熱清，胃氣安和，通降功能正常，諸症悉平。

本病屬中醫學「噎膈」、「胸痺」、「泛酸」等範疇。現代藥理研究顯示半夏瀉心湯能促進胃腸蠕動，防止逆流，保護胃黏膜，增強機體免疫力，提高機體耐缺氧能力。

第三章　臨床各論

醫案精選

◎案

彭某，女，38歲。1992年10月19日初診。心窩部脹痛和燒灼感多年，至1991年春加重，每於進食時和食後發作，且向頸項部及背部放射。易泛酸，溫溫欲吐，常覺吞嚥困難伴胸骨後不適，胸膺部似有阻塞感。患者害怕為惡病質，遂到某醫院做X光銀劑檢查，確診為逆流性食道炎。此前西醫曾以西咪替丁、猴菇菌片等治療，療效不著；中醫多診斷為心氣痛、胃氣痛，用藥多行氣止痛，芳香走竄，效亦平平。症見：臉瘦色黃，眼圈微黑，唇暗，舌質淡，苔膩而薄黃，脈濡緩。胸窩部壓痛（＋）、反跳痛（－），胸骨壓痛（－）。自訴心下痞滿，泛惡，臥床後時有苦水流入口腔，小便黃、大便乾結。綜參上述脈證，辨證為寒熱中阻、溼熱困脾。治以和胃降逆、消痞開結。方以半夏瀉心湯治療。

處方：法半夏、黃連、黃芩、乾薑、柿蒂、黨參各10g，茯苓、薏仁各12g，檀香、砂仁、熟大黃各6g，甘草3g。5劑，日1劑，水煎服。

二診：心窩部疼痛銳減，噯氣和泛酸減少，進食較自然，阻塞感消失，大便已通，小便轉清。上方去大黃，加陳皮10g，增強行氣和中之功，7劑。

三診：諸痛消失，進食和吞嚥正常，即以香砂六君子湯加石斛、白芍、雞內金調治善後而畢全功。

按：本案的病因病機是寒、熱、溼交阻為患。因寒熱互結，致胃氣不和，心下痞滿，溫溫欲吐；因溼熱困脾，致水溼上泛，噯氣泛酸，舌苔黃膩，小便黃，大便乾結，故治療以半夏瀉心湯辛開苦降、平調寒熱，並佐利水袪溼藥而收功。方中黃連、黃芩苦降泄熱；半夏、乾薑辛開散痞；黨

參、茯苓、薏仁、甘草健脾利濕行水，使脾得健運。恢復其生生化化之功能；柿蒂、檀香、砂仁行氣降逆止痛；大黃清熱瀉火通便，使邪熱外出。諸藥合用，寒熱調和，水濕外達，脾胃運化正常，氣機升降平衡，心下痞硬脹痛諸症便自然消失。

◎案

男，23歲。2006年5月20日初診。自訴上腹部脹痛近10年，自高中開始胃痛至今，一直未正規治療，因近期疼痛加重，發作頻繁，空腹為甚，故來就診。2005年10月7日曾於某醫院做胃鏡檢查顯示：慢性淺表性胃炎，十二指腸球部潰瘍，逆流性食道炎，食道裂孔疝。症見：胃中泛酸，時噁心，咽喉紅腫，舌紅，苔黃微膩，脈細弦，睡眠尚可，便溏。方用半夏瀉心湯加減。

處方：薑半夏12g，黃連3g，黃芩6g，茯苓12g，黨參12g，肉桂6g，炙甘草5g，乾薑6g，大棗6g。7劑，日1劑，水煎服。

二診：2006年6月3日，症狀明顯好轉，疼痛減輕，原方繼服14劑並囑其注意飲食宜忌。

按：《傷寒論》載：「滿而不痛者，此為痞，柴胡不中與之，宜半夏瀉心湯。」《金匱要略》又載：「嘔而腸鳴，心下痞者，半夏瀉心湯主之。」故而心下痞即胃脘部的嘈雜不適感為本方運用的重要指徵，慢性胃炎患者多見此症。黃煌教授將典型的半夏瀉心湯證概括為：上嘔、中痞、下腸鳴。患者常見上腹部滿悶不適，有輕度脹痛，但按之無抵抗感，可伴有噁心、嘔吐、腹瀉或煩熱感，多夢失眠等症狀。黃煌教授認為半夏瀉心湯證多為炎症性胃腸功能紊亂。這些炎症可以是外來的細菌感染，如Hp，也可以是飲食及辛辣食物等刺激造成的黏膜損傷。其特點為中虛熱痞，寒熱互

結，使用半夏瀉心湯能和胃降逆，開結除痞。

◎案

董某，女，63歲。2010年12月22日初診。主訴：泛酸20餘天。患者飲食不慎後出現泛酸，胸骨後燒灼感，胃中嘈雜不適，下午以及夜間甚，偶有胃脘隱痛，噁心欲吐，口乾，咽部黏膩不爽，納可，眠可，二便調。舌淡苔白厚，脈弦。胃鏡示：逆流性食道炎。治以清熱瀉火養陰、理氣和胃降逆。方用半夏瀉心湯加減。

處方：太子參30g，半夏9g，黃連9g，黃芩9g，吳茱萸3g，蒲公英30g，丹蔘20g，知母20g，黃柏9g，梔子9g，佛手12g，雞內金12g。7劑，日1劑，水煎服。

二診：服藥7劑後泛酸有所減輕，餘症皆有好轉。前方加煅瓦楞子30g，繼服7劑後症狀消失。

按：逆流性食道炎可歸屬中醫學「泛酸」、「嘈雜」、「胃痛」等範疇，病位在食道，《難經集注》稱食道為「胃之系」，故本病的發生與脾胃功能失調密切相關。本案患者脾胃素虛，又過食肥甘辛辣香燥之品，導致胃腸積熱，日久傷陰，脾胃升降失常，胃氣上逆發為本病。本方以半夏瀉心湯為基礎，易人參為太子參並加知母、黃柏、梔子加強養陰清熱之功，配用左金丸、蒲公英制酸止痛，佛手、雞內金、丹蔘理氣通絡和胃。全方標本兼治，使脾胃條達，諸症自癒。

小結：消化系統疾病中的慢性胃炎、潰瘍病、非潰瘍性消化不良等，具有病史長、病情纏綿難癒、反覆發作的特點，多由長期飲食不節，飢飽無度，損及脾胃，或憂思惱怒，情志憂鬱，肝氣鬱結，橫逆乘土，或由脾土虛弱諸因致中氣虛憊，腐熟運化不及，腑降無由，臟升失序，於是水反

中篇　臨證新論

為淫，穀反成滯；一旦淫鬱、食積內生，則氣機壅塞，血運受阻，鬱熱蘊伏將接踵而至。據此組方選藥務必治標顧本，虛實兼理，寒溫並用，升降相協，始終以益氣健脾、和胃降逆、行瘀泄熱為原則。因此近年來許多學者使用半夏瀉心湯來研究和治療消化系統疾病，而臨床驗證具有促進消化，解痙止痛，調節胃液分泌及胃液酸度，降低胃酶活力，增強胃腸蠕動和收縮，迅速消除黏膜充血、水腫、糜爛、潰瘍，加強病損組織修復，促進上皮細胞增生等多方面作用，亦對 Hp 具有明顯的抑滅作用。本方通降胃腑，導滯下行，使胃腸寬舒，氣機下達，降下和順。現代藥理研究證實：本方有利於消除胃動力障礙，促進排空，不僅可迅速緩解脘痛、腹脹、噯氣、呃逆、嘔惡、飢嘈、便滯等臨床表現，且有助於改善胃炎出現的黏膜充血、水腫、出血、滲出和膽汁逆流等病理狀態，進而加速組織修復。同時還可避免因胃瀦留造成的胃泌素分泌增加，從而達到防治潰瘍病的效應。

4. 功能性消化不良

功能性消化不良（FD）是臨床上一種常見的胃腸功能異常性疾病，常表現為反覆發作性或持續性上腹部疼痛、餐後上腹飽脹不適和早飽感的複雜症候群，可伴或不伴腹脹、噯氣、食慾減退、噁心、嘔吐等症狀，透過各種檢查方式排除器質性病變。同時，功能性消化不良與社會精神心理因素密切相關，隨著社會的飛速發展和進步，人們的生活壓力不斷增加，致使功能性消化不良的發病率逐年上升趨勢。近年來，中醫藥治療 FD 的療效逐漸被認可。

本病屬於中醫學「胃脘痛」、「嘈雜」、「痞滿」等範疇，《黃帝內經》首先提出該病，《素問・異法方宜論》曰「臟寒生滿痛」，認為痞滿的發生與

飲食不當，臟腑氣機不利有關；《傷寒論・辨太陽病脈證并治》中明確了痞的基本概念「但滿而不痛者，此為痞」。FD 的基本病機為中焦氣機阻滯，升降失常；病位在脾胃，與肝膽關係密切；主要病因是由於外邪入裡，飲食失調，情志不遂，勞逸過度，或脾胃虛弱等所致脾胃功能失常，氣機升降不利、中焦運化失司。其病性有虛實之分，病程日久者，一般多見虛實夾雜，寒熱並見。《丹溪心法》云「飲食痰積，不能施化為痞者；有濕熱太甚為痞者」，指出了其病因多樣，導致病機不同而致病。《類證治裁・痞滿》：「傷寒之痞，從外之內，故宜苦泄；雜病之痞，從內之外，故宜辛散……痞雖虛邪，然表氣入裡，熱鬱於心胸之分，必用苦寒為泄，辛甘為散。」故治療上應採用辛開苦降、補瀉並用之大法。

　　張仲景的《傷寒雜病論》中，半夏瀉心湯是辛開苦降法的代表方，是歷代公認的治療脾胃病的有效方劑之一；半夏瀉心湯主要由辛開之半夏、乾薑，苦降之黃芩、黃連，甘調之黨參、炙甘草、大棗，三組藥物組成。半夏散結除痞，和胃降逆止嘔，乾薑溫中散寒，助半夏散機體之寒邪，兩藥合用，辛溫開結以散其寒；黃芩、黃連泄熱開痞散結，苦寒降泄以清其熱；兩組相和以達辛開苦降，調暢氣機之功；人蔘、大棗，一者補益中氣，以助脾升胃降，散結消痞；二者顧護本虛，使正盛邪去；炙甘草益氣補脾，調和諸藥；三藥相和，甘溫調補以和脾胃，補中氣，有助於氣機正常升降。諸藥共奏寒熱平調，消痞散結之功。在臨床治療中，獲得較好療效。

醫案精選

◎案

　　李某，男，49 歲。因與家人生氣後出現心下痞滿不舒 5 年，伴泛酸、燒心、呃逆，噯氣頻頻，始用西藥嗎丁啉、莫沙必利等促胃動力藥物以及

奧美拉唑、埃索美拉唑治療，效果均不明顯，病情時好時壞，遷延至 5 年有餘，其間曾多次系統檢查，胃鏡、結腸鏡、CT 及相關實驗室檢查均未見異常，亦曾服用中藥湯劑及中成藥，效果亦欠佳，仔細觀其藥方不外疏肝和胃之劑，故詳查其症，發現該患者隨上腹脹滿，伴有燒心，但胃脘喜暖，諸症常於受寒或進食寒涼之後發作或加重，仔細斟酌此證當屬胃痞，病症日久，脾胃既虛，寒熱錯雜，遂投之以半夏瀉心湯加味，辛開苦降，調整氣機。

處方：法半夏 9g，黃芩 10g，乾薑 5g，黃連 3g，黨參 10g，炙甘草 6g，木香 10g，烏藥 10g，枳殼 10g，厚朴 15g，生麥芽 30g，炒神曲 20g。

按：該患者以上腹脹滿 5 年為主要臨床表現，胃鏡、結腸鏡、CT 及相關實驗室檢查均未見異常，符合功能性消化不良診斷標準。功能性消化不良以上腹飽脹為主要臨床表現，屬於中醫學「胃痞」等範疇。《金匱要略》半夏瀉心湯治療痞滿效果良好，對於病程日久，反覆發作，雖經服用多種中西藥物沒有明顯作用的難治性消化不良的頑固病症，辨證屬於脾胃虛弱、寒熱錯雜者，亦能獲得滿意效果。藥理實驗發現，辛味藥行氣作用主要表現在對消化道功能的雙向調節方面。如枳實、枳殼、木香、烏藥等，含有精油成分，既能抑制胃腸道運動，又能興奮胃腸道運動。枳實、橘皮、佛手、厚朴、木香、香附、烏藥、沉香等，所含精油的化學成分不一，但其行氣化滯的作用則相同。另有研究顯示半夏瀉心湯可能透過提高患者血漿 MTL 水平而促進胃的運動增強。《金匱要略》指出「嘔而腸鳴，心下痞者，半夏瀉心湯主之」。半夏瀉心湯原治小柴胡湯證誤用下劑，損傷中陽，外邪趁機而入，寒熱互結，形成心下痞。半夏瀉心湯即小柴胡湯去柴胡、生薑，加黃連、乾薑，始見於《傷寒論》小柴胡湯誤下成痞者，《金匱要略》用治「嘔而腸鳴，心下痞者」。後世師其法，凡脾胃虛弱，寒

熱錯雜，升降失調所致腸胃不和，脘腹脹痛，嘔吐泄瀉均可用之。本案方中用半夏瀉心湯寒熱並用，辛開苦降，木香、烏藥、枳殼、厚朴理氣和胃，生麥芽、炒神曲消食和胃，諸藥合用共奏調暢氣機、消除痞滿之功。

5. 急性胃腸炎

腸炎是細菌、病毒、真菌和寄生蟲等引起的小腸炎和結腸炎。臨床主要表現為腹痛、腹瀉、稀水便或黏液膿血便等症狀。

本病屬中醫學「嘔吐」、「腹痛」、「泄瀉」、「霍亂」等範疇，多因外邪犯胃或飲食不節致脾胃功能失常，脾主升清，胃主降濁，脾胃運化失常，氣機不暢，鬱久生熱，寒熱膠滯使邪內蘊，以致陰陽乖張，清濁混淆，升降失常。清氣當升而不升、濁氣當降而不降，遂致本病。予半夏瀉心湯加味平調寒熱、調暢氣機、升清降濁，則嘔利自癒。

醫案精選

◎案

劉某，男，46 歲。1982 年 7 月 6 日初診。因夏日多食生冷，致脘腹脹滿，發熱，嘔吐、吐後稍舒，腸鳴腹痛，瀉水樣便日 4～5 次，納減，小便赤，舌苔黃膩，脈弦數。西醫診斷為急性腸胃炎。中醫診斷為霍亂。辨證為飲食不節、脾胃受傷、寒溼內侵、鬱而發熱、溼熱蘊於中焦。治以清熱利溼、健脾和胃。方用半夏瀉心湯治療，黃連加至 6g。2 劑後，病大癒。繼進 2 劑，以固療效。

按：本案病症乃飲食不節、腸胃受傷致胃失和降，腸胃傳導失職而發為上吐下瀉。今用黃芩、黃連清熱燥溼，半夏和胃止嘔，乾薑溫中祛寒，人參、甘草、大棗益氣昇陽，藥中病所，故 2 劑痊癒。

6. 潰瘍性結腸炎

潰瘍性結腸炎是一種慢性非特異性直腸和結腸炎性疾病，在臨床發病率呈明顯增長趨勢，以腹痛、腹瀉、黏液膿血便、裏急後重為主要臨床表現。

本病屬於中醫學「痢疾」、「泄瀉」等範疇，與飲食不節、過度飲酒、過食肥甘厚味、飲食偏嗜等因素相關，病程長，且遷延難癒，臨床表現為虛實夾雜、寒熱交錯之證。

醫案精選

◎案

賈某，女，43歲。1991年6月初診。患者因2年前食用不潔食物，突然發生腹瀉，腹痛，大便膿血，裏急後重，噁心欲吐，曾到某門診就診，化驗大便常規：紅血球、白血球滿視野。診斷為急性細菌性痢疾。經肌內注射慶大黴素，口服普魯苯辛、黃連素等好轉。以後經常左下腹疼痛，肛門下墜，大便日2次，黏液便，經做纖維結腸鏡診斷為慢性潰瘍性結腸炎而來就診。症見：慢性病容，形體消瘦，左下腹疼痛，喜暖，腸鳴，腹瀉日2次，呈黎明瀉，瀉後痛減，脈沉細，苔薄黃。辨證為寒熱蘊結下焦。治以寒熱並用、緩急止痛。方用半夏瀉心湯加減。

處方：半夏12g，黃連10g，黃芩9g，乾薑6g，黨參15g，草荳蔻9g，白芍15g，甘草9g，木香9g，砂仁6g，小茴香9g，烏藥6g。5劑，日1劑，水煎服。

二診：服上藥5劑後腹痛明顯減輕，腹瀉減少每日1次，仍有黏液，脈沉細，舌淡紅，上方去小茴香加茯苓15g、蒼朮9g。

三診：服上藥 7 劑後，腹瀉止，上方又服用 10 劑而癒，2 年未復發。

7. 慢性膽囊炎

慢性膽囊炎的主要臨床症狀為上腹部疼痛，同時有部分患者伴有噁心、嘔吐、噯氣、泛酸、厭油膩等，本病主要責之肝膽，肝膽疏泄失職，木不疏土，致脾胃運化腐熟功能受阻，濁邪壅塞，氣機升降失常，則可見以上諸症。

醫案精選

◎案

男，34 歲。2005 年 10 月 8 日初診。患者自訴飲酒後，出現脘腹脹痛，納食不佳，右脅部疼痛，口苦，四肢睏倦，舌質紅，苔白膩微黃，脈弦數，經超音波檢查示為慢性膽囊炎。辨證為肝膽蘊熱、橫逆犯胃。方用半夏瀉心湯加減。

處方：半夏 12g，黨參 10g，黃芩 8g，黃連 8g，乾薑 9g，大棗 5 枚，黃耆 15g，川楝子 10g，蒲公英 15g，甘草 6g。5 劑，日 1 劑，水煎服。

二診：服上藥 5 劑後，上述症狀明顯好轉，繼服 3 劑而癒。

按：本案病機關鍵是膽失疏泄，胃失通降，導致大腸傳導失司。因脾胃是人體氣機升降出入之樞紐，故以半夏瀉心湯調和胃腸，使腹脹、脅痛、便結等症隨之消除。

◎案

張某，女，28 歲。患者 2 年前因右上腹疼痛伴黃疸、發熱就診於當地醫院，經超音波、膽囊造影等檢查確診為膽囊炎，經治療症狀緩解後出

院。但 2 年來右上腹疼痛常反覆發作。2 年前患者因不慎進食過多油膩食物後出現右上腹疼痛，經西醫消炎止痛等藥物治療後症狀緩解，但右上腹仍脹痛不適，噁心，納呆，口乾，倦怠，大便乾。體格檢查：墨菲徵（+），舌質淡，苔薄黃膩，脈弦細數。辨證為邪熱內陷、脾胃不和。治以和胃降逆消痞。方用半夏瀉心湯加減。

處方：半夏 12g，黃連 6g，黃芩 12g，生薑 6g，黨參 15g，大棗 5 枚，厚朴 12g，枳實 15g，茵陳 30g，延胡索 12g，柴胡 10g，雞內金 15g，炙甘草 5g。並囑其慎飲食。共服 14 劑後症狀消失，後隨訪半年未復發。

按：慢性膽囊炎，常見的臨床表現有右上腹隱痛，有噁心、噯氣、泛酸、腹脹等消化道症狀，並可有放射痛。中醫認為膽的升清降濁與脾胃的升降密切相關，膽氣的疏泄宣發有利於脾胃的升清降濁，脾胃升降納化正常，膽腑才能疏泄有度。以半夏瀉心湯為基本方，配伍利膽消食、行氣止痛藥如茵陳、延胡索、柴胡、雞內金等治療，常獲得較好效果。

8. 慢性淺表性胃炎

慢性淺表性胃炎（CSG）是由多種致病因素引起的胃黏膜的慢性炎症性病，臨床以腹部疼痛、脹滿、食慾不振、噁心、嘔吐等為主要表現，具有病程長、易反覆等特點。

本病屬中醫學「胃脘痛」、「痞滿」等範疇。現代中醫多認為本病發生主要與飲食、情志因素、感受邪氣、稟賦不足等有關。飲食不潔（節）是導致本病的主要原因，溼邪、熱邪隨口入，侵犯脾胃，運化失職，納降受礙，氣機不暢，胃失和降致痞滿、疼痛、嘔吐等症。脾胃稟賦不足，或長期飲食不節，或年老體衰，脾胃虛弱，運化失司，無以運轉氣機、水溼，致氣滯、溼阻、血瘀，胃失和降，故作痞滿、疼痛。本病位在胃，與肝、

脾兩臟關係密切。《素問‧陰陽應象大論》云：「其在天為溼，在地為土，在體為肉，在臟為脾。」《素問‧病能論》云：「人病胃脘痛者……則熱聚於胃口而不行，故胃脘為癰也。」《蘭室祕藏》云：「亦有膏粱之人，溼熱鬱於內而成脹滿者。」葉天士曰：「外邪入裡，裡溼為合，在陽旺之軀，胃溼恆多；在陰盛之體，脾溼亦不少，然其化熱則一。」並指出溼熱侵犯人體的病變重心在中焦脾胃，如「溼傷脾胃」、「溼鬱脾胃之陽」等。可見溼邪、熱邪與脾、胃密切相關。CSG 脾胃溼熱證是一個常見證型，在消化系統中占有重要的地位，有研究顯示占 CSG 臨床常見證型的 55%，當然可能不同地域其所占比例不同。

　　某些地區氣候多溼、多熱，居民喜食辛辣之品，且隨著生活水準的提高，菸、酒、飲料的消費量不斷增加，因此易內生水溼，氣候、地理及飲食的因素導致了本地區脾胃溼熱證居多。在治療上《素問‧至真要大論》指出「溼淫所勝，平以苦熱，佐以酸辛，以苦燥之，以淡泄之」。對胃脘痛的治療，朱丹溪也云「若中焦溼熱久而痛，乃熱勢甚盛，亦黃連用薑汁炒」。溫病名家薛生白則指出「分解溼熱，不使相合」為原則。可見對於脾胃溼熱證清熱、化溼、理氣為本病的基本治法。連朴飲具有清熱化溼，理氣和中，出自王士雄《霍亂論》，本為溼熱蘊脾之霍亂，上吐下瀉而設，原方重用蘆根，取其味甘性寒，生津、清熱、止嘔除煩。現代醫家多司其法，從溼熱並重，鬱阻中焦這一基本病機出發，將該方加減廣泛應用於多種雜病。半夏瀉心湯具有辛開苦降、和胃消痞之功效，為《傷寒論》用治傷寒誤下寒熱錯雜之痞證名方，其症「心下痞，但滿而不痛，或嘔吐，腸鳴下利，舌苔膩而微黃」，與 CSG 極其相似。

中篇　臨證新論

醫案精選

◎案

男，32歲。2005年9月15日初診。患者於1年前因飲食失節而致胃痛，屢經中西藥治療，病情反覆難癒。近月又復發頻劇，遂做胃鏡檢查，診斷為淺表性胃炎（胃體）。症見：胃脹痛，飢餓尤甚，時伴針灸樣疼痛，且口苦口乾欲飲水，納差，腸鳴，大便時乾時稀，睏乏無力。舌苔黃膩，脈濡。詢病史患者素食熱食，厭涼物。辨證為脾胃虛弱、溼熱蘊阻、寒熱錯雜。治以益氣補中、清化溼熱，佐以活血化瘀、甘溫益中之品。方用半夏瀉心湯加減。

處方：半夏10g，黃芩10g，黃連10g，梔子10g，丹參10g，焦神曲、焦麥芽、焦山楂各10g，炙甘草10g，乾薑15g，大棗5枚。10劑，日1劑，水煎服。

二診：服上藥10劑後，胃脘痛已除，口苦、口乾、腸鳴減輕，唯胃稍脹，納物不香。上方去黃連、梔子，加枳殼、木香各10g，繼服10劑而癒。

按：本病因飲食不節，嗜食肥甘，飢飽勞役，寒熱不適終致脾胃虛弱，運化失司，內溼由生，鬱久化熱而成溼熱中阻，升降失權；或兼中陽不足，寒熱錯雜等證，故用此方調其寒熱，復其陰陽。

◎案

劉某，女，50歲。1974年3月初診。患者於1年前因受風寒侵襲，出現脘腹疼痛，噯氣泛酸，當地診所給服用顛茄片、普魯苯辛、胃舒平等藥物後，時發時止，經某醫院做胃鏡檢查，確診為慢性淺表性胃炎，轉入

150

醫院中醫科治療。症見：形體消瘦，大便溏薄，脘腹疼痛，遇寒則甚，少腹冷痛，胸悶嘔惡，食後更甚，伴有噯氣泛酸，脈沉而遲，舌苔黃。辨證為寒熱交阻中州，兼痰食停蓄。治以和胃降逆、寒熱並用，兼以化痰祛溼。方用半夏瀉心湯加減。

處方：半夏 12g，黨參 15g，黃芩 9g，陳皮 9g，乾薑 3g，厚朴 12g，草荳蔻 9g，蓽茇 9g，煅瓦楞子 12g，甘草 3g，茯苓 15g。7 劑，日 1 劑，水煎服。

二診：服用上方 7 劑後，脘腹疼痛、脹滿完全消失，仍有納呆食少，上方加炒麥芽 30g、玫瑰花 9g，連服 15 劑而癒，至今未復發。

按：半夏瀉心湯是漢代張仲景為少陽病誤治形成以痞、滿、利、嘔為特徵的痞證而設，如《傷寒論》第 149 條：「傷寒五六日，嘔而發熱者，柴胡湯證具，而以他藥下之……但滿而不痛者，此為痞，柴胡不中與之，宜半夏瀉心湯。」張文燦教授根據這一理論，並把它引申到整個消化系統，只要出現嘔、滿、利、痛，且由寒熱交錯病機引起的，就可以應用半夏瀉心湯，臨床效果明顯。在寒熱錯雜的診斷上，張文燦教授注重二點：一是遇寒加重，或冷痛；二是舌苔黃膩，這樣在客觀上容易掌握，也是必備的條件。在隨症加減上要靈活辨證，不能死板硬套，師古法而不泥於古方。上案有腹痛，而半夏瀉心湯證為「但滿而不痛」的痞證，實踐證明有腹痛仍可用半夏瀉心湯，並可加用草荳蔻、蓽茇、小茴香、烏藥、香附等溫中散寒理氣止痛的藥物，也可佐黃連之苦寒。

◎案

高某，女，48 歲。胃鏡檢查示：慢性淺表性糜爛性胃炎。患者反覆胃痛 10 餘年，就診時訴胃脘部灼熱感，伴有胃脹，泛酸，噯氣，納可，大

便日行1～2次，不成形，苔薄白，脈緩。辨證為寒熱錯雜、胃失和降。治以辛開苦降、調理氣機。方用半夏瀉心湯加減。

處方：法半夏10g，乾薑10g，黃芩10g，黃連10g，枳實25g，吳茱萸6g，海螵蛸15g，延胡索15g，當歸10g，川芎10g，鬱金10g，炒川楝子10g，薑黃10g。7劑，日1劑，水煎服。

服上藥7劑後胃痛消失，胃脹明顯減輕，大便成形。

按：本案病機屬寒熱錯雜於中焦，胃失和降，治以辛開苦降之法。寒熱錯雜於中焦，氣機升降失調，塞而不通，不通則痛，則見胃痛、胃脹、噯氣等；患者慢性胃炎10餘年，病程較長，脾胃受損，土虛木乘，肝胃不和，則見胃脘灼熱感、泛酸；脾主運化水穀精微，布散精氣，脾胃受損，水穀精微敷布失常，水液代謝障礙，則見大便不成形。本方去人參、甘草、大棗，改用當歸、川芎，是防溫補藥滋膩易生溼戀邪，而當歸、川芎為血中之氣藥，調和氣血陰陽，補而不滯；重用枳實加強開痞散結之力；吳茱萸、黃連相配有左金丸之意，更用海螵蛸加強制酸止痛之功；鬱金、炒川楝子、薑黃疏肝行氣解鬱，調和肝脾，理氣和胃。

◎案

任某，女，52歲。2013年5月初診。主訴：上腹部脹滿不適半年餘。現病史：患者於5個月前因飢餓後食涼物後感覺脘腹脹滿，痞塞不適，伴有打嗝，泛酸，食慾減退。遂去當地醫院門診求治。間斷口服嗎丁啉治療無效。發病半年來上述症狀反覆發作，始終未能好轉。症見：胃脘脹痛，伴呃逆，噯氣，泛酸，食慾減退。大便日1行，小便尚可。查體可見胃脘部壓之不適，舌質紅，苔薄白，脈沉弦細。胃鏡檢查示：慢性淺表性胃炎。中醫診斷為胃痛。辨證為中焦不樞，寒熱錯雜互結於胸中，而致胃脘

滿悶不舒,胃失和降。治以寒熱平調、辛開苦降、和胃降逆。方用半夏瀉心湯加減。

處方:半夏15g,黃芩10g,黃連10g,乾薑15g,黨參20g,竹茹15g,砂仁15g,薏仁30g,茯苓15g,炒白朮15g,陳皮20g,枳殼15g,川芎15g,薑黃15g,甘草15g。7劑,日1劑,水煎服。

二診:服上方7劑後,胃脘脹滿症狀明顯好轉,噯氣減少,泛酸症狀也明顯改善,效不更方,給予原方繼續服用1個月。隨診,上述症狀均消失,食慾恢復,3個月後隨訪,再未復發,患者痊癒。

按:本證運用半夏瀉心湯原方中乾薑、半夏,黃芩、黃連兩組藥對相配,一組以祛寒,一組以清熱,達到寒熱平調之功效,方中用黨參替換人參,因黨參性味甘平,意在補中益氣,調和脾胃,健運中氣。方中佐以砂仁、薏仁、茯苓、陳皮、竹茹等藥,意在健脾利溼,降逆止嘔,又加入枳殼、厚朴、川芎意在理氣寬胸,使除中焦之脹滿效加倍,加入甘草調和諸藥。縱觀此方,寒熱並用,攻補兼施,辛開苦降,故使脹滿得除,氣機得復,痞滿症狀得以消除,嘔利則癒。

脾胃疾病,致病因素多以飲食所傷,情志不舒或表邪入裡,復感外邪,而致使脾胃功能虛弱,導致脾胃升降失和,氣機失調而致病。在治療脾胃病的臨床工作中,半夏瀉心湯有著不可替代的地位。張仲景運用半夏瀉心湯治療心下但滿而不痛,中焦樞機不利,氣機壅滯者。故治療病症為氣機壅滯,除外痰飲、食積、水溼、瘀血之類有形之邪致病的脹滿,並且疼痛症狀不明顯者,均可應用本方。在與現代醫學相結合的今天,本方可廣泛應用於急慢性胃炎,慢性結腸炎,消化性潰瘍,消化不良,胃腸功能紊亂,胃神經官能症,胃食道逆流,慢性肝炎,痢疾,口腔潰瘍等多種病

中篇　臨證新論

症。凡見心下痞滿，但滿而不痛，時時嘔逆，大便溏，腸鳴不適，舌苔薄白或淡黃，脈沉弦者，皆可用本方為基本方，加減治之。

◎案

姜某，女，50歲。胃脘灼熱，口臭口苦，泛酸，無呃逆，曾行胃鏡檢查示慢性淺表性胃炎，煩躁易怒，睡眠淺，夢多，食納尚可，大便正常。舌質紫暗，有瘀斑，苔稍黃膩，脈沉微滑。辨證為寒熱錯雜、氣滯血瘀。治以寒熱平調、理氣化痰，佐以安神。方用半夏瀉心湯合半夏厚朴湯加減。

處方：半夏12g，黃芩10g，黃連6g，甘草6g，生薑3片，厚朴15g，茯苓20g，川芎10g，夏枯草10g，蒲公英20g，石菖蒲12g，遠志10g。7劑，日1劑，水煎分3次溫服。

二診：服完上藥後，自訴已無胃脘灼熱，口臭口苦明顯好轉，睡眠可，仍泛酸，情緒仍欠佳，食納尚可，大便正常。舌質紫暗，有瘀斑，苔稍黃膩，脈滑。效不更方，並增加活血化瘀功效。

處方：半夏12g，黃芩10g，黃連6g，甘草6g，生薑3片，厚朴15g，茯苓20g，川芎10g，夏枯草10g，石菖蒲12g，遠志10g，枳實10g，澤瀉12g，丹參15g。7劑，日1劑，水煎分3次溫服。

其後隨訪，未再復發。

◎案

林某，男，41歲。2003年1月13日初診。胃脘脹痛不適1年餘，以午夜為甚，乏力，口微苦、腸鳴、小腹畏寒。查胃鏡示：十二指腸球炎、淺表性胃炎（糜爛性），病理為中度異型增生、腸化。察舌淡紅，苔根

膩，脈緩。西醫診斷為十二指腸球炎、淺表糜爛性胃炎。中醫診斷為胃脘痛。辨證為脾虛氣滯。治以健脾和胃止痛。方用胡氏養胃湯加減。

處方：黨參15g，黃連6g，敗醬草15g，薑半夏、厚朴各10g，海螵蛸15g，乾薑4g，炒白朮10g，白芍12g，陳皮9g，八月札10g，生薏仁30g，芙蓉葉10g，茯苓15g，甘草6g。7劑，日1劑，水煎服。

二診：1月20日，自訴服上藥後脘痛、腸鳴症除，微口苦，脘脹，乏力仍存，舌淡紅，苔根微膩，脈緩，以原方加綠萼梅10g。7劑。

三診：1月27日，自訴近幾天工作繁忙，熬夜後覺胃脘部不適，以午夜明顯，乏力，舌脈如前，以原方加仙鶴草30g，易敗醬草為莪朮10g。共7劑。

按：患者為獨資企業負責人，飲食常無節制，加之工作繁忙，心理壓力較大，日久損傷脾胃，導致升降失常、運化失司。胡斌教授在治療時選用辛開苦降之法，《素問·陰陽應象大論》：「辛甘發散為陽，酸苦湧泄為陰。」苦辛配伍之意即以苦能降能泄而和陽，辛能通能開而和陰。兩者合用，陰陽相和，流通氣機，而恢復中焦升降之功能。結合胃鏡結果加用芙蓉葉，根據病理加用敗醬草、莪朮；仙鶴草又名「脫力草」，具有益氣健脾之效，對於因勞累而發病者常用。厚朴與海螵蛸是胡斌教授用於抑制胃酸的經驗對藥。胡斌教授治療脾胃病臨床上既注重辨證，亦關注病理，二者結合用藥，並同時強調飲食、情志調理，收益甚佳。「胡氏養胃湯」（曾用名：健脾和胃湯）是胡斌教授用於治療各型胃、十二指腸球部炎症或潰瘍、胃神經官能症等所致的胃脘痛、痞滿症的臨床驗方。該方由黨參10g，白朮、茯苓各12g，炙甘草、薑半夏、陳皮、乾薑（高良薑）各6g，黃連5g，杭白芍15g，八月札10g組成，全方由四君子湯、半夏瀉心湯合芍藥甘草湯而成。黨參、白朮、茯苓、甘草健脾益氣；黃連清熱燥溼，與

薑半夏、乾薑合用，辛開苦降，消痞滿；陳皮、八月札理氣和胃止痛；杭白芍柔肝止痛，合甘草酸甘化陰，緩急止痛；全方共奏健脾益氣和胃止痛之效。

臨證加減：按症狀：泛酸者，加海螵蛸、吳茱萸；嘔吐者，加薑竹茹；噯氣者，加刀豆子、蓽茇；胃脘痛者，加製香附、高良薑；痛引脅肋者，加延胡索、娑羅子、佛手；痛引肩背者，加枳實、薤白、白僵蠶；胃中灼熱者，加蒲公英、百合、石斛。據辨證：中氣不足者，加黃耆、升麻、枳殼；久痛入絡者，加失笑散；傷食積滯者，加砂仁、厚朴、雞內金；便祕者，加火麻仁、瓜蔞、大黃；苔膩者，加白荳蔻、佩蘭、草果、藿香。按病理：糜爛性胃炎者，加芙蓉葉、蒲公英；萎縮性胃炎者，加麥冬、枸杞子、無花果、丹參、赤芍；腸化生及異型增生者，加紫花地丁、敗醬草、三葉青、貓爪草、白花蛇舌草、生薏仁。

9. 慢性萎縮性胃炎

慢性萎縮性胃炎（CAG）近年來發病率呈逐年上升趨勢，其主要病理變化是胃腺體萎縮、胃黏膜萎縮變薄、胃酸及胃蛋白酶的分泌水平、胃壁的張力及蠕動能力減弱，繼發胃黏膜不典型增生和腸上皮化生。臨床主要表現為胃脘部脹痛、飽脹、隱痛、不適、噯氣、泛酸或因胃酸逆流引起的胸悶、心悸或食道短暫性痙攣引起的「進食阻塞感」等。

中醫學認為，CAG 應屬於「胃痞」、「嘈雜」、「胃脘痛」等範疇。與寒熱溼邪侵胃致胃脘氣機阻滯，飲食不節或喜食肥甘厚膩致胃失和降，情志不暢致肝失疏泄、脾失健運性胃失和降，素體脾虛致陰陽受損、氣滯血瘀等相關。因此，總結本病的病機為脾胃失和，氣滯血瘀，表現為本虛標實、虛實夾雜。半夏瀉心湯為當前治療寒熱錯雜型 CAG 的代表方，《傷寒論》中記載，對於寒熱錯雜型 CAG 多採用半夏瀉心湯治療，而此法也

得到了大量醫學學者的認可支持。半夏瀉心湯方中，半夏為君，有止咳降逆，散結除痞之效；乾薑、黃芩及黃連為臣，有溫中散寒，泄熱開痞之效；大棗、甘草、黨參為佐，有升補清陽，益氣健脾之效，諸藥相配，共奏平調寒熱、補氣和中，辛開苦降之功效。半夏瀉心湯可調節胃酸分泌，增強腸胃功能，保護胃黏膜，並抑制幽門螺旋桿菌的形成。

醫案精選

◎案

林某，女，52歲。2004年9月29日初診。自訴胃脘脹痛10年餘。近期胃脘脹痛，泛酸，口乾口苦，納差，大便日行2～3次，不成形，舌紅，苔薄白，脈弦緩。胃鏡提示：慢性萎縮性胃炎，Hp（+）。中醫診斷為胃脘痛。辨證為寒熱錯雜、氣機阻滯。治以辛開苦降、疏肝理氣、和胃止痛。方用半夏瀉心湯合左金丸、金鈴子散加減。

處方：法半夏10g，乾薑10g，黃連10g，黃芩10g，吳茱萸6g，海螵蛸15g，枳實25g，延胡索15g，鬱金10g，炒川楝子10g，片薑黃10g，當歸10g，川芎10g。7劑，日1劑，水煎分3次溫服。

二診：10月5日，胃脘不痛不脹，納差，二便調，無泛酸，舌紅，苔薄白，脈緩。守上方加廣木香10g、砂仁10g，繼服7劑。

三診：10月12日，胃脘輕度脹痛，納可，二便調，無泛酸，舌質紅，苔膩，脈數。治以清熱化痰、理氣活血、散結止痛。方用小陷胸湯合左金丸、金鈴子散加味。

處方：法半夏10g，全瓜蔞10g，黃連10g，枳實25g，吳茱萸5g，海螵蛸15g，炒川楝子10g，延胡索15g，鬱金10g，片薑黃10g，當歸

10g，川芎 10g，厚朴 25g。7 劑。

四診：10 月 19 日，胃脘脹痛消失，不泛酸，大便日行 1～2 次，舌紅而胖，苔薄白，脈緩。守 10 月 12 日方，加烏藥 10g。7 劑，日 1 劑，水煎服，以鞏固療效。

按：患者胃脘脹痛，口乾口苦，舌紅，泛酸，納差，大便日行 2～3 次，不成形，此為上熱下寒之象，可用辛開苦降、疏肝理氣、和胃止痛之法治療。本案方中乾薑辛熱，溫中散寒；半夏苦辛溫燥，和胃降逆；黃連、黃芩苦寒清降，寒溫並用，辛開苦降；吳茱萸、海螵蛸制酸止痛，循「久病入絡」之意；厚朴消痰下氣除滿。而後患者症狀減輕，又在此方基礎上加用行氣止痛之品，加廣木香、砂仁等。三診時，患者胃脘輕度脹痛，無泛酸，舌質紅，苔膩，脈數，證有痰熱之象，乃脾虛生溼，溼鬱化熱釀痰所致，遂改用小陷胸湯配合左金丸、金鈴子散加味以清熱化痰、理氣活血、散結止痛。四診時，患者胃脘脹痛消失，不泛酸，大便日行 1～2 次，排便不爽，脈緩，故酌加烏藥行氣止痛，調暢腸腑。繼服 1 週，諸症消失，少有復發。

10. 慢性糜爛性胃竇炎

慢性糜爛性胃炎，又稱疣狀胃炎或痘疹狀胃炎。一般僅見飯後飽脹、泛酸、噯氣、無規律性腹痛等消化不良症狀。慢性糜爛性胃炎是介乎慢性淺表性胃炎和消化性潰瘍之間的一種臨床常見的消化系統疾病，在臨床上具有很高的發病率。該病的發病部位在胃竇部時，稱為慢性糜爛性胃竇炎。

第三章　臨床各論

▋醫案精選

◎案

陳某，女，45歲。既往有糜爛性胃竇炎病史，自覺空腹時胃脘嘈雜，伴有頭暈，無明顯胃痛、泛酸、噯氣等症，納可，二便調，苔薄白，脈緩。診斷為痞證。辨證為寒熱互結、氣機失調。治以辛開苦降、調節氣機。方用半夏瀉心湯加減。

處方：法半夏10g，乾薑10g，黃芩10g，黃連10g，枳實25g，吳茱萸6g，海螵蛸15g，延胡索15g，當歸10g，川芎10g，鬱金10g，炒川楝子10g，薑黃10g。服用7劑後，胃脘嘈雜、頭暈之感明顯減輕。

按：該患者就診時，僅訴空腹時胃脘嘈雜、頭暈，無明顯胃痛、胃脹。這類「嘈雜」之感為患者自覺症狀，似痛非痛，似辣非辣，似飢非飢，莫可名狀。然萬變不離其宗，一旦寒熱互結於中焦，影響脾胃升降，脾不升清，胃不降濁，則易出現胃脘部嘈雜不適；而頭為一身之元首，清竅所在，若清陽不升，清竅被擾，則見頭暈。因此，該患者雖有頭暈之症，處方上依舊用半夏瀉心湯加減，並未用治眩暈的諸如天麻、鉤藤一類。

▋11. 上消化道潰瘍

消化性潰瘍是指胃與十二指腸慢性潰瘍，多由胃液及胃蛋白酶對胃黏膜的消化作用所致，幽門梗阻、胃出血及穿孔為其常見併發症。

慢性消化性潰瘍屬於中醫學「胃脘痛」範疇，症見：胃脘部疼痛、痞悶、厭食、噯氣、噁心、嘔吐、嘈雜、乏力、便祕或便溏、舌苔白膩或黃，舌質紅或淡紅，或邊有瘀點，脈弱、沉遲或弦滑、弦數等。該病的關

中篇　臨證新論

鍵病機為陰陽兩虛、寒熱夾雜、瘀食互結。現代藥理學研究顯示，半夏瀉心湯可直接抑制幽門螺旋桿菌。

醫案精選

◎案

男，33歲。2010年1月30日初診。主訴：胃脘隱痛伴黑便3天。現患者飢餓時胃脘隱痛不適，泛酸，無灼熱及噁心嘔吐，乏力，納少，眠可，大便2日1行，色黑，質可，小便調。舌淡紅，苔白略厚，脈沉。胃鏡示：胃潰瘍（A1期），十二指腸球炎，十二指腸憩室。治以健脾理氣、化瘀止血。方用半夏瀉心湯加減。

處方：黨參24g，半夏9g，黃連9g，炮薑5g，蒲公英30g，焦白朮15g，白及20g，三七粉3g，兒茶9g，海螵蛸30g，浙貝母12g，佛手12g，砂仁10g，炒萊菔子15g。14劑，日1劑，水煎服。

二診：服藥14劑後胃脘隱痛減輕，未見黑便，囑原方續服7劑。

三診：7劑後患者已無明顯不適，大便日2行，質可，舌淡紅、苔白，脈弦滑。原方去炒萊菔子，加山藥30g。2週後胃鏡複查，見潰瘍癒合，被再生上皮覆蓋，白苔消失，診斷為胃潰瘍（S1期）。隨訪半年病情未復發。

按：胃潰瘍好發於青壯年男性，多由於恣食肥甘厚膩，酒食不節，脾胃蘊熱或者情緒不暢，肝失疏泄，橫逆犯胃，鬱久化熱，熱傷胃絡，迫血妄行而出現胃痛、出血、黑便等症狀。本方以半夏瀉心湯為基礎，加蒲公英清熱解毒消癰，經現代藥理研究其對幽門螺旋桿菌還有一定的抑制作用。白及、三七粉、兒茶化瘀止血，促進潰瘍面癒合；海螵蛸、浙貝母制

酸止痛；佛手、砂仁、炒萊菔子理氣和胃；用黨參、焦白朮健脾益氣，扶正固本。全方祛邪而不傷正，止血而不留瘀。

半夏瀉心湯原是張仲景為「傷寒五六日，嘔而發熱者……而以他藥下之……此為痞」而設，是病邪由太陽傳入少陽誤下後損傷脾胃，以致脾胃升降失職，寒熱錯雜之邪侵於中焦，而出現心下痞滿等症。方中半夏辛溫散結除痞，又可降逆止嘔，乾薑辛熱以溫中散寒，兩種辛味藥配伍分陰而行陽，更增除痞消滿之功。黃連、黃芩苦寒，以泄熱開痞，降陽而升陰，正如《臨證指南醫案》中「治痞以苦為泄」之論。《傷寒明理論》曰：「陰陽不交曰痞，上下不通為滿，欲通上下，交陰陽，必和其中。」中即脾胃，脾不足者以甘補之，因此用人參、大棗、炙甘草甘溫益氣，補脾和中，同時又可兼制方中辛苦之品，使泄不傷正，補不滯中。綜觀全方，寒溫並用，清補兼施，則痞消脾健，陰陽得調。在具體臨床應用中，應根據患者的寒熱虛實對其進行加減化裁，例如對脾胃虛弱，年老體衰病情日久者則用黨參健脾益氣，若患者有胃虛津傷或者化熱徵象時，則應易黨參為太子參，並且對乾薑、黃連、黃芩的用量進行調整。另外，在應用時多配伍枳實、砂仁、炒萊菔子等理氣藥給邪出路，以使半夏瀉心湯發揮更好的作用，因此臨床上應根據患者症狀加適當配伍化痰、活血、祛溼、消食、理氣之品，使之廣泛應用於消化系統疾病。

◎案

王某，男，45歲。胃脘脹滿隱痛反覆發作1年餘。患者1年前出現胃脘部脹滿隱痛不適，做胃鏡檢查診斷為胃潰瘍，自服雷貝拉唑好轉，但停藥後症又現。現在自覺胃脘脹滿不適、悶脹感，時有隱痛，胃脘嘈雜。進食辛辣及冷食後諸症加重，舌邊尖紅，苔薄膩偏黃，脈沉滑。西醫診斷為慢性胃潰瘍。中醫診斷為痞證、胃痛。辨證為寒熱錯雜、氣機不暢，兼以

中篇　臨證新論

熱重於溼。治以調節氣機、辛開苦降。方用半夏瀉心湯加減。

處方：製半夏 10g，黃連 6g，乾薑 6g，黃芩 10g，黨參 12g，炙甘草 10g，大棗 5 枚。前後共 12 劑，患者無明顯症狀，叮囑飲食規律、忌生冷硬辣。

按：以上症狀屬寒熱錯雜，氣機不暢，且熱重於溼，併兼氣血不足，故用半夏瀉心湯。

12. 胃食道逆流

胃食道逆流是由於十二指腸或胃內容物逆流入食道後引起的食道黏膜炎症，導致食道下端的括約肌功能失調，引起上胃腸道動力障礙，患者表現為泛酸、胸骨後疼痛、反胃、燒心等臨床症狀。隨著人們生活節奏的加快以及飲食習慣的變化，胃食道逆流發病率明顯上升，臨床採用常規西藥治療，但效果較差，易復發，並有發展成食道癌的風險。

從中醫理論角度來看，胃食道逆流屬中醫學「嘔吐」、「氣噎」、「鬱證」等範疇，與暴飲暴食、飲食不節等有密切關係。飲食不節會對脾陽造成損傷，導致運動無力，痰濁內生。憂思惱怒會使肝氣不疏，致使脾胃升降失調。胃食道逆流位主要在食道，胃受納腐熟功能失常後會導致胃失和降，氣機失調。治療胃食道逆流應以辛開苦降，調理脾胃為主。

醫案精選

◎案

男，58 歲。慢性支氣管炎病史近 8 年。近 1 個月來，咳嗽喘息，胸部悶痛，呼吸不暢，咳痰量少，伴燒灼感，胸骨後灼熱疼痛，泛酸，噯氣，劍突下常感悶痛。胃鏡檢查有逆流性食道炎病理表現，胸部 X 光片排除肺

部或支氣管結核、腫瘤等其他器質性病變。中醫認為，脾主升，胃主降。脾胃升降失常，胃氣上逆，導致胃食道逆流，出現燒心、泛酸等症；脾失運化，痰濁內生，上干於肺，壅塞肺氣，導致咳喘。手太陰肺經之脈循行胃口，上膈，屬肺。肺氣、胃氣同主乎降，在功能上相互促進，病機上相互關聯，而胃氣上逆是本病的關鍵。故治療以半夏瀉心湯加旋覆花、白及。旋覆花能開氣結，降痰氣，利氣下行，與主方合用可改善食道下括約肌壓力，加強食道和胃排空等作用。肺胃之氣同降則症狀大減。

按：半夏瀉心湯始載於東漢著名醫家張仲景的《傷寒論》，是主治脾胃虛弱、寒熱錯雜之心下痞的代表方劑。化裁基本方中，清半夏散結除痞、和胃降逆止嘔，為君藥；黃芩、黃連清瀉裡熱以開痞；乾薑溫中散寒、降逆止嘔，與半夏配伍能鼓動胃陽，增強開痞散結之力，三藥均為臣藥；浙貝母、蒲公英清熱散結，制酸止痛；檀香行氣止痛，散寒調中；全瓜蔞利氣寬胸散結，共為佐藥；炙甘草和脾補氣，為使藥。諸藥合用，共奏疏肝解鬱、調暢胃氣、開痞散結之功。

◎案

張某，男，43歲。2012年7月29日初診。納後胃脘脹痛、晨起泛酸，燒心3個月，加重兩週。症見：大便不成形。脈弦滑，舌淡點刺，苔微黃。患者平素飲食無節，勞逸不均，常飲酒過度致脾胃受損升降失和。病久寒熱錯雜虛實兼見。中醫診斷為胃痞。辨證為寒熱錯雜。治以辛開苦降、理氣和胃。方用半夏瀉心湯加減。

處方：法半夏9g，黃連6g，黃芩9g，乾薑5g，大棗20g，炙甘草6g，黨參15g，枳殼10g，香附9g，海螵蛸30g，煅瓦楞子15g。7劑，日1劑，水煎服。

二診：諸症均減，應酬後復見胃脹，晨起燒心，大便不成形，食寒胃脹痛。察舌淡紅，苔薄黃，微膩，脈弦滑。胃鏡示：慢性淺表性胃炎伴輕度糜爛，食道逆流。C14 呼氣實驗陰性。前方加藿香 10g、茯苓 15g、厚朴 12g，繼服 7 劑。輔促動力劑、抑酸劑和黏膜保護劑。

三診：諸症好轉，食多胃脹、燒心、泛酸。大便成形，舌淡紅，苔薄黃。前方減藿香，加木蝴蝶 10g、旋覆花 10g、茜草 10g，守法治療。1 個月後複診，諸症消失，囑調情志，慎酒食。

按：《靈樞·四時氣》指出「邪在膽，逆在胃，膽液泄則口苦，胃氣逆則嘔苦，故曰嘔膽」，《諸病源候論》載「噫醋者，由上焦有停痰，脾胃有宿冷，故不能消穀，穀不消則脹滿而氣逆，所以好噫而吞酸，氣息醋臭」。該患者飲食不慎，酒食不節，工作緊張而致肝膽鬱熱，脾胃運化失常，氣機上逆，損傷胃食道黏膜。病機屬胃失和降、寒熱錯雜、虛實夾雜。治以辛開苦降、和胃降逆為法，輔以制酸止痛、疏肝理氣降濁。現代藥理顯示，半夏瀉心湯有調節免疫，保護胃黏膜，抑制幽門螺旋桿菌等作用，還有抗炎、抗黏膜損傷和促進食道黏膜再生修復功能。

13. 消化道腫瘤

腫瘤是全身性疾病，患者多為中後期，正氣大傷，邪氣較劇，加之藥毒所侵，又可見嘔吐、脘腹痞滿、舌苔厚膩等症。花寶金採用半夏瀉心湯加減治療消化道腫瘤，有效改善了患者術後生活品質。

胃癌在中醫學中屬於「食痹」、「反胃」、「噎膈」、「症瘕積聚」的範疇，其發病機制多為飲食不節、寒溫不適致脾胃虛弱，運化失調，中焦升降失司，使寒、溼、痰阻滯中焦，鬱久化熱，致痰溼內阻，痰毒熱盛，阻礙氣機而成，病機總屬本虛標實，其本虛為脾胃氣血雙虧，標實為寒熱錯雜、

痰溼凝滯、瘀毒內阻。寒熱錯雜阻滯中焦，致脾胃升降失調是其病機關鍵。而半夏瀉心湯寒熱並用，辛開苦降，補瀉兼施是主治寒熱互結之痞證的代表方，被廣泛用於治療消化系統的各種疾病。

醫案精選

◎案

方某，男，42歲。2005年5月13日初診。患者3年前於某醫院行食道癌切除術。1個月前中上腹不適或撐脹作痛，伴有噯氣、頭暈，食慾漸減，稍食則腹脹，大便正常。超音波（肝、膽、胰、脾）檢查未示異常；胃鏡檢查提示慢性胃炎；胃竇及食道黏膜活檢：炎症（＋＋），Hp（－）。服用莫沙比利、複方消化酶、奧美拉唑以及中藥治療，未明顯好轉。症見：胸膈痞悶，時撐脹疼痛，納差，食入脹甚，乏力，口乾，盜汗。舌紅，苔薄黃膩，脈沉緊。辨證為氣陰兩虛、升降失調。治以益氣滋陰化溼、調節升降。方用半夏瀉心湯加減。

處方：半夏15g，黃芩12g，黃連6g，乾薑6g，太子參15g，炙甘草6g，石斛6g，麥冬9g，旋覆花15g（包煎），半枝蓮30g。7劑，日1劑，水煎服。

二診：服上藥7劑後，脹滿感減，稍能進食；前方減石斛、麥冬用量，加木香9g、砂仁6g，繼服14劑。

三診：服上藥14劑後，無腹脹痛不適，食慾正常。再服藥14劑。

四診：服上藥後，噯氣、頭暈亦減。繼服2個月後諸症皆消，隨訪至今未發。

按：術後氣陰兩傷，氣虛運化無權，加之飲食不節，溼濁內生，阻礙

氣機升降；陰虛耗傷津液，中焦腐熟失之濡潤，進一步妨礙氣機，遷延日久則為痞結。方以半夏瀉心湯為主，益氣陰、祛濕邪，調理升降，佐以石斛、麥冬之品益氣和胃，又以木香、砂仁行氣消痞，調節胃腸功能，提高整體療效。

◎案

侯某，女，84歲。2006年5月6日初診。患者心下痞滿飽脹伴體重減輕1年餘。平素時嘔惡，不思飲食，乏力，急躁焦慮，體重1年內下降10kg。某醫院胃鏡檢查示胃癌伴膽汁逆流（病理不詳）。患者及其家屬拒絕手術及放療、化療，輾轉多方尋求中醫診治，收效甚微。症見：心下痞滿，平素多有胸脅脹悶，噯氣，納差，時噁心，遇情緒焦慮或緊張時加重，甚則腹瀉；舌淡紅，苔薄黃膩，脈弦細。辨證為肝鬱脾虛、寒熱錯雜。治以健脾和中、疏肝降逆、虛實兼顧、寒熱並調。方用半夏瀉心湯加減。

處方：半夏15g，黃芩12g，黃連6g，乾薑6g，黨參15g，大棗9g，甘草6g，柴胡12g，木香15g，砂仁6g。7劑，日1劑，水煎服。

二診：患者服藥7劑後，痞滿減，食量增，體力漸復；原方加三七9g，莪術15g。

前後守方共服30餘劑，症狀消失。胃鏡複查：癌腫無增大、出血，胃內無膽汁瀦留，呈慢性炎性改變。更以前方15餘劑鞏固療效。停藥後無復發，納食正常，體重增加，隨訪至今良好。

按：該患者雖為癌腫未切除之痞證，但其病機與術後之痞證相似，所區別在於患者肝鬱（如平素多有胸脅脹悶，噯氣，遇情緒焦慮或緊張時加重，甚則腹瀉，脈弦細）之象明顯，加之積聚日久，不可不除。故在半夏

第三章　臨床各論

瀉心湯基礎之上酌加柴胡、木香、砂仁以行氣疏肝，後加入三七、莪術以活血化瘀。

◎案

蔣某，女，54 歲。2007 年 11 月 12 日初診。患者 2006 年 7 月發現結腸癌，同年 8 月於某醫院行結腸癌切除術，術後病理示：腺癌。術後泄瀉不止，水樣便，每日 7～8 次，服用培菲康、得舒特等皆未收效，遂來醫院求治。症見：形體瘦弱，口渴喜飲，食少神疲，腸鳴腹痛，心煩少寐。舌紅，苔膩微黃，脈滑。辨證為胃熱腸寒。治以清胃熱、補脾澀腸、寒熱並調。方用半夏瀉心湯加減。

處方：半夏 15g，黃芩 12g，黃連 6g，乾薑 6g，黨參 15g，藿香 10g，山楂 15g，茯苓 10g。

二診：患者服藥 7 劑後，症狀明顯減輕；再進 14 劑後一如常人，至今未復發。

按：手術之後，中氣受損，陰陽失調，氣機升降失常而發生泄瀉，用半夏瀉心湯調和腸胃，多能取效。稍佐健脾化濕之品，如藿香、山楂、茯苓等，可收較好療效。半夏瀉心湯為治療消化道疾病的良方，具有開結散痞、並調寒熱、清熱化濕、調節升降、溫中止瀉等功效，心下痞、乾嘔、下利、腸鳴等，但見一症亦可用之。腫瘤是一種全身性疾病，臨床上其病理改變以虛、瘀、痰、毒最為多見。正氣虛導致邪實，邪實日久又致使正氣進一步虛衰。虛證、實證交錯，寒證、熱證夾雜，進一步使腫瘤證型複雜化。消化道腫瘤的中醫病機無外乎本虛標實、虛實夾雜，臨床表現一般屬於中醫學「胃痛」、「胃痞」、「噎膈」、「嘔吐」、「泄瀉」等範疇。在治療該類疾病時雖可按圖索驥，但醫者臨證需要分清標本、明辨寒熱、推敲攻

中篇　臨證新論

補，故不可謂不難。加之腫瘤術後氣陰兩虧，或日久瘀血內生，或肝鬱氣滯，或脾虛胃熱等，更使病情錯綜複雜。此時若應用攻補兼施、寒熱並調的半夏瀉心湯，可以使複雜問題簡單化。若在此基礎上再明辨細微，酌情加減，必能收到事半功倍的良效。

四、泌尿系統疾病

腎盂腎炎

腎盂腎炎是指腎臟盂的炎症，大都由細菌感染引起，一般伴下泌尿道炎症，臨床上不易嚴格區分，根據臨床病程及疾病，腎盂腎炎可分為急性及慢性兩期，慢性腎盂腎炎是導致慢性腎功能不全的重要原因。

該病屬於中醫學「水腫」範疇。

醫案精選

◎案

女，42歲。2001年11月14日初診。慢性腎盂腎炎病史6年，發熱伴有顏面、雙下肢水腫9天。現惡寒發熱，T 38.8℃，腰痛伴腹痛，尿頻量少，尿痛，有灼熱感，色黃，口渴欲飲，但飲不多，舌質淡，苔黃白膩，脈弦滑。尿液常規：白血球（－），尿蛋白（＋），紅血球少許。平素經常噁心，呃逆，進冷食則胃脘疼痛，納差，疲乏懶言。西醫診斷為慢性腎盂腎炎急性發作。中醫診斷為水腫。辨證為中焦虛寒、溼熱蘊結。治以溫中健脾、清熱利溼。方用半夏瀉心湯加減。

處方：半夏瀉心湯加紫蘇葉10g，竹葉15g，土茯苓15g，薏仁30g，

車前子 15g。每日 1 劑，水煎服。

藥後唯感納差，精神欠佳，複查尿液常規在正常範圍。後以補益脾腎之藥調理善後。

◎案

女，34 歲。慢性腎盂腎炎病史 3 年，惡寒、發熱伴顏面、雙下肢水腫 10 天。症見：腰痛伴腹痛，尿痛，尿頻量少，色黃，排尿有燒灼感，口渴欲飲，但飲不多，噁心時作，納差，疲乏懶言，舌質淡，苔黃白而膩，脈滑略弦。體格檢查：T 38.4℃，心肺無明顯異常。尿液常規：白血球（＋＋＋），蛋白（＋），紅血球少量。西醫診斷為慢性腎盂腎炎急性發作。中醫診斷為水腫。中醫辨證為溼熱蘊結中焦，又復感外邪。治以和胃降逆、清熱利溼、疏散外邪。方用半夏瀉心湯加減。

處方：半夏瀉心湯加紫蘇葉 12g，荊芥 10g，土茯苓 15g，薏仁 30g，車前子 15g。5 劑，日 1 劑，水煎服。

二診：服上藥 5 劑後仍精神欠佳，納差，他症消失，複查尿液常規正常。繼之以補益脾腎調理善後。

按：本案水腫與半夏瀉心湯所治之證雖異，然病邪鬱滯，氣機閉阻，升降失調，清濁不分之病機相同，辛開苦降法通常達變可治多種病症。故用半夏瀉心湯以通閉泄結，調暢氣機，降濁升清，使氣機暢、清濁別、泛逆之水平息。

中篇　臨證新論

五、內分泌系統疾病

汗證

　　汗證，是汗液外泄失常的病症。主要為人體陰陽失調，營衛不和，毛孔開合不利所致。汗證屬臨床常見症候，可單獨出現，也可作為其他疾病的症狀之一而出現。汗證可分為自汗、盜汗、絕汗（或脫汗）、黃汗、戰汗。時時汗出，動則更甚，為自汗；睡中汗出，醒來即止，為盜汗；大汗淋漓，或汗出如油，肢冷，呼吸微弱，為絕汗；汗色黃而染衣，為黃汗；急性外感熱病中，突然惡寒戰慄而後汗出，為戰汗。

醫案精選

◎案

　　男，65歲。以「多關節腫痛間作21年，加重1個月」為主訴初診。患者既往有胃潰瘍病史及肝硬化病史，曾在醫院明確診斷為類風溼性關節炎。症見：雙膝關節、雙手指關節腫脹、疼痛、晨僵、關節活動受限，手指屈伸不利，行走困難，無腰骶部疼痛，右脅偶有疼痛，無發熱，納可，寐安，小便可，大便成形，日行1次。體格檢查：一般情況可，心肺腹（－），脊柱無畸形，雙下肢無浮腫。生理反射存在，病理反射未引出。專科檢查：雙膝關節腫脹1度，壓痛陽性，雙膝活動骨擦音陽性。雙手指關節腫脹1度，握力減弱。舌紅，苔薄，脈弦數。辨證為溼熱痹阻，予中藥免煎劑。

　　處方：桑枝、豨薟草各15g，石膏20g，甘草、桂枝各6g、知母、獨活、防己、白朮、當歸各10g。6劑，日1劑，水沖服。

二診：治療後病情無明顯緩解。在治療過程中，因患者時訴汗出明顯，晨起則枕頭可因汗浸溼，內衣為汗所溼透，且汗後肌膚發涼不適。白日亦見汗出較多。最初辨證為內熱迫汗液外出，故予清熱藥物組方，予中藥免煎劑。

處方：桂枝6g，牡丹皮、地骨皮、生地黃、佩蘭、白芍、澤蘭各10g，甘草3g。5劑，日1劑，水沖服。

三診：服上藥後，效果不明顯。再次檢查見舌紅苔黃膩，脈弦滑數。辨證為溼熱阻胃。方用半夏瀉心湯加減，予中藥免煎劑。

處方：牡丹皮、地骨皮、白芍、延胡索、川楝子、鬱金、炒麥芽、法半夏、乾薑各10g，桂枝、枳實各6g，黃連3g。

前後共進10餘劑，患者出汗症狀明顯緩解。

按：半夏瀉心湯原治小柴胡湯證因誤下而成的痞證。痞證為誤用下藥傷及中氣，升降失常，寒熱互結，遂成其證。該方以半夏為君，辛開散結，苦降止嘔，除痞滿嘔逆；乾薑辛溫祛寒，芩連苦寒泄熱，瀉心消痞為臣；參棗補益中氣，甘草調中，為佐使之藥。諸藥合用，有和胃降逆、開結除痞之功。後人根據其病機特點臨床多有擴大其應用範圍，如應用於泄瀉、嘔吐及脅痛、失眠等病症。病機總不離寒熱錯雜，或脾胃虛弱、溼熱中阻等所致的氣機升降失調。本案病屬汗證，先以清熱養陰和營無效，再診查見舌紅苔黃膩，脈弦滑，故知溼熱阻滯胃腸，內熱迫津液由汗府出而成此證，故以半夏瀉心湯安胃除溼熱，因病機確切，故胃安而溼熱除，汗液隨之收斂。

六、風溼性疾病

1. 關節痛

關節痛屬於中醫學「痺症」範疇，是指人體機表、經絡因感受風、寒、溼、熱等引起的以肢體關節及肌肉痠痛、麻木、重著、屈伸不利，甚或關節腫大灼熱等為主症的一類病症。臨床上有漸進性或反覆發作性的特點。主要病機是氣血痺阻不通，筋脈關節失於濡養所致。

醫案精選

◎案

女，64歲。以「周身關節遊走性疼痛伴怕風怕冷、汗出明顯26年，加重2個月」為主訴初診。患者曾多年服用中藥，自覺無明顯療效。經檢查排除類風溼性關節炎、骨關節炎及其他結締組織病。確診為風溼寒性關節痛。症見：四肢多關節遊走性疼痛，無腫脹及活動受限。伴明顯怕風怕冷，炎熱夏季也需穿毛衣毛褲。睡眠尚可，飲食欠佳，二便暢。體格檢查：一般情況可，心肺腹（－），雙下肢無浮腫。生理反射存在，病理反射未引出。專科檢查：雙手第3近指關節輕度壓痛，無腫脹及活動受限。餘關節無異常。舌淡暗紅、質嫩，苔濁膩，脈洪遲略緊，右尺及左寸略浮。中醫診斷為痺症。辨證為寒溼瘀血痺阻於經絡。予中藥免煎劑。

處方：桂枝、黃柏、生薑各6g，赤芍、白芍、大棗、知母、當歸、白朮、防風各10g，甘草3g，黃耆20g。5劑，水沖服，日1劑。

二診：服上藥後，療效久佳。在此方基礎上加用免煎劑羌活、獨活各10g，炮附子6g，以祛風寒溼邪。

第三章　臨床各論

三診：服上藥後，亦無顯效。在治療過程中，發現患者時訴胃納不適，腹脹，有時胃脘部灼熱不適。因見舌苔濁膩，捨脈取舌象，辨證為濕熱阻胃證，故以半夏瀉心湯加減，予中藥免煎劑。

處方：黨參、乾薑、黃芩、川楝子、白朮各10g，黃連、甘草、法半夏各3g，麥芽12g。前後共12劑，水沖服，日1劑。

患者不但胃痛、胃脹明顯好轉，而且周身怕風怕冷等不適感均明顯好轉。

按：半夏瀉心湯原治小柴胡湯證因誤下而成的痞證。痞證為誤用下藥傷及中氣，升降失常，寒熱互結，遂成其證。該方以半夏為君，辛開散結，苦降止嘔，除痞滿嘔逆；乾薑辛溫祛寒，芩連苦寒泄熱，瀉心消痞為臣；參棗補益中氣，甘草調中，為佐使之藥。諸藥合用，有和胃降逆、開結除痞之功。後人根據其病機特點臨床多有擴大其應用範圍，如應用於泄瀉、嘔吐及脅痛、失眠等病症。病機總不離寒熱錯雜，或脾胃虛弱、濕熱中阻等所致的氣機升降失調。診為「風濕寒性關節痛」，見有關節疼痛，先以祛風寒濕而通絡止痛，收效不顯；因有納呆腹脹泛酸，遂改用半夏瀉心湯而收功，不唯胃氣得安，且其關節痛亦解，是知中氣一暢，諸經振奮，陽運邪卻，疼痛自除。

2. 類風濕性關節炎

類風濕性關節炎的病因至今並不十分明瞭，目前大多認為其是人體自身免疫性疾病，亦可視為一種慢性的症候群，表現為外周關節的非特異性炎症。此時患病關節及其周圍組織呈現進行性破壞，並致使受損關節發生功能障礙。中醫將類風濕性關節炎統屬於「痹症」範疇，「痹」即閉阻不通之意。

中篇　臨證新論

醫案精選

◎案

女，67歲。以「確診類風溼性關節炎10年，復發伴發熱、咳嗽半月」為主訴初診。患者曾在醫院明確診斷為類風溼性關節炎。症見：四肢關節疼痛腫脹劇烈，難以忍受，無法活動，伴發熱，咳嗽咯白黏痰，納食差，睡眠欠佳。大便乾，小便多。查體：一般情況可，心肺腹（一），脊柱無畸形，雙下肢無浮腫。生理反射存在，病理反射未引出。專科檢查：雙手指關節鵝頸樣畸形，雙腕關節畸形腫大，壓痛陽性。雙肘、雙肩、雙膝、雙足趾關節均有輕度壓痛，活動受限。舌紅，苔黃厚膩，脈弦滑數有力。予激素及慢作用劑治療後關節疼痛症狀緩解，但因胃納欠佳，無法堅持風溼藥物相關治療，予奧美拉唑後胃部脹滿不適略有緩解。據其舌脈，辨證為溼熱阻胃。治以半夏瀉心湯加減，予中藥免煎劑。

處方：半夏、紫蘇梗、麥芽、黃芩、乾薑各10g，黃連3g，枳實、陳皮各6g。7劑，日1劑，水煎服。

7劑後，胃部脹滿疼痛緩解。繼後予甲氨蝶呤片、來氟米特等治療緩解類風溼性關節炎，已好轉出院。

按：該患者表現為納食欠佳，胃部脹滿不適，影響脾胃氣機升降。診斷為「類風溼性關節炎」，但多年服用中西藥物損傷胃氣，察其舌紅，苔黃厚膩，脈弦滑數有力示溼熱阻胃之證。脾胃者，穀道也，亦為諸藥運為之道，道不暢則藥無力以運為，故假道以祛邪，不治溼熱痹症而治溼熱阻胃以取效。目前多認為根據半夏瀉心湯組成，其證型應多為中陽虛弱，寒熱可結證，但由文獻和例項而知，半夏瀉心湯證可不拘泥於該症候，中陽虛弱，溼熱阻胃也是其重要症候。薛生白等研究顯示本方歷代治證不斷變

化，明清時期涉證最多，並趨向於溼熱及痰熱證。半夏瀉心湯治療溼熱阻胃證的病機可能因為中陽虛弱，脾不為胃行津液，胃本身喜燥惡溼，而溼留於胃脘腸道為邪，日久則溼邪化熱而成溼熱。故半夏瀉心湯在用參、棗、草、乾薑護脾陽治本的基礎上以半夏開結、黃芩、黃連泄熱降濁治標，亦切合溼熱內阻腸胃病機。均非以胃痞為主病，但在治療過程中出現溼熱阻胃症候，故轉以半夏瀉心湯治溼熱症候，緩解了全身症狀，揭示了調暢胃氣可調暢周身氣機。也說明醫者臨證以中醫整體觀念為主，謹守病機，辨證施治是療效的保證。

第二節　婦科疾病

1. 妊娠惡阻

妊娠惡阻是婦科常見疾病，現代醫學稱之為「妊娠劇吐」，臨床表現為妊娠早期出現噁心嘔吐、頭暈倦怠症狀，甚至食入即吐。中醫認為其主要由痰溼中阻、胃失和降、衝脈之氣上逆所致，故治療以祛溼化痰、健脾和胃、降逆止嘔為主，兼顧安胎。然而部分患者病情較為頑固，多方治療不癒，痛苦殊甚。

臨床研究

◎案

理萍採用半夏瀉心湯治療妊娠惡阻患者，方藥如下。

處方：製半夏 9g，茯苓 15g，黨參 15g，黃芩 12g，白朮 10g，黃連

中篇　臨證新論

9g，砂仁 9g，乾薑 6g，炙甘草 6g，大棗 7 枚。3 劑，日 1 劑，水煎服。囑患者少量頻服，戒房事。

二診：患者嘔吐已止，精神好轉，唯胃納不振，舌質淡紅，苔白，脈滑稍緩，病勢已退，繼服上方 2 劑後痊癒。

◎案

閻吉文使用半夏瀉心湯治療 13 例妊娠惡阻患者，基礎方如下。

處方：半夏 10g，黃芩 8g，黨參 25g，甘草 5g，黃連 5g，大棗 4 枚。

嘔吐黃水、頭暈、心煩、苔黃膩者加竹茹 15g，每日 1 劑。服藥期間要求患者飲食宜清淡，少食多餐，忌肥甘厚味之品。

結果顯示：服藥 4 劑後，痊癒 6 例；服藥 6 劑後，痊癒 7 例。

◎案

姚秀琴用半夏瀉心湯加砂仁 9g，陳皮 6g，續斷、炒杜仲各 15g，柿蒂 7 個治療重證惡阻。日 1 劑，寒重者減黃芩、黃連同量，加吳茱萸、生薑；熱重者去乾薑加生薑 2g；嘔吐痰涎者加茯苓。36 例患者，服藥 3 劑治癒 12 例，服藥 6 劑治癒 15 例，服藥 7 劑治癒 9 例，總有效率達 100%。

醫案精選

◎案

李某，女，20 歲。1988 年 3 月 26 日初診。以「停經 50 天，噁心嘔吐 5 天」為主訴初診。伴有全身乏力，嗜睡，厭食，口乾苦，欲飲水，但水入即欲吐出。曾服用維生素 B6、魯米那（苯巴比妥）等藥不效。症見：形體消瘦，精神疲倦，時嘔欲吐，舌紅苔白，脈滑數。方用半夏瀉心湯加減。

處方：半夏、黃芩、紫蘇葉、生薑、竹茹各10g，黨參15g，黃連6g，甘草3g。2劑，日1劑，水煎服。

二診：嘔惡減輕，食慾增。上方加白朮10g，繼服3劑，諸症明顯好轉。又以香砂六君子湯調服5天而痊癒。

◎案

鄧某，女，26歲。2009年10月13日以「懷孕1月餘，噁心、嘔吐1週」為主訴初診。現妊娠早期嘔惡不食，甚則吐酸苦水，脘腹痞滿，噯氣嘆息，全身乏力，精神憂鬱，頭暈思睡，脅痛口苦，舌淡紅苔黃，脈弦滑。辨證為肝鬱乘脾、鬱而化熱、胃失和降、衝氣上逆。治以疏肝和胃、清解鬱熱、降逆平衝。方用半夏瀉心湯合左金丸加減。

處方：半夏9g，吳茱萸1g，黃芩9g，生薑6g，太子參20g，炙甘草9g，黃連6g，大棗4枚。3劑，日1劑，水煎分3次溫服，囑清淡流質富營養飲食。3劑服完，病癒。

按：患者因肝鬱化熱、胃失和降、衝氣上逆而致嘔吐。黃連、吳茱萸疏肝泄熱、降逆止嘔，黃芩助黃連清熱並能安胎，太子參、炙甘草、大棗益脾氣、助運化並防黃芩、黃連太過苦寒傷脾胃，半夏、吳茱萸、生薑均能降逆和胃、平衝止嘔。諸藥相配，則肝鬱得疏、脾運熱泄、胃氣和降、衝氣可平而病瘥。

中篇　臨證新論

第三節　兒科疾病

1. 便祕

兒童便祕是一種常見病症，其原因很多，概括起來可以分為兩大類，一類屬功能性便祕經過調理可以痊癒；一類為先天性腸道畸形導致，一般的調理是不能痊癒的；消化不良也是嬰幼兒便祕的常見原因之一，一般透過飲食調理可以改善。中醫認為，兒童便祕的原因在於其體質燥熱。

醫案精選

◎案

李某，男，10歲。大便乾結，3～4日1行，常食冷飲速食，矢氣頻繁，容易急躁，舌胖大邊有齒痕，舌苔厚膩白黃，脈滑略弦。辨證為脾寒胃熱、樞機不利、腸失傳導。治以溫脾清胃、順氣導滯。方用半夏瀉心湯加減。

處方：半夏10g，黨參10g，乾薑6g，黃芩10g，黃連6g，熟大黃6g，枳殼10g，升麻6g，甘草6g。7劑，日1劑，水煎服。

二診：其母代訴，患兒服藥1劑，大便即通，繼服。每日大便1次，排便暢通。取前藥7劑，囑每日服1次，禁食生冷速食。

按：周鷹認為，脾胃虛弱、氣機升降失調，除可以導致脾之清陽不升而下行的泄瀉及胃之濁陰不降而上逆的心下痞硬、乾嘔、心煩之症外，亦可引起飲食物久留胃腸、滯塞中焦，導致樞機不利、傳導遲緩而出現大便燥結之症。可用半夏瀉心湯中的黨參、甘草益氣補中，半夏、乾薑辛開散

結，黃芩、黃連苦寒降逆，酌加枳殼降氣、升麻提氣，如此脾胃得益，升降有序，傳化復常，大便得通。

2. 腸繫膜淋巴結炎

Brenneman 症候群，又名咽喉病毒感染伴腸繫膜及腹膜後淋巴結炎，腸系膜腺炎。是指由於上呼吸道感染引起的迴腸、大腸區急性腸繫膜淋巴結炎。常見於 15 歲以下的兒童，在上呼吸道感染後，有咽痛，倦怠不適，繼之腹痛，噁心，嘔吐，發熱，腹痛以臍周及右下腹多見，呈陣發性發作，有壓痛和反跳痛，但不如闌尾炎嚴重，痛點亦不固定。

腸繫膜淋巴結炎，屬中醫學「腹痛」範疇。其病位以肝、腎、大小腸、膀胱為主。多因飲食失宜、寒邪外襲、氣滯、蟲積、痰飲、瘀血等引起。

◎案

曹某，男，9歲。7天前因發熱（體溫最高 39.5℃），噁心、腹痛，診斷為腸繫膜淋巴結炎，給予頭孢替硝唑注射液 1.0g 加入 0.9%氯化鈉注射液 100ml 靜脈注射，治療 7 天，效果欠佳來診。症見：低熱，T 37.2℃，噁心消失，腹痛明顯，隱痛呈發作性，納食可，無嘔吐，無汗，二便正常，舌苔厚膩，脈略滑。辨證為溼邪中阻、腸寒於下。治以燥溼散寒、緩急止痛。方用半夏瀉心湯加減。

處方：半夏 6g，黃連 3g，黃芩 6g，炒白芍 9g，乾薑 6g，太子參 6g，炙甘草 3g。3 劑，日 1 劑，水煎服。

服上藥 3 劑後，諸症消失。

按：本病因邪氣入裡，溼阻中焦，溼易傷陽，腸間寒生，升降失司，

氣機鬱滯而致。半夏瀉心湯，半夏、乾薑辛溫合用，燥溼散寒，和胃降逆；黃芩、黃連苦能燥溼，寒能清熱；白芍除腹中邪氣，配甘草，酸甘化陰，緩急止痛；太子參、甘草補脾益氣而調和諸藥。諸藥配伍，辛開苦降，寒熱並用，補瀉兼施，療效滿意。

3. 頓咳

頓咳，中醫病名。小兒時期感受時行邪毒引起的肺系時行疾病，臨床以陣發性痙攣咳嗽，咳後有特殊的雞啼樣吸氣性吼聲為特徵。本病因其咳嗽特徵又名「頓嗆」、「頓嗽」、「鷺鷥咳」；因其具有傳染性，故又稱「天哮嗆」、「疫咳」。頓咳好發於冬春季節，以 5 歲以下小兒最易發病，年齡愈小，則病情大多愈重，10 歲以上則較少罹患。病程愈長，對小兒身體健康影響愈大，若不及時治療，可持續 2～3 個月及以上。典型的頓咳與西醫學百日咳相符。

醫案精選

◎案

張某，男，4 歲半。1996 年 11 月 23 日初診。患兒素體較弱，1 個月前感冒咳嗽、發熱，曾間斷用西藥，發熱退，咳嗽仍作，呈陣發性，晝輕夜重，每次咳的時間為 2～3 分鐘。伴胸悶不適，納呆，乾噦嘔吐（嘔吐物為白色黏液），大便偏乾。症見：體溫正常，舌質淡嫩，苔薄膩而潤，脈沉弦。辨證為風寒束肺，中焦痰溼阻遏，氣機上逆。治以益氣宣肺、散痞除滿。方用半夏瀉心湯加減。

處方：炙麻黃 2g，陳皮 6g，白朮 6g，黃耆 8g，茯苓 6g，百部 6g，半夏 6g，乾薑 6g，黃連 3g，木香 4g，砂仁 6g，炙桑葉 6g。3 劑，日 1 劑，

水煎服。

二診：連服 3 劑，嘔吐漸止，飲食增加，咳嗽輕。再用上方加減調治旬日而癒。

按：呼吸之機司於肺，然欲使呼吸勻暢，與之肺、脾、腎相互協調為用不無相關。《黃帝內經》曰：「聚於胃，關於肺。」本案患兒素體虛弱，復感外邪，攜中焦痰溼上迫於肺，故以溫肺散寒治上焦，辛開苦降調中焦，取本方之意，寒溫並用，意在調和胃腸為先，更免傷津耗液之弊，以防虛虛實實。

4. 功能性消化不良

功能性消化不良是指具有上腹痛或上腹燒灼感、上腹脹等症狀，經檢查排除了引起這些症狀的胃腸道、肝膽道及胰腺等器質性疾病的一組臨床症候群，症狀可持續或反覆發作，症狀發作時間每年超過 1 個月。臨床症見早飽、噯氣、食慾不振、噁心、嘔吐、上腹不適等。

該病屬於中醫學「痞滿」、「納呆」範疇。該病主要涉及肝、脾、胃三臟，可虛實兼見、寒熱錯雜，故治療上採用辛開苦降為主，攻補兼施。

醫案精選

◎案

楊某，女，5 歲。於 2 年前因吃香腸過多而嘔吐，腹瀉腹脹，曾經多醫治療，吐瀉暫止，常因起居不慎，飲食不節而反覆發作，繼而出現偏食、厭食、消瘦等症狀，多次至醫院檢查，以消化不良、慢性腸胃炎而給予西藥治療，效果不佳，為求中醫系統治療來診。辨證為積滯內停、損傷

腸胃、虛實夾雜、功能失調。治以攻補兼施、調和腸胃。方用半夏瀉心湯加減。

處方：半夏、乾薑、黃芩各6g，黃連、大棗、甘草各5g，黨參6g，焦麥芽、焦神曲、焦山楂各9g，砂仁3g。2劑，日1劑，水煎服。

二診：連服2劑症狀減半，食飲增加。仍守原方，每日3次。3劑而癒，隨訪至今未發，身體健康。

按：半夏瀉心湯原為治療小柴胡湯證誤下，損傷中陽，外邪入侵，寒熱互結於心下而痞，所治主症與功能性消化不良相似，具有和陰陽、順升降、調虛實之效。方中半夏、乾薑燥溼化痰，降逆消痞，溫中散寒；黃連、黃芩苦寒燥溼，清熱瀉火，四藥配伍，辛苦合用，能和胃降逆、開結散痞，以除寒熱溼互結之邪氣，邪去則脾升胃降，運化自如。黨參、甘草、大棗健脾補中和胃，寒熱一除，中焦氣機恢復，諸症自除。全方辛開苦降，寒溫並用，補瀉兼施，隨症加減，便能集溫、清、消、補、和、下諸法於一體，使脾氣得升，胃氣得降，氣機通暢，升降之樞得復，從而使胃腸運化功能恢復其正常的生理狀態。

5. 咳嗽

咳嗽是一種呼吸道常見的突發性症狀，咳嗽由氣管、支氣管黏膜或胸膜受炎症、異物、物理或化學性刺激引起，咳嗽時先是聲門關閉，呼吸肌收縮，肺內壓升高，然後聲門張開，肺內空氣噴射而出（通常伴隨著聲音）。咳嗽具有清除呼吸道異物和分泌物的保護性作用。

中醫學認為咳嗽的病因是肺氣不清，失於宣肅，上逆作聲。

醫案精選

◎案

劉某，男，14歲。咳嗽2月有餘，經多方治療無效。咳嗽每於午後加重，咳甚則吐，咳有痰聲，咯痰不爽，肚腹脹滿，不思飲食，大便乾結如球，舌質白，苔黃厚膩，脈象弦滑，沉取略感無力。辨證為脾胃失調、腑氣不通、肺失清肅。治以辛開苦降、宣暢氣機。方用半夏瀉心湯加減。

處方：半夏10g，乾薑6g，黨參10g，甘草6g，黃連6g，黃芩10g，焦麥芽、焦神曲、焦山楂各30g，熟大黃10g，大棗4枚。服3劑藥後咳癒便通。

按：周鷹治病十分重視脾胃的調理。每遇頑固性咳嗽時，常提及《素問·咳論》所云咳嗽：「皆聚於胃，關於肺。」認為咳嗽源於胃、發於肺，脾胃失運，氣機升降失調，致使腑氣不通，繼則肺失清肅，是導致咳嗽頑固不癒的重要原因。用半夏瀉心湯調理中焦，使氣機升降有序、腑氣得通、肺氣得清，而中治咳之的。治咳不治肺而調中，實為治病從本。

6. 黃疸

黃疸是常見症狀與體徵，其發生是由於膽紅素代謝障礙而引起血清內膽紅素濃度升高所致。臨床上表現為鞏膜、黏膜、皮膚及其他組織被染成黃色。

中醫學認為黃疸是以目黃、身黃、小便黃為主要臨床表現，其中以目睛黃染為本病特徵。形成黃疸的病理因素，主要是溼。《金匱要略》記載：「黃家所得，從溼得之。」由於溼阻中焦，脾胃功能失常，影響肝膽的疏泄，以致膽汁不循常道，溢於肌膚，而發生黃疸。而對於黃疸的辨證，以

陰陽為綱，分為陽黃和陰黃，陽黃以濕熱為主，陰黃以寒濕為主。治療時多選化濕邪、利小便之法。

醫案精選

◎案

喬某，女，9歲。1993年6月10日初診。訴由外感致發熱乏力厭油3天。時經當地診所按「上呼吸道感染」給予「青黴素」等治療罔效。體格檢查：T 38℃，鞏膜發黃，腹部按之滿硬，右脅下壓痛，肝劍下2cm，小便色黃如濃茶，大便不爽，黃疸指數14，麩丙轉胺酶（ALT）96U/L，舌質淡紅，苔膩微黃，脈滑數。中醫診斷為黃疸。辨證為外感不徹入裡化熱，中焦濕阻。方用半夏瀉心湯加減。

處方：半夏6g，茯苓10g，黃芩4g，黃連3g，黨參6g，甘草6g，炒白芍10g，乾薑3g，白荳蔻6g，砂仁6g，茵陳10g，大棗2枚。5劑，日1劑，水煎服。

二診：服上藥5劑後，精神飲食明顯好轉，小便量多，體溫正常，苔薄膩，脈滑。因急於上學囑其以茵陳、大棗、山楂適量煎水代茶飲，半月後痊癒。

按：小兒臟腑嬌嫩，易寒易熱，此患兒感受外邪，則寒從熱化，斯時慮其單用苦寒之品雖能清熱又能退黃，但更有礙傷及脾胃。故遵張仲景「見肝之病，知肝傳脾，當先實脾」之訓，故取半夏降逆止嘔，黃芩、黃連清熱泄痞以和中；黨參、甘草、大棗、乾薑以健中益氣；配砂仁、白荳蔻、茯苓以醒脾開胃化濕；白芍、茵陳兼以養肝清熱為之佐。合而投之，果如桴鼓之效。

7. 泄瀉

泄瀉亦稱「腹瀉」，是指排便次數增多，糞便稀薄，或瀉出如水樣。古人將大便溏薄者稱為「泄」，大便如水注者稱為「瀉」。本病一年四季均可發生，但以夏秋兩季多見。本證可見於多種疾病，臨床可概分為急性泄瀉和慢性泄瀉兩類。小兒夏季腹瀉，中醫辨證屬於胃熱腸寒者，用半夏瀉心湯治之，多能取效。

醫案精選

◎案

某，平素瘦弱，夏天因夜間腹部受涼突然出現泄瀉，水樣便，日七八次。症見：口渴喜飲，舌紅，苔黃膩，脈數。中醫診斷為泄瀉。辨證為胃熱腸寒。方用半夏瀉心湯加藿香10g、山楂15g、茯苓10g。2劑而癒。

◎案

某，女，52歲。因腸道良性腫瘤術後泄瀉5月餘，日五六次，食少神疲，腸鳴腹痛，心煩少寐，舌紅，苔膩微黃，脈滑。中醫診斷為泄瀉。辨證為脾氣虧虛、寒熱錯雜。方用半夏瀉心湯加藿香10g、茯苓15g。服3劑大便轉為正常，繼服本方30餘劑告安。

◎案

黃某，女，3歲。1996年5月18日初診。其母代訴：1週前因食生冷，腹瀉日五六次，延醫診治，予中成藥參苓白朮散，服藥4日因療效不明顯而就診。症見：面黃形瘦，納差，時乾嘔欲吐，腹痛腸鳴，大便水樣夾不消化物，舌質嫩紅，苔膩微黃，脈弦滑無力。辨證為胃失和降、寒熱

互結。治以調中消痞、化溼和胃。方用半夏瀉心湯加減。

處方：黨參 5g，半夏 5g，黃芩 3g，黃連 3g，乾薑 3g，茯苓 5g，山楂 5g，山藥 8g，大棗 2 枚。翌日漸感安和，精神飲食好轉，嘔止瀉輕，續服 5 劑告瘥。

按：本案思前服參苓白术散療效不顯，四診合參，因食生冷，胃腸運化失常，寒熱互結使然。脾不在健而在運，小兒消化之疾，誠以審其虛實寒熱為大法。

◎案

王某，男，14 歲，學生。患慢性腹瀉 6 年餘。大便日二三次，腹痛喜溫喜按，腸鳴，瀉下痛減，心痞滿，食冷則腹瀉加重，食慾不振，伴身睏乏力噯氣，小便短黃，舌質紅，苔膩微黃，脈濡數。間斷用中西藥治療，療效欠佳。中醫診斷為腹瀉。因其腹瀉多年，中陽必虛，故辨證為脾胃升降失常，濁氣中阻，虛熱內生，寒熱互結，樞機逆亂，寒熱虛實並見。治以平調虛實、和解寒熱。方用半夏瀉心湯加減。

處方：半夏 6g，黨參 6g，乾薑 6g，黃芩 6g，黃連 6g，白芍 9g，炒白术 9g，炙甘草 3g，生薑、大棗為引。7 劑，日 1 劑，水煎服。

二診：患者自訴肛門熱、心下痞滿、胃中熱症狀消失，但仍食慾不振，身睏乏力，噯氣，大便每日 2 次，苔膩，脈濡數。藥證相投，繼服上方 7 劑。

三診：服上藥 7 劑後，大便正常，每日 1 次，諸症悉除。半年後隨訪無復發。

按：慢性腹瀉為腹瀉反覆發作，病程長久，遷延不癒，以大便次數增多、水樣便為主，伴或不伴有腹痛、腸鳴、赤白黏凍、小腹下墜、腹脹、

噯氣等。多見於西醫之慢性腸炎、大腸激躁症、腸功能紊亂等疾病中，臨床較為常見，但治療卻難收速效。本病當屬中醫學「泄瀉」之「久瀉」範疇，其病位主要在胃、腸，涉及脾、胃、腎。病機以脾腎不足為主，因為脾胃虛弱，運化不健，溼從內生，積於腸道，致使腸運失司，不能泌別清濁，泄瀉發作；或腎陽衰微，溫煦乏力，三焦氣化失司，水液不循常道，留於腸間，發為泄瀉。病程日久，正虛邪戀，多見本虛標實、寒熱錯雜之證。本案患者脾虛胃弱，脾虛則腸寒，胃弱則溼停，久而蘊熱，寒熱錯雜，交於中焦，升降失司，不得升清，水溼下趨而為泄瀉，腸寒則腹痛隱隱，氣機壅滯則腸鳴，治療當以辛開、苦降、補虛為主，兼以袪溼、和中。乾薑辛溫，和胃散寒；黃芩、黃連苦能燥溼，寒能清熱；白芍除腹中邪氣；炒白朮、甘草補益脾氣而調和諸藥，使寒熱得調，胃氣得和，升降復常，標本兼顧，緩急得宜，療效滿意。

8. 乳蛾

以咽喉兩側喉核（即顎扁桃腺）紅腫疼痛，形似乳頭，狀如蠶蛾為主要症狀的喉病。發生於一側的稱單乳蛾，雙側的稱雙乳蛾。乳蛾多由外感風熱，侵襲於肺，上逆搏結於喉核；或平素過食辛辣炙煿之品，脾胃蘊熱，熱毒上攻喉核；或溫熱病後餘邪未清，臟腑虛損，虛火上炎等引起。

醫案精選

◎案

劉某，男，5歲。1995年11月3日初診。患兒數日過食香燥食物後，漸感咽痛聲嘶，嚥食困難2天，伴脘悶納呆、大便偏稀臭濁，日1～2次，手足心熱，測體溫正常，咽充血，雙側扁桃腺腫大，舌質紅，苔膩微黃，

脈滑數。辨證為胃失和降、溼聚於下、積熱在上。方用半夏瀉心湯加減。

處方：半夏 3g，雞內金 6g，山楂 3g，黃芩 3g，黃連 3g，甘草 5g，黨參 3g，蒲公英 3g，桔梗 5g，山豆根 3g。

2 劑藥後大便調和，咽痛輕，飲食增加。繼予上方 5 劑，餘症皆除。

按：足陽明胃經其支脈上循喉嚨，下膈絡脾。患兒過食香燥則腸胃傷，胃失和降，燥火易動，積熱於上，溼聚於下，以此方加減，標本兼顧，適中病機。

9. 小兒厭食

厭食是指小兒較長時期見食不貪，食慾不振，甚則拒食的一種常見的病症。辨證應辨病在脾或在胃。在胃者，以胃陰不足為主，症見厭食而口乾多飲，大便乾結，舌紅少津。在脾者，以脾運失健為主，症見：厭食，面色少華，腹脹便溏，舌淡苔白。整體治療原則為健運脾氣、養陰益胃。

醫案精選

◎案

于某，男，5 歲，食慾不振 3 個月。表現為進食後易飽脹，甚至噁心嘔吐，大便溏薄，每日二三次，舌淡，邊尖紅，苔薄膩，脈弦。辨證為脾胃虛弱、運化失常、升降失常。治以補益脾胃、和中降逆。方用半夏瀉心湯加減。

處方：半夏 6g，黃連 3g，乾薑 6g，黨參 6g，茯苓 6g，焦神曲、焦麥芽、焦山楂各 9g，大棗 15g，陳皮 6g，炙甘草 3g。3 劑，日 1 劑，水煎服。

二診：服上藥 3 劑後，進食增加，無噁心嘔吐，大便正常，再服 3 劑

進食量接近同齡兒童，繼服 3 劑以鞏固療效。

　　按：厭食是以長期食慾不振、厭惡進食為特徵的小兒常見脾胃病症。小兒臟腑嬌嫩，形氣未充，脾常不足，其運化功能相對薄弱，一旦病邪侵襲腸胃，不但易於飲食停滯不化而見脘腹脹痛，而且常影響腸胃功能，氣機升降失調，既可見胃氣上逆之嘔吐，又可見大腸傳導失職之泄瀉。其主要病機為脾胃運化失健，升降失調，同時兼有寒熱錯雜，虛實夾雜，所以治療要消食導滯，調和腸胃。半夏瀉心湯具有調理中焦、補虛瀉實的功能，治療小兒厭食有很好的療效。方中薑夏之辛，黃連之苦，苦辛通降，氣機調和，升降復常，吐瀉自止。其二是調和寒熱。小兒寒暖不知自調，飲食不知自節，往往脾胃常因飲食之寒熱所傷，致寒熱夾雜，消化不良，嘔逆吐瀉等，故用黃連之寒以清腸熱，薑夏之溫以散胃寒，寒熱並用，清熱散寒，胃腸自和，飲食自消。其三是攻補兼施。研究報導，半夏瀉心湯具有促進胃排空、促進血漿胃動素釋放的作用。

第四節　皮膚科疾病

1. 斑禿

　　瘢痕性脫髮，現代醫學稱為斑禿，是突然發生於身體任何長毛部位的局限性脫髮，指各種原因引起的毛囊破壞形成瘢痕，從而產生永久性禿髮。本病中醫稱「鬼剃頭」、「油風」。如《諸病源候論》記載：「有人風邪在於頭，有偏虛處，則髮禿落，肌肉枯死，或如錢大，或如指大。髮不生，亦不癢，故謂之鬼舐頭。」《外科大成》記載：「油風則毛髮成片脫落，皮膚光禿，癢如蟲行者是也，由風熱乘虛攻注，血不能養榮所致。」

中篇　臨證新論

醫案精選

◎案

女，30歲，因脫髮1年，反覆治療效果不佳前來就診。症見：頭頂有兩處斑片狀脫髮，直徑1cm左右，周邊基本無毛髮生長，伴納呆，食涼則胃脘不適，大便溏，納多則嘈雜嘔吐，時有熱感，雙手發涼，苔薄白，脈沉滑。審其舌、脈、症，辨證為中焦陽虛、痰溼中阻、運化失職、毛髮失潤。治以溫中和胃、佐以清熱。方用半夏瀉心湯加減。

處方：半夏12g，黃連8g，黃芩6g，乾薑9g，黨參12g，炙甘草5g，牡丹皮10g，代赭石18g，吳茱萸9g。7劑，日1劑，水煎服。

二診：服上藥7劑後，脫髮較前減少，胃脘症狀較前有所減輕，飲食較前增加，其他症狀如上，舌脈如前。繼以上方加減。

處方：半夏12g，黃連8g，黃芩6g，乾薑9g，黨參12g，炙甘草5g，代赭石15g，吳茱萸10g，當歸15g，懷牛膝25g，生黃耆15g。7劑，日1劑，水煎服。

三診：服上藥7劑後，脫髮繼續好轉，毛髮生長較前多而色黑，納可，食多泛惡基本消失，胃嘈雜已無，手足較前溫，舌脈如前。效不更方，仍以上方加減。

處方：半夏12g，黃連8g，黃芩6g，乾薑9g，黨參12g，炙甘草5g，吳茱萸10g，當歸15g，懷牛膝25g，生黃耆15g，製何首烏15g。7劑，煎服法守前。

後自行服三診藥1月餘，脫髮止，斑禿消失，胃脘已無不適，自行停藥，至今未復發。

第三章　臨床各論

按：患者納呆，食涼則胃脘不適，便溏皆為中焦虛寒所致，納多則嘈雜嘔吐，時有熱感提示體內有鬱熱，雙手發涼（斡旋失職，陽氣不達），辨為寒熱錯雜，方選半夏瀉心湯加減，實為據其病機，遣方用藥。臨證應用時，不必諸症悉具，但凡病機相契，即可獲效。

2. 脂溢性皮炎

脂溢性皮炎是指皮脂腺分泌功能亢進。表現為頭皮多脂、油膩發亮、脫屑較多，在皮脂發達部位較易發生，是發生在皮脂溢出基礎上的一種慢性炎症，損害為鮮紅或黃紅色斑片，表面附有油膩性鱗屑或痂皮，常伴有不同程度搔癢，成年人多見，亦可見於新生兒。

該病屬於中醫學「白屑風」、「面遊風」和「鈕扣風」等範疇。《醫宗金鑑》中白屑風為：「此證初生髮內，延及面目，耳項燥癢，日久飛起白屑，脫去又生。」而面遊風為：「此證生於面上，初發面目浮腫，癢若蟲行，肌膚乾燥，時起白屑。」中醫學認為其病因為肌熱當風，風邪入侵毛孔，鬱久血燥，致肌膚失養而成；或因過食辛辣厚味及油膩，溼熱內蘊，外受風侵，以致陽明胃經溼熱挾風而成。若發生在頭部稱為白屑風；在面部，則為面遊風。

醫案精選

◎案

女，61歲。2010年2月1日初診。主訴：印堂至鼻旁溝、頦部油性紅斑及密集丘疹，搔癢2月餘。2個月前始於鼻旁溝出油性紅斑，搔癢，皮損漸擴大，累及頦及印堂。曾服中藥出現腹瀉、胃痛。現印堂至鼻旁、頦部形成條帶狀油性紅斑及細小丘疹，搔癢，納差，食後胃中不適，少

寐多夢，耳鳴，平素脾氣急，易怒，大便乾，2日1次；舌淡，苔淡黃而膩，脈右沉稍弦，左稍弦。西醫診斷為脂溢性皮炎。中醫診斷為面遊風。辨證為上熱下寒、肝氣不調。治以清上溫下、疏肝健脾。方用半夏瀉心湯加減。

處方：黃芩15g，黃連7g，乾薑9g，茯苓20g，清半夏12g，陳皮9g，柴胡10g，薄荷5g（後下），地膚子20g，甘草6g，黨參12g。7劑，日1劑，水煎服。

二診：服上藥7劑後，丘疹消退，紅斑減輕變淡，舌淡，苔黃，脈沉，胃中較前舒適。原方加生桑白皮12g，15劑，水煎服。

三診：印堂部紅斑基本消退，頰部明顯變淡，餘處亦縮小，癢止，舌同前，脈右弱，左沉。仍用原方加減，共治療2月餘，皮損完全消退而癒，隨訪至今未復發。

按：脂溢性皮炎中醫稱之為面遊風，《中醫外科學》將其分為風熱血燥型和腸胃溼熱型，該患者皮疹出於鼻旁、口周部，乃足陽明胃經循行部位，局部皮損紅，如果僅看皮損很容易將此患者辨為腸胃溼熱型，但仔細詢問病史及用藥史得知其脾胃素虛，在他處服寒涼藥已久，且服藥後腹瀉，再觀其舌淡，苔淡黃而膩，辨證為寒熱錯雜證。用半夏瀉心湯辛開苦降，健脾和胃，柴胡、薄荷調其肝氣。虛寒得溫而復，溼熱得苦而除，肝氣得疏而暢，脾、胃、肝的病態解除，功能恢復，皮損自然消退而癒。

3. 痤瘡

痤瘡，俗稱「青春痘」、「粉刺」、「暗瘡」。是一種以顏面、胸、背等處丘疹如刺，可擠出白色碎米樣粉汁為主要臨床表現的皮膚病。

第三章　臨床各論

該病屬中醫學「面瘡」、「酒刺」、「肺風粉刺」等範疇。中醫將其分為肺經風熱、腸胃濕熱、痰濕瘀滯三種類型。

醫案精選

◎案

女，32歲。2008年10月30日初診。主訴：額部及面頰部出現密集丘疹及粉刺3年，曾多處治療效不佳。納欠佳，時噁心，胃中不適，多夢形疲；舌淡白，邊有齒痕，苔薄白，脈細弱。診斷為痤瘡。辨證為上熱下寒。治以辛開苦降。方用半夏瀉心湯加減。

處方：黃芩15g，黃連5g，黨參15g，乾薑9g，陳皮9g，薑半夏10g，桔梗10g，赤芍12g，炒酸棗仁20g，連翹18g，蒲公英30g，炙甘草9g。10劑，日1劑，水煎服。

二診：服上藥7劑後，皮疹大部消退，舌淡紅，苔薄白，脈右弱，左平。上方乾薑減為6g，去桔梗，加蜈蚣2條。繼服9劑。

三診：丘疹全部消退，僅剩少許粉刺，舌淡胖，苔薄白，脈右弱。繼以上方加減。

處方：黃芩12g，黃連5g，黨參15g，乾薑6g，當歸12g，砂仁9g，茯苓18g，山藥15g，蒲公英30g，連翹18g，甘草6g。10劑，日1劑，水煎服。

按：痤瘡，中醫稱之為粉刺，《中醫外科學》將其分為肺經風熱、腸胃濕熱、痰濕瘀滯三型。但在臨證中其臨床症候複雜，以上三型不能滿足臨床辨證需要，又增加了脾濕肺熱、肝經鬱熱、陰虛火旺、上熱下寒、毒熱壅面五型，並以此指導臨床，每獲良效。本案面部出紅丘疹及粉刺，是

肺經蘊熱，而舌淡苔白，納食不佳，噁心，則又係脾胃虛寒，即上熱下寒。此時若單純苦寒清熱，必致脾胃更寒，甚或腹瀉，選擇寒熱並用的半夏瀉心湯加減治療上熱下寒型痤瘡，清上溫下，別出心裁，屢收奇效。痤瘡上熱下寒型的症候特點為：素體不健，五臟不調，肺有蘊熱，而脾胃虛寒。臨床主要表現為形體瘦弱，自幼多病，面部丘疹，粉刺，或有膿皰，飲冷則胃痛不適，或大便溏泄，畏寒肢冷；舌淡白或淡紅，邊有齒印，苔白膩或淡黃膩，脈細弱。本案患者用半夏瀉心湯之黃芩、黃連清上焦熱，黨參、乾薑、薑半夏、陳皮、炙甘草溫中健脾，和胃止嘔，加連翹、蒲公英解毒散結，桔梗宣肺，炒酸棗仁養心安神。藥證相合，用藥精當，故收效迅速。

▌4. 糖皮質激素依賴性皮炎

糖皮質激素依賴性皮炎是因長期反覆不當的外用激素引起的皮炎。表現為外用糖皮質激素後原發皮損消失，但停用後又出現炎性損害，需反覆使用糖皮質激素以控制症狀並逐漸加重的一種皮炎。常見的臨床表現為皮膚潮紅、丘疹、皮膚萎縮、微血管擴張、痤瘡樣及酒渣鼻樣皮疹等，伴燒灼感、疼痛、搔癢、乾燥、緊繃感，停止外用糖皮質激素後則皮膚病復發，出現反跳現象。

該病屬於中醫學「面遊風」、「藥毒」、「粉花瘡」、「風毒」、「黧黑斑」等範疇。

▌醫案精選

◎案

女，41歲。2010年5月1日初診。主訴：面部可見紅色丘疹，紅斑，

伴脫屑 20 餘年，癢甚。20 餘年前無明顯原因面部出現紅色丘疹，紅斑，伴脫屑，常用糖皮質激素藥膏外搽，有效，停用則加重，曾在多家醫院診斷為激素依賴性皮炎，中西醫結合治療，療效不佳，遷延至今。症見：面部淡紅斑，脫屑，搔癢，皮損邊界不清，大便溏，每日二三次，月經量少；舌質偏淡，苔膩淡黃，脈弱。中醫辨證上熱下寒。治以清上溫下。方用半夏瀉心湯合玉屏風散加減。

處方：黃芩 15g，黃連 6g，乾薑 9g，清半夏 10g，黃耆 20g，防風 12g，炒白朮 10g，荊芥 9g，白鮮皮 20g，炙甘草 6g。15 劑，日 1 劑，水煎服。

二診：面部丘疹、紅斑均消退，尚有少許脫屑，舌尖紅，苔淡黃膩，脈同前。脾胃虛寒已除，上方去乾薑、白鮮皮，加牡丹皮 12g，繼服 15 劑。

三診：皮疹完全消退，舌暗稍紅，苔薄黃膩，脈弱。

處方：黃連 7g，清半夏 10g，生黃耆 20g，防風 12g，茯苓 20g，梔子 12g，牡丹皮 12g，通草 6g，桑葉 9g。15 劑，日 1 劑，水煎服，以鞏固療效。

按：糖皮質激素依賴性皮炎是一種較難治的皮膚病，關於其中醫症候的研究很少，目前治療多採用涼血清熱、祛風止癢之劑。本病症候複雜，絕非單純苦寒清熱之劑所能通治，必須認真辨證。本案患者面部淡紅斑，脫屑，搔癢，按皮損辨證屬心肺蘊熱，但舌淡，脈弱，便溏，皆是脾胃虛寒之象，形成上熱下寒之證。經用半夏瀉心湯加玉屏風散加減治療，20 餘年之頑疾，短短半月，皮損基本消退，再服半月，皮損完全消退。

5. 黃褐斑

黃褐斑俗稱「蝴蝶斑」、「肝斑」或者「妊娠斑」。主要發生在面部，以顴部、頰部、鼻、前額、頦部為主。為邊界不清楚的褐色或黑色的斑片，多為對稱性，是一種常見的發生於面部的後天性色素沉著過度性皮膚病，發生於日晒部位，並於日晒後加重。中青年女性多見，病程慢性，無明顯自覺症狀。

該病屬於中醫學「黧黑斑」範疇，其主要病機是肝鬱、脾虛、腎陰虛、腎陽虛、氣滯血瘀等，《中國醫學大辭典》中說：「此症由憂思憂鬱，血弱不華，火燥精滯而成，多生於面上。」

醫案精選

◎案

女，31歲，2009年8月18日初診。主訴：面部出現淡褐色斑片5年。患者5年前無明顯誘因而面部出現淡褐斑，伴胃中不適，口苦；舌淡紅而胖，苔黃膩，脈弱。西醫診斷黃褐斑。中醫診斷為黧黑斑。辨證為寒熱錯雜、氣血瘀滯。治以清上溫下、活血化瘀。方用半夏瀉心湯加減。

處方：薑半夏10g，黃連8g，乾薑7g，黨參12g，陳皮9g，生薏仁20g，當歸15g，丹參20g，玫瑰花9g，炙甘草9g。7劑，日1劑，水煎服。

二診：服上藥後，色斑減輕，舌淡紅，黃膩苔退去大半，脈同前。守上方加減連服60劑，色斑基本消退。因月經量少，腰痛，改用他方。

處方：當歸15g，白芍18g，熟地黃20g，炒續斷12g，懷牛膝15g，川芎12g，茯苓30g，厚朴9g，黃耆20g，生薏仁20g，黃連6g，首烏藤15g。水煎服，每日2次。又服1個月，色斑完全消退，隨訪至今未發。

按：本病中醫稱為「黧黑斑」，多與肝、脾、腎三臟病變有關，常虛實夾雜，而氣血瘀滯是其色斑產生之直接原因。本案是黃褐斑的較少見證型。患者係寒熱錯雜於中焦，而氣血瘀滯於面部，寒熱錯雜則氣機不利，血行不暢，面生淡褐斑。治療用半夏瀉心湯寒溫並用，適當新增活血行瘀之品，脾胃功能恢復，氣血通暢，則色斑自然消退。

第五節　耳鼻喉科疾病

梅尼爾氏症

梅尼爾氏症，又稱內淋巴水腫，是膜迷路積水的一種內耳疾病，本病以突發性眩暈、耳鳴、耳聾或眼球震顫為主要臨床表現，眩暈有明顯的發作期和間歇期。

該病屬於中醫學「耳眩暈」範疇。本病病因較複雜，有因腎虛精髓不足，髓海空虛，耳竅失養所致；或因心脾虛弱，氣血虧少，兼升清降濁功能失職，清氣不能上奉頭部，上部氣血供養不足所致；或因腎陽虛衰，不能溫化水液，水溼停聚，上泛清竅所致；或因肝氣鬱結，化火生風，風火上擾清竅所致；或因脾失運化，聚溼生痰，阻遏陽氣，清陽不升，濁陰不降，蒙蔽清竅所致。

醫案精選

◎案

張某，女，40歲。自訴眩暈症6年，發作時天旋地轉，眼黑，耳鳴。西醫診為梅尼爾氏症，用西藥治療，症狀可緩解，易反覆。初診症見：頭

中篇　臨證新論

暈，天旋地轉，眼黑，耳鳴，伴有嘔吐，倦怠懶言，少氣乏力，不思飲食，便溏，舌紅，苔薄黃膩，脈弦。詳詢病史，審症察脈，辨證為溼熱痞阻中焦。治以辛開苦降、健脾祛溼。方用半夏瀉心湯加減。

處方：薑半夏10g，黃芩10g，黃連6g，乾薑3g，黨參10g，竹茹10g，枳殼10g，炙甘草5g，天麻12g，白朮15g，大棗5枚，焦神曲、焦麥芽、焦山楂各15g。7劑，日1劑，水煎服。

二診：服上藥後，諸症悉減，囑其繼服7劑，以鞏固療效。隨訪至今，未見復發。

按：脾主運化，中焦運化失職，痰溼內生，溼鬱化熱，溼熱蒙蔽清竅，氣血不能上榮，故見頭暈，眼黑；溼熱壅塞中焦，氣機不暢，故見不思飲食，便溏等；此病獲效明顯，皆因病機掌握準確，故臨證應用，重在掌握其病機。

◎案

女，28歲。訴患眩暈近4年，發作時自覺天旋地轉，張目則嘔吐，喜臥靜睡。西醫診斷為梅尼爾氏症，對症治療能暫時控制病情，但易反覆。近日因勞累復發，就診時眩暈頻作，動則加劇，目不能開，伴有嘔吐，倦怠懶言，納少便溏，喜臥睡，不思飲食，口氣臭穢，舌紅，苔黃膩略厚，脈弦。辨證為溼熱痞阻中焦。治以辛開苦降、祛溼通絡止眩。方用半夏瀉心湯加減。

處方：半夏瀉心湯原方加天麻15g，白朮15g，茯苓15g，藿香12g，陳皮6g。2劑，日1劑，水煎服。

二診：服上藥2劑後，眩暈止，再服則食納轉佳。繼服半月餘鞏固療效，隨訪半年未復發。

第三章　臨床各論

按：半夏瀉心湯是《傷寒論》為少陽誤治導致虛痞而設，由半夏、黃芩、黃連、乾薑、人參、炙甘草、大棗7味藥組成，為辛開苦降、調陽和陰、促使脾胃運化正常的方劑。因其配伍精當，效專力宏，故後世廣泛應用於各種消化系統疾病的治療。臨證若能辨清寒、熱、虛、實4個要點，準確分析病機，應用本方對內科多種疾病如不寐、眩暈、水腫、咳喘等均有意想不到的療效。

第六節　口腔科疾病

1. 牙齦腫痛

牙齦腫痛，即牙齒根部痛，而且其周圍齒肉腫脹，故稱牙齦腫痛，也叫牙肉腫痛。牙齦腫痛主要是牙齦有炎症，牙齦下的炎症透過牙縫，牙結石，口腔死角進行多方位的傳播，導致牙齦附著牙菌斑而導致牙齦腫痛。引起牙齦腫痛的原因主要包括牙齦膿腫、牙周膿腫、智齒冠周炎或根尖周炎等，最為常見是牙周膿腫引起的病症，年輕人多見智齒冠周炎。

中醫認為手陽明大腸經入下齒中，足陽明胃經入上齒中，又腎主骨，齒為骨之餘，牙齦的病變一般都歸之於胃、腎、大腸。如果牙齦無腫痛而出血的，是腎陰虛而虛火上炎，治以滋腎水；牙齦腫痛而出血的，是胃中實火上衝，治當清胃熱。

中篇　臨證新論

醫案精選

◎案

葉某，女，70歲。1993年9月23日初診。患者為全口義齒，10日前曾患「感冒」，治癒後面牙齦腫痛漸起，不能再戴義齒，故而影響咀嚼，至牙科診為「牙齦炎」，而以「螺旋黴素」、「滅滴靈」口服治之。然服藥5天，未見好轉，遂求治於中醫。症見：前上齒齦紅腫，未見膿點，形神疲憊，腹脹噁心，飲食無味，舌尖紅，苔白微膩，脈細。脈症合參，辨證為脾胃虛弱、陰火上犯。治以寒熱兼施、清補並進。方用半夏瀉心湯加減。

處方：黃連3g，炒黃芩10g，黨參15g，法半夏10g，乾薑5g，炙甘草5g，細辛3g。3劑，日1劑，水煎服。

二診：自訴服上藥1劑，則腫痛減輕，3劑盡，牙齦腫痛痊癒，飲食漸增，精神轉佳。至今未發。

按：李東垣云：「火與元氣不兩立，一勝則一負，脾胃虛弱，則下流於腎，陰火得以乘土位。」患者年高體弱，復感外邪，更傷元氣，故虛火乘土而升，方用半夏瀉心湯溫中瀉火，升清降濁；細辛能治口齒之疾，且歸腎經，加之益增其效。使陰陽平調，陰火得消，牙齦腫痛乃除。

2. 口腔潰瘍

口腔潰瘍又稱為口瘡，表現為口腔黏膜上的表淺潰瘍，大小不等，常呈圓形或橢圓形，潰瘍面凹陷，周圍充血，並伴有灼痛感。該病雖具自限性，1～2週便可自癒，但亦有呈週期性反覆發作者，對患者說話、進食帶來痛苦。

口腔潰瘍屬中醫學「口瘡」、「口糜」範疇。現代醫學認為其發病機制

與機體免疫功能失調有關。中醫認為其病機主要有脾胃積熱、陰虛火旺與中氣不足,然與心火上炎有關。《聖濟總錄》言:「口瘡者,由心脾有熱,氣衝上焦,燻發口舌,故作瘡也。」《口齒類要》:「口瘡上焦實熱,中焦虛寒。」《古今醫鑑》口舌條云:「服口瘡服涼藥不癒者,乃中氣虛。」《雜病源流犀燭》說:「心熱亦口糜,口瘡多赤⋯⋯或服涼藥不效,陰虧火泛,亦口糜。」

醫案精選

◎案

康某,男,28歲。1985年4月26日初診。患慢性口腔潰瘍3年,每遇春夏之季而發,病發時疼痛不堪,言語困難,食物難進,久醫不效。今春以來,病又復發,至今20天餘,口舌疼痛,不能食物,口乾口苦,唾液多,便乾溲赤。曾服用維生素之類及中藥清熱利溼之劑,仍不能緩解。且胃脘痞滿不舒,時作隱痛。症見:口舌潰爛,呈散在多發的點狀潰瘍,中間呈白色荵膜,周圍紅色而突起,觸之痛甚。舌尖、邊紅,苔薄黃,脈數。方用半夏瀉心湯加減。

處方:半夏、黃連、牛膝、黃芩各10g,黨參15g,甘草、乾薑各6g,吳茱萸2g,大黃5g。2劑,日1劑,水煎服。

二診:服上藥2劑後,口舌疼痛大減,能進食麵條之類。口舌潰瘍減半。繼上方加玄參15g,繼服上藥3劑。

三診:服上藥3劑後,口腔潰瘍消失,進食物無痛苦。上方去黃連、大黃,加白朮10g,繼服10餘劑而癒。

中篇　臨證新論

◎案

何某，女，41歲，教師。1991年8月30日初診。口腔潰瘍反覆發作已3～4年，每遇勞累或寐差而誘發。此次發作歷時2個月，曾住某醫院內科病房，以抗生素及維生素類藥物治療療效不佳；後又服中藥清熱降火之劑數十劑，並以西洋參代茶飲用，仍收效甚微。症見：舌邊四、五個潰瘍點，大者如黃豆，邊紅中白，疼痛難忍而咀嚼尤加，故飢而不欲食，神疲肢軟，腹脹便溏，舌淡紅，苔薄白，脈細。中醫辨證為寒熱錯雜、虛實交織，故一味清熱泄火未能奏效。方用半夏瀉心湯加減。

處方：法半夏10g，乾薑6g，黃連5g，炒黃芩10g，黨參12g，炙甘草5g，山藥20g，大棗5枚。3劑，日1劑，水煎服。

二診：口腔潰瘍縮小，疼痛減輕，已能進食，但仍腹脹，原方加厚朴10g，繼服5劑，諸症均瘥。

按：本案患者用半夏瀉心湯加減，以半夏、乾薑溫中散寒，辛開苦降；黃芩、黃連苦寒泄熱；黨參、大棗、甘草以補脾胃之虛、復其升降之職。諸藥相配，寒熱並用，辛苦並進，補瀉同施，使中氣足，陰陽和，升降自順，虛實調而諸症癒。

◎案

王某，男，36歲。口腔潰瘍反覆發作10餘年，常因飲食不慎、情緒波動而誘發，近2日舌底、頰膜處復發2處，瘡面直徑0.5mm左右，表面覆蓋有黃白色偽膜，周圍充血明顯，伴較劇烈的燒灼樣疼痛，持續2個月未癒。口乾喜飲水，納可，怕食生冷，油膩，大便乾，一日一行。舌質紅暗，苔白，脈弦滑。辨證為脾虛溼困、鬱久化熱、寒熱錯雜。治以健脾祛溼、寒熱平調。方用半夏瀉心湯加減。

第三章　臨床各論

處方：清半夏10g，黃連6g，黃芩6g，乾薑10g，黨參10g，玄參15g，升麻6g，牡丹皮30g，當歸10g，甘草6g。7劑，日1劑，水煎服。

二診：服上藥後口腔潰瘍減輕，納食不佳，大便時乾時稀，日1次，小便調。上方去玄參15g、升麻6g、當歸10g，加肉桂3g、生地黃15g、川牛膝15g。繼服7劑。

三診：服上藥7劑後，口腔潰瘍基本痊癒，守上方加減繼續調理。

按：復發性口腔潰瘍，是臨床常見的口腔黏膜疾病。具有週期性，多發性等特點。本案辨證屬脾虛溼困，溼濁鬱久化熱，寒熱錯雜，灼傷口舌，終成潰瘍。清半夏、乾薑散溼，黃芩、黃連燥溼清熱，是溼隨熱去。寒熱互用以和陰陽，苦辛並用以調其升降。當歸、玄參、牡丹皮清熱涼血養陰。升麻善清解陽明熱毒以治療口舌生瘡，助黃芩清解胃熱。黨參補氣扶正。甘草清熱瀉火，調和諸藥。服藥後，潰瘍減輕，二診原方去玄參、升麻、當歸加生地黃、川牛膝、肉桂，引浮游之火下行，滋陰清熱共同發揮消炎止痛，減少組織滲出，促進上皮組織修復之效果，加速潰瘍癒合。

◎案

張某，女，37歲。2014年4月14日初診。主訴：口腔潰瘍反覆發作3年。近3年來口腔潰瘍反覆發作，纏綿難癒，曾口服各種中西藥物治療，效果均不顯著。症見：口腔黏膜多發潰瘍，局部紅白相間，進食時痛甚，伴心煩急躁，大便不成形，納可，夜寐欠安，舌質紅，苔白膩，脈滑略數。西醫診斷為復發性口腔潰瘍。中醫診斷為口瘡。辨證為溼熱內蘊、中氣不足。治以清熱利溼、益氣托毒。方用半夏瀉心湯合升陷湯加減。

處方：黃芩10g，清半夏10g，黃連6g，炮薑6g，黃耆30g，黨參10g，柴胡6g，桔梗10g，升麻6g，茵陳24g，連翹24g，桑白皮30g，龍

骨 30g，牡蠣 30g，茯神 30g。7 劑，日 1 劑，水煎服。

二診：4 月 21 日，潰瘍面疼痛減輕，仍大便不成形，納可，夜寐安，舌紅，苔白膩，脈弦滑。原方加僵蠶、竹葉各 10g。14 劑，日 1 劑，水煎服。

三診：5 月 5 日，口腔潰瘍基本痊癒，進食已不受影響，大便較前成形，納可，小便調，夜寐安。舌質轉淡紅，苔薄白略膩，脈弦滑。效不更方，繼服 14 劑以鞏固療效。

按：復發性口腔潰瘍是一種反覆發作的難治性疾病。本病多由臟腑功能失調，溼熱內蘊，或外感溼熱之毒，循經環絡上攻所致。由於本病反覆發作，病程遷延日久，纏綿難癒，溼熱之邪耗氣傷陰，導致氣血虧虛，則多呈現出虛實夾雜，寒熱錯雜之象。本案患者病程已有 3 年餘，在清熱化溼祛熱毒的同時，更應顧護正氣，以扶正為本，攻補兼施。正如《黃帝內經》云：「邪之所湊，其氣必虛。」用半夏瀉心湯，寒熱並用以和其陰陽，補瀉兼施以調其虛實。同時加用張錫純之升陷湯補胸中大氣，提高免疫力，抗邪外出。兩方合用，共達調和陰陽、補虛瀉實、顧護正氣之功。同時應統籌兼顧，配伍茯神、龍骨、牡蠣以重鎮安神。竹葉清熱利溼，白芷解毒散結消腫止痛。諸藥共奏清熱利溼解毒，益氣托毒外出之效。

◎案

王某，女，28 歲。口腔潰瘍 5 月餘，多方求醫問藥，效不明顯。經人介紹，前來求診。症見：口腔多發潰瘍，自覺胃脘痞滿，便溏，納差，時嘔吐，口苦，舌紅，苔白膩，脈滑數。觀前醫所用方藥，多為清熱瀉火之劑，獲效不佳。詳詢病史，審症查因，辨證為脾胃不調、寒熱錯雜。治以健脾和胃、寒熱並調。方用半夏瀉心湯加減。

處方：半夏 12g，乾薑 6g，黃芩 10g，黃連 10g，黨參 12g，白朮 10g，茯苓 15g，陳皮 10g，山藥 15g，炙甘草 6g。7 劑，日 1 劑，水煎服。

二診：服上藥 7 劑後，口腔潰瘍已痊癒，脾胃諸症隨之減輕，囑其服山藥薏仁粥調養脾胃，不再服藥。1 個月後，隨訪，訴諸症已癒，無不適症狀。

按：薛己《口齒類要》指出：「口瘡，上焦實熱，中焦虛寒，下焦陰火，各經傳變所致。」今觀患者舌、脈、症，本病屬脾胃氣虛，心胃浮火，病屬寒熱錯雜，單清其火或只溫其寒，皆不能癒。唯寒熱並調，使中焦健運，氣機升降相因，方能使痞開結散，津布而火降，口糜自除。

第七節　眼科疾病

葡萄膜炎

葡萄膜炎是一種發病急、損害視力嚴重、易復發的眼病。有前葡萄膜炎和後葡萄膜炎之分，主要臨床表現為患眼紅赤、畏光流淚、疼痛、視物模糊。眼部檢查可見患眼睫狀體充血或混合充血，房水混濁，角膜後有沉積物，虹膜紋理不清，瞳孔縮小，玻璃體混濁，視網膜水腫等。其發病原因及機制複雜，免疫或自身免疫因素被認為是發生的關鍵因素。

本病屬中醫學「瞳神緊小」、「瞳神乾缺」、「雲霧移睛」、「視瞻昏渺」等範疇。

醫案精選

◎案

劉某，女，32歲。2015年2月初診。左眼視物不清反覆發作1年，加重伴眼前黑點、輕度畏光流淚7天。查視力右眼1.5、左眼0.1，不能矯正。左眼球結膜睫狀充血，角膜後KP（＋）、房閃（＋）。瞳孔約2.5mm，對光反射存在。玻璃體點狀混濁。視盤邊界模糊，色稍紅，視網膜水腫，黃斑區中反不清。右眼眼前節及眼底無明顯異常。口乾，口苦，乏力，納呆，脘痞不舒。舌質淡，苔薄膩，邊有齒痕，脈細濡。西醫診斷為左眼葡萄膜炎。予頭孢唑啉鈉、地塞米松等靜脈注射7天，普羅碘銨注射液肌內注射7天，局部給予硫酸阿托品眼用凝膠滴左眼，每次0.02g，每日2次。潑尼松片30mg，晨服1次，1週後減至20mg，以後每週依次遞減5mg，5mg維持量1個月。中醫辨證為寒熱錯雜、溼熱內蘊。治以清上溫下、清利溼熱。方用半夏瀉心湯加減。

處方：半夏10g，黃連6g，黃芩9g，乾薑12g，炙甘草6g，黨參12g，白花蛇舌草15g，敗醬草12g，炒薏仁12g，炒白芍10g，附子10g，桂枝10g。

二診：服上藥25劑後，查視力右眼1.5、左眼1.0，不能矯正。左眼球結膜無充血，角膜後KP（－）、房閃（－）。瞳孔約5mm，對光反射存在。玻璃體點狀混濁。視盤邊界欠清、色稍紅，視網膜水腫減輕，黃斑中心僅光可見。右眼眼前節及眼底無明顯異常。頭昏，乏力，易汗出，原方去敗醬草加黃耆30g，白朮15g，土茯苓10g，繼續服用1個月以鞏固療效。隨訪5個月無復發。

按：瞳神緊小多因外感六淫、內傷七情、外傷與飲食勞倦等所致。病

機主要為肝膽、脾胃、心腎功能失調,溼熱內蘊、肝腎不足是基本病機。早中期多為火強搏水,血熱瘀滯,乃邪氣實、陰不虛之實證;後期多為虛實夾雜或陰虛火旺,氣血瘀滯之證。而溼熱內蘊、肝腎不足是本病的潛在傳變之勢,是基本病因病機。治療重點在於清熱、化溼、祛瘀、補虛,炎症期以清熱化溼為主兼以祛瘀,反覆發作及炎症後期則以滋補肝腎、利竅明目為主。常以半夏瀉心湯為基礎方(半夏、黃芩、乾薑、人蔘、甘草、大棗)隨症加減。

第八節　其他

1. 失眠

失眠是心神失養或不安引起經常不能獲得正常睡眠的一類病症,表現為睡眠時間、深度的不足,輕者入睡困難,或寐而不酣,時寐時醒,或醒後不能再寐,重則徹夜不寐。失眠已成為繼頭痛之後神經科門診第二大疾病,嚴重影響人們的身心健康及生活品質。

該病屬於中醫學「不寐」範疇,最早見於馬王堆漢墓出土的帛書《足臂十一脈灸經》和《陰陽十一脈灸經》,被稱為「不臥」、「不得臥」和「不能臥」。

醫案精選

◎案

男,35歲。2005年6月25日初診。胃脘痞脹2年餘,經胃鏡檢診斷為「慢性胃竇炎」。經中西藥治療,症狀明顯改善。近3個月來,因其父罹

中篇　臨證新論

患腫瘤惡疾，兼他事繁冗，思愁過多，漸至失眠，徹夜不寐。或雖小睡，則幻夢紛擾，移時即醒，醒後則毫無睡意，白天疲乏暈沉，影響工作生活，脘腹痞滿不舒，飲食稍有不慎則瀉利。舌尖稍紅，苔厚，脈弦浮大。中醫辨證為氣鬱脾虛、陰陽違和。治以解鬱滯、健脾胃、調寒熱、交陰陽。方用半夏瀉心湯加味。

處方：半夏10g，柴胡6g，黃芩10g，黃連3g，乾薑6g，黨參20g，龍骨、牡蠣各30g，麥芽30g，白芍10g，大棗3枚，炙甘草5g。5劑，日1劑，水煎服。

二診：服上藥5劑後，夜裡能安睡3～4小時，幻夢明顯減少，脘腹痞滿也減輕。上方加減調理1月餘，諸症悉除，隨訪半年，未再復發。

按：失眠一證，病因繁多，證情不一，但總屬臟腑失和，陰陽不交。故治療當以「和」字為總則。本案患者素患痞證（胃炎），「胃不和則臥不安」；脾虛於前，復憂思肝鬱，橫逆犯胃，肝胃失和；五志過極，肝失條達，鬱而化火，致寒熱錯雜，陰陽失交。數因疊加，致心神不寧，所以失眠，且證情篤甚，徹夜難寐。故方用半夏瀉心湯調寒熱和陰陽，柴胡、白芍疏肝解鬱以調和肝脾；龍骨、牡蠣、麥芽鎮心安神，與大棗、甘草合用，即甘麥大棗湯，有養心安神作用。諸藥合方，補虛瀉實，調臟腑，和陰陽，寧心神，故能取效。此方用於治療此類失眠證，屢試不爽，為治療失眠另闢一途。

◎案

女，45歲。2002年10月3日初診。該患者不能入寐1月餘，經治無效，且日漸加重，遂來門診求治。症見：頭暈不寐，胸脘痞悶，煩躁不安，不欲飲食，大便數日不行，舌苔黃厚膩，脈濡緩。中醫辨證為寒熱內

蘊於中焦，胃氣不和，上擾心神。治以開結除痞、和胃安神。方用半夏瀉心湯加味。

處方：半夏 10g，黨參 15g，黃芩 4g，黃連 10g，乾薑 9g，枳實 10g，遠志 15g，炒酸棗仁 20g，大棗 4 枚。20 劑，日 1 劑，水煎服。

服上藥 20 劑後，患者自訴，夜能眠，食穀得納，大便行而病癒。

按：不寐似與半夏瀉心湯證相去甚遠，細思之，胃之絡上通於心，胃氣虛，寒熱錯雜於中焦，擾及神明而致心煩不寐。《素問·逆調論》云「胃不和則臥不安」，正此之謂也，故投半夏瀉心湯，配以安神定志之品，寒溫並用，開結除痞，使胃氣和降，自然神安矣。

◎案

王某，女，70 歲。2015 年 8 月 18 日初診。既往甲狀腺功能亢進症（甲亢）病史 1 年，規律服用甲巰咪唑片 15mg，每天 1 次，近期甲狀腺功能：促甲狀腺激素（TSH）＜ 11U/L；血清游離三碘甲狀腺原氨酸（FT3）14.27pmol/L；血清游離甲狀腺素（FT4）31.44pmol/L。主訴：怕熱、汗多 1 年，眠差 1 月餘。患者近 1 個月反覆失眠，難以入睡，每天只能睡 3 小時。追問病史，患者平素易腹脹泛酸，偶有胃部灼熱感，胸骨後常有悶痛，常有心慌心悸，汗出較多，胃納尚可，飲水正常，二便調，無發熱惡寒，無頭暈頭痛，舌淡暗，苔白厚膩，邊有齒痕，脈沉澀。該患者為原發病甲狀腺功能亢進症導致的繼發性失眠，而從中醫辨證角度來看，此患者胃中嘈雜、舌苔厚膩，乃溼濁之邪困阻中焦所致，邪阻中焦，升降失常，陽氣鬱遏於上，故見失眠；陰陽失調，脈氣不暢，故心慌心悸、脈沉澀。治以辛開苦降、調和脾胃，兼以活血安神。方用半夏瀉心湯加減。

處方：法半夏、乾薑各 15g，黃芩、黃連、炙甘草、大棗、桂枝、白

中篇　臨證新論

芍各10g，丹蔘、柏子仁各30g。7劑，日1劑，水煎睡前溫服，並囑患者抗甲亢藥物仍按原方案服用。

二診：服上藥7劑後，患者自訴睡眠明顯改善，可入睡6小時，腹脹胸悶等伴隨症狀亦衰減大半，效不更方，再予原方7劑，患者失眠症狀基本消失，甲狀腺功能水平控制平穩。

按：甲狀腺功能亢進症是內分泌系統常見疾病，患者多以怕熱、汗多、心悸、失眠等高代謝症候群為特徵性表現。本案患者有甲狀腺功能亢進症病史1年，現既有失眠症狀，也有心悸、多汗、腹脹等交感神經興奮表現，西醫診斷可考慮甲狀腺功能亢進致繼發性失眠。《素問·逆調論》有云：「陽明者，胃脈也。胃者，六腑之海，其氣亦下行。陽明逆，不得從其道，故不得臥也……胃不和則臥不安，此之謂也。」患者為溼濁之邪所困，胃失和降，陽不入陰，而至陰陽失調，故擬方以半夏瀉心湯為主方加減，方中法半夏降逆泄濁，為方中要藥；黃連、黃芩清熱燥溼，配合法半夏共奏泄濁之功；白芍、柏子仁斂陰安神，合治失眠之標；丹蔘、桂枝、大棗活血通脈，再合乾薑守中溫陽，從中調和陰陽，固護心神。諸藥共奏脾胃同調、養心安神、活血通絡之效，方證相應，因而療效確切。

◎案

劉某，女，41歲。2015年1月22日初診。既往有松果體瘤病史，自訴為良性腫瘤，予手術切除。主訴：眠差3月餘。患者反覆失眠3月餘，難以入睡，眠時易醒，睡眠1小時左右，醒後難復睡，白天精神較差，平素容易食後腹脹，納可，大便溏，每天1次，小便正常，汗出飲水正常，無發熱惡寒，無頭暈頭痛，無胸悶心慌，近半年月經不規律，末次月經2014年12月15日，經期2～3天，週期15～35天，量少，色紅，無血塊，無痛經，舌淡紅，苔白厚膩，脈弦滑。該患者為松果體瘤導致的繼發

性失眠，中醫診斷為不寐，寒熱錯雜證。《傷寒論》曰「但滿而不痛者，此為痞，柴胡不中與之，宜半夏瀉心湯」，此患者除失眠外，還有食後腹脹一症，參其舌苔厚膩，脈弦滑，乃溼濁困阻中焦之象，中氣不運，氣血不行，故月經量少。治以辛開苦降、調和脾胃，兼以溫經活血。方用半夏瀉心湯加減。

處方：法半夏、大棗、炙甘草、合歡花、炮薑、當歸、桑白皮、遠志各 15g，黃芩 10g，黃連 5g，黨參、首烏藤各 30g。7 劑，日 1 劑，水煎睡前溫服。

二診：服上藥 7 劑後，夜晚睡眠狀況有所改善，夜間可睡 4 小時，但午間仍無法入睡，腹脹緩解，大便已成形，服藥 2 劑後月經來潮，經期 5 天，色紅，現月經已乾淨。症見：口乾，舌紅苔黃膩、芒刺舌，脈滑。察患者舌象，有化熱之徵象，主症已緩解大半，效不更方，仍以半夏瀉心湯加減。

處方：法半夏、合歡花、炮薑、麥冬各 15g，黃芩、炙甘草各 10g，黃連 5g，黨參、首烏藤、茯神各 30g，大棗 20g。7 劑，日 1 劑，水煎睡前溫服。

後患者多次複診，睡眠情況較服中藥前大有改善，午間與夜晚入睡已無礙，月經按時來潮，經量正常。

按：松果體是人體重要的神經內分泌腺體，由其分泌的光訊號激素——褪黑素是調節動物晝夜節律、季節節律以及機體睡眠—覺醒節律的重要激素。患者既往松果體瘤切除病史，可能係手術破壞正常松果體組織致褪黑素分泌減少，而褪黑素分泌減少可使人體覺醒時間延長，睡眠中覺醒次數增加，快速動眼睡眠和深度睡眠時間均縮短，故該患者出現難以入睡，眠時易醒，醒後難復睡的症狀。初診時患者失眠、食後腹脹、便

溏、舌苔白厚膩，病機為脾胃升降失常，氣機阻塞，陰陽氣不相順接，而至痞滿、不寐，符合半夏瀉心湯溼濁困阻脾胃的病機，故以法半夏、黃芩、黃連降逆化濁消痞，以合歡花、首烏藤、製遠志安神定志，以黨參、大棗、炙甘草調補脾胃，又因患者氣血不行，加以炮薑、當歸活血調經，佐桑白皮行水。二診患者病症緩解大半，但舌紅苔黃膩、芒刺舌，病症出現化熱之象，適逢患者月經乾淨，故去當歸、桑白皮等行經之藥，加茯神、麥冬加強養心安神之功。如此補瀉兼施，脾胃同調，轉脾胃氣機，分上下清濁，氣機得暢，陰陽得以調和，則失眠得以自除，諸症得以緩解。

半夏瀉心湯中的要藥半夏，《神農本草經》言「味辛平，主傷寒寒熱，心下堅，下氣，喉咽腫痛，頭眩，胸脹，咳逆，腸鳴，止汗」，早在《靈樞》中就用來治療胃氣不和之失眠，《靈樞》所記載的半夏秫米湯，謂此方「所謂決瀆壅塞，經絡大通，陰陽和得者也」，由此可見此方中半夏之功一在健脾和胃，消痞散結；二在交通陰陽。半夏瀉心湯在某種程度可看作半夏秫米湯的延展。湯中半夏配伍黃芩，辛開苦降，寒溫並用，交通陰陽；其中黃連既可瀉心火，又可除脾胃之溼熱，是治療心下痞的必備之藥，張仲景在《傷寒論》治療心下痞的方劑中多有黃連的出現；又配以乾薑辛溫助半夏散中焦之寒；佐以人參、大棗、甘草補中焦之虛。萬教授認為失眠伴隨心下痞、嘔吐、苔厚膩等為半夏瀉心湯的典型症候，可辨證為陰陽不調、寒熱錯雜，如此方證對應，便效如桴鼓。半夏瀉心湯治療內分泌系統繼發失眠的現代醫學機制尚不清楚。有研究發現影響人體睡眠－覺醒機制的激素，也能影響胃腸道系統功能或在胃腸道系統亦有分布，比如胃腸道組織亦是褪黑素的豐富來源。既往對於半夏瀉心湯的藥理研究顯示半夏瀉心湯具有修復胃腸道黏膜，調節免疫等作用，故萬教授認為半夏瀉心湯可能透過影響胃腸道激素分泌或神經傳導物質訊號交換等某些生理過程，從而調節人體睡眠－覺醒機制，治療失眠症。

第三章　臨床各論

◎案

李某，女，60餘歲。失眠症復發，屢治不癒，日漸嚴重，竟致煩躁不食，晝夜不眠，服安眠藥片才能勉強睡1小時。就診時，按其脈澀而不流利，舌苔黃厚黏膩，胃脘滿悶，大便數日未行，但腹無脹痛。中醫辨證為溼熱壅滯中焦。治以辛開苦降、調節氣機。方用半夏瀉心湯加減。

處方：半夏瀉心湯原方加枳實。傍晚服下，當晚就酣睡了一整夜，滿悶煩躁，都大見好轉，又服幾劑，大便暢行，一切基本正常。

按：中者為四運之軸，陰陽之機。今溼熱積滯壅遏胃脘則陰陽不能交泰而失眠。用半夏瀉心湯加枳實泄熱導滯、舒暢氣機，待溼熱去，氣機暢，胃氣和，則臥寐安。「胃不和則臥不安」，所以有許多半夏瀉心湯證的患者，除胃脘不適外，常伴有失眠，對於這種患者，其他安神藥難以奏效，用半夏瀉心湯治療的失眠，失眠自然是主症，但對治療用方有決定作用的線索，卻是胃脘痞脹不適，氣機升降失常，陰陽不能交泰，治療以調理脾胃入手，辛開苦降，失眠自癒。

◎案

王某，男，24歲。1987年2月11日初診。患者心悸失眠1年餘，多處求治無效。情緒急躁，心下滿悶不舒，食慾不振，精神疲乏，大便溏稀，舌質紅，苔黃膩，脈滑。中醫辨證為寒熱互結、擾及心神。治以開結泄痞、調和陰陽。方用半夏瀉心湯加減。

處方：半夏、黨參各12g，黃芩10g，黃連、乾薑、遠志各5g，大棗6枚，甘草6g，炒酸棗仁15g，首烏藤30g。3劑，日1劑，水煎睡前溫服。

二診：服上藥3劑後，諸症減輕，晚間能入睡3小時以上。繼服6劑痊癒。

中篇　臨證新論

按：寒熱互結於胸，則擾及心神而成心悸不寐之證。如用補養心脾、滋陰清熱、重鎮安神等常法均不見效。故用降陽和陰，清熱泄痞除煩，緩中補虛之法，甚為適宜。

◎案

焦某，女，71歲。患糖尿病10餘年，血糖控制尚可，但長年被失眠困擾，屢治無效。患者入睡困難，常輾轉而不得眠，伴心煩胸悶、脘腹脹滿、納差便祕、舌質暗胖、苔黃厚膩、脈沉滑等。中醫辨證為寒熱錯雜、壅阻中州、心腎失交。治以調寒熱、利中州、通心腎。方用半夏瀉心湯加減。

處方：半夏10g，黨參10g，乾薑6g，黃芩10g，黃連10g，肉桂3g，鬱金10g，竹茹10g，珍珠母30g，生麥芽15g，熟大黃10g，甘草6g。7劑，日1劑，水煎睡前溫服。囑睡時不要思慮能否入睡，才能入靜而眠。

二診：服上藥7劑後，患者訴服藥當日即安然入睡至天亮，後幾日略有反覆，但睡眠已大有好轉。

按：《黃帝內經》言：「胃不和則臥不安。」周鷹認為脾胃居中，斡旋上下，若脾胃失運，不能升清降濁，則心腎之氣不得中州之助，使水火即濟之功受阻，致陰陽不交、陽不入陰而失眠。《黃帝內經》云「治病必求於本」，「必伏其所主，而先其所因」，故不治失眠之標，而圖脾胃之本。用半夏瀉心湯調脾胃，使中氣和、升降有序則陰陽通、心腎交、眠自安。再者，周鷹在治病過程中，非常注重對患者的心理勸導，認為失眠患者往往陷入「失眠──焦慮──想辦法──更失眠──更焦慮──更想辦法」的惡性循環中。遇頑固性失眠患者時，總是告訴患者治療失眠的最好

第三章　臨床各論

辦法，就是不想辦法，因為總是想辦法，就總是不能入靜，不能入靜，怎麼能睡著呢？因此，不想辦法是治療失眠的最好辦法。在睡覺時不要考慮今夜能否入睡，睡不著就睡不著，不焦慮、不想辦法、不考慮明天會否頭暈不能工作，反而會迅速入睡。

中篇　臨證新論

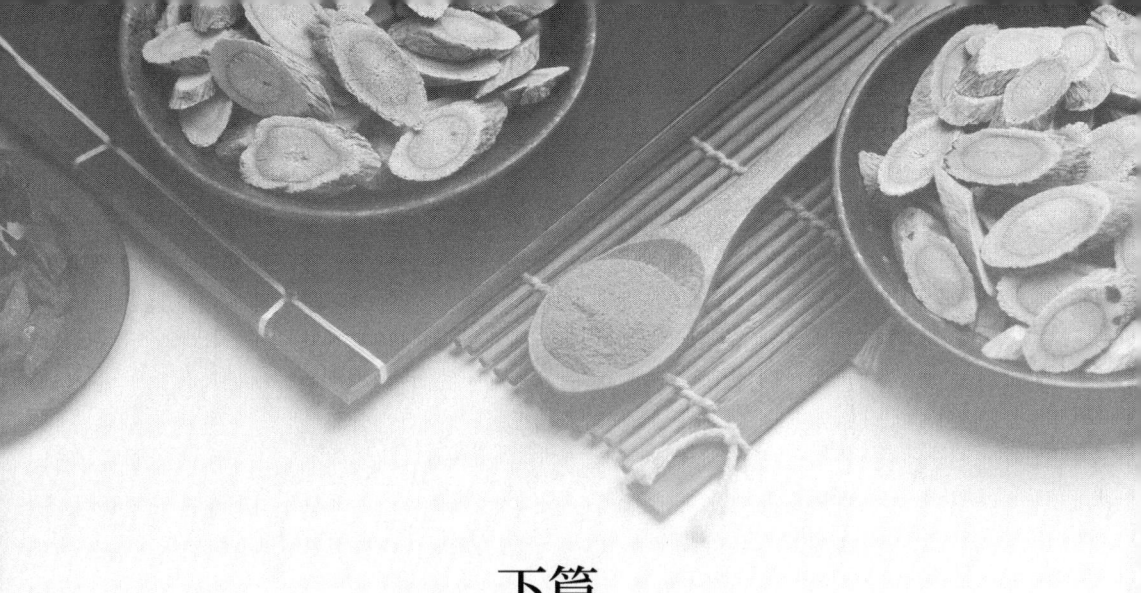

下篇
現代研究

　　本篇從兩個部分對半夏瀉心湯的應用研究進行論述：第一章不僅從現代實驗室的角度對半夏瀉心湯全方的作用機制進行探索；還從組成半夏瀉心湯的主要藥物藥理作用進行研究分析，為讀者提供了充分的現代研究作用基礎。第二章為經方現代應用，半夏瀉心湯的理論闡微、類方簡析總結性的整理，並且選取了代表性的名醫驗案，以便更好地應用經方。

下篇　現代研究

第一章
現代實驗室研究概述

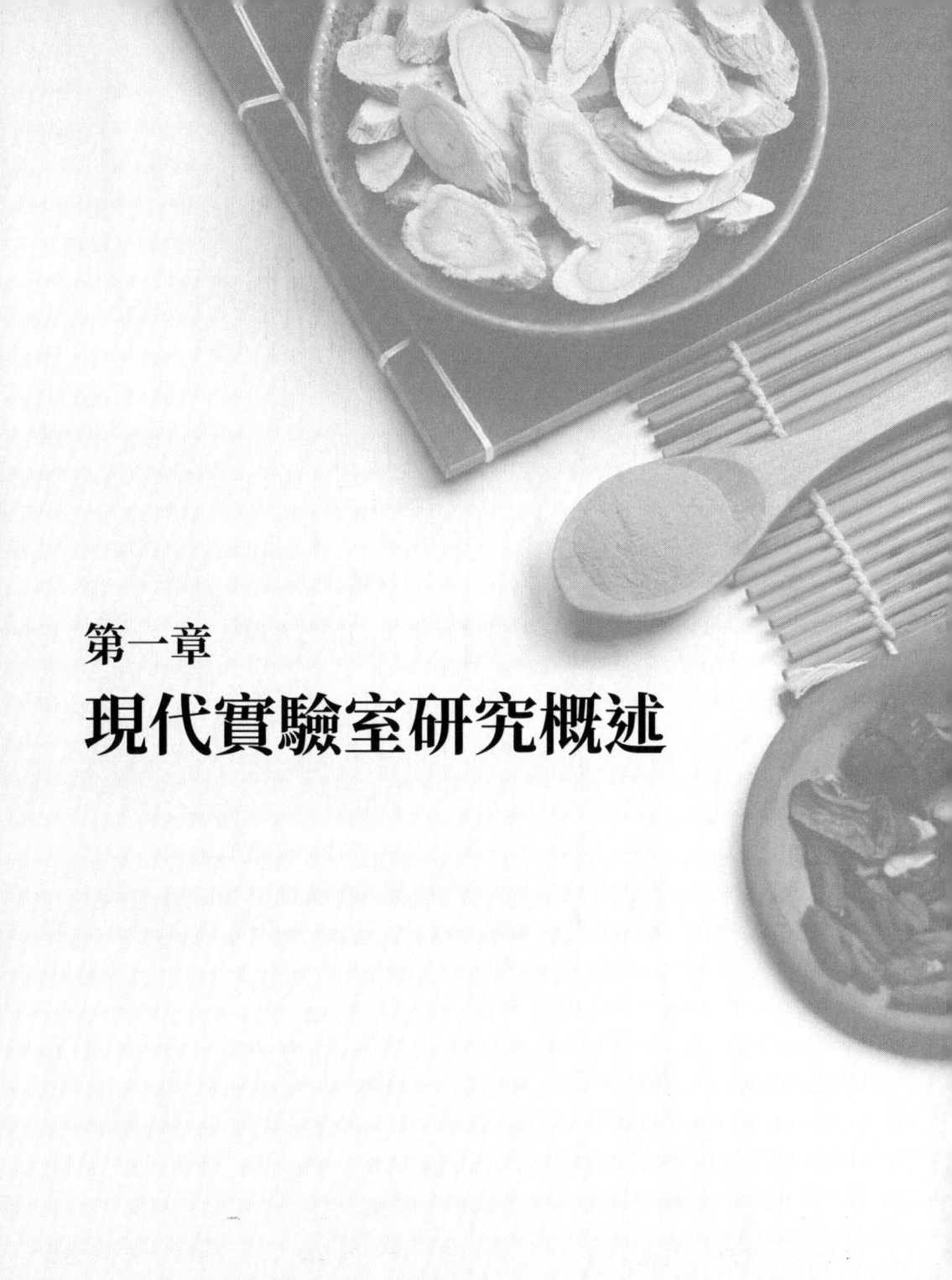

下篇　現代研究

第一節　半夏瀉心湯全方的藥理作用

一、保護胃腸黏膜作用的研究

　　現代藥理研究顯示，加味半夏瀉心湯能減輕急性胃黏膜損傷，可抑制多種細菌（包括幽門螺旋桿菌）的生長。黃芩、黃連、乾薑、甘草、黨參等藥具有不同程度的清除幽門螺旋桿菌的作用，諸藥合用可清除胃腸及肝膽等消化器官的慢性炎症，拮抗炎性反應物質所致的變態反應和攻擊因子，從而有利於炎症的吸收。實驗結果顯示，加味半夏瀉心湯對胃潰瘍具有良好的治療作用。

　　謝慧臣等採用乙酸燒灼法製備大鼠慢性胃潰瘍模型，將造模大鼠分為加味半夏瀉心湯小劑量組、半夏瀉心湯大劑量組（分別簡稱小劑量組、大劑量組）西咪替丁組、模型組，檢測大鼠胃黏膜潰瘍灶表面黏膜厚度的變化及對血漿內皮素（ET），血漿 6-酮前列腺素 $F1\alpha$ 水平的影響。結果：大劑量組和西咪替丁組對大鼠胃再生黏膜生長有明顯促進作用，且大劑量組治療作用優於西咪替丁組，兩者比較結果有顯著性差異（$P < 0.05$）；兩者與模型組比較均有非常顯著性差異（$P < 0.01$）；大劑量組、小劑量組間比較，其作用與劑量呈正相關，兩者比較結果有顯著性差異（$P < 0.05$）。大劑量組 ET 含量降低明顯優於西咪替丁組，兩者比較有顯著性差異（$P < 0.05$）；兩者與模型組比較療效均有非常顯著性差異（$P < 0.01$）。同時血漿 6-酮前列腺素 $F1\alpha$ 含量增加明顯，優於西咪替丁組，兩者比較有顯著性差異（$P < 0.01$）；兩者與模型組比較療效均有非常顯著性差異（$P < 0.01$）。結論：加味半夏瀉心湯能夠增加胃潰瘍處再生黏膜厚度，提高血漿 6-酮前列腺素 $F1\alpha$ 含量，降低 ET 含量，促進潰瘍癒合，提高損傷黏膜

的修復能力和癒合品質。

王江等觀察半夏瀉心湯及其拆方對胃潰瘍大鼠模型胃黏膜鹼性成纖維生長因子（bFGF）和血小板源性生長因子（PDGF）表達的影響，分析該方治療胃潰瘍的作用機制，揭示本方中寒熱並用的配伍方法的優勢和作用靶點。方法：SD 大鼠，雌雄各半，造模各組採用大承氣湯結合辣椒／乙醇混合液灌胃及乙酸注射法建立胃潰瘍寒熱錯雜證病癥結合動物模型。胃潰瘍手術 24 小時後灌胃給予相應藥物，給藥 7 天後處死大鼠，並取胃組織，計算潰瘍面積及潰瘍抑制率，免疫組化染色法檢測胃黏膜 bFGF、PDGF 的表達。結果：與空白組比較，模型組大鼠胃黏膜 bFGF、PDGF 平均光密度值明顯升高（$P < 0.01$）；與模型組比較，全方組、寒熱並用組、補益組、溫補組、寒補組及陽性組體重顯著增加（$P < 0.01$），潰瘍面積顯著縮小（$P < 0.01$），bFGF、PDGF 顯著升高（$P < 0.01$）；與全方組比較，寒涼組和溫熱組體重顯著降低（$P < 0.01$），潰瘍面積顯著增加（$P < 0.01$），bFGF、PDGF 顯著降低（$P < 0.01$）。結論：半夏瀉心湯方中不同屬性藥物主要透過提高胃黏膜 bFGF、PDGF 的表達從而對胃潰瘍發揮治療作用。寒熱並用配伍能消除單用寒涼或溫熱藥的局限和不足，有協同增效的作用。

陳少芳等利用 1KT-PCR 技術檢測半夏瀉心湯治療後胃組織轉化生長因子、血管內皮生長因子等表達情況，研究發現半夏瀉心湯能促進血管新生，組織修復，促進胃潰瘍的癒合。

江月斐等透過研究半夏瀉心湯加味對模擬大鼠胃潰瘍癒合的影響，利用半夏瀉心湯加味水煎液治療乙酸胃潰瘍模擬大鼠，觀察治療後大鼠潰瘍指數、再生黏膜厚度、囊狀擴張腺體的變化，並與生理鹽水組、西藥組進行對照，實驗研究顯示：半夏瀉心湯加味對乙酸胃潰瘍模擬大鼠有良好的

治療作用，能提高潰瘍再生黏膜組織結構的成熟度。

　　賈士傑等在使大鼠感染幽門螺旋桿菌基礎上，分別給半夏瀉心湯、辛開苦降劑、苦降劑與辛開劑，同時設正常對照組和西藥對照組，最後測定各組大鼠血清級胃黏膜超氧化物歧化酶（SOD）、丙二醛（MDA）含量。結果顯示各治療組血清 SOD 均有所升高，血清 MDA、胃黏膜 MDA 均有所下降，最後得出半夏瀉心湯對慢性胃炎合併 Hp 感染有較好的治療作用，其作用機制不僅僅在於該方能直接抑殺 Hp、減輕炎症相關，而且該方還可增強 SOD 活力，使機體抗氧化能力增強，同時可能提升機體對自由基的清除效率，減慢組織的脂質過氧化反應，從而達到減少自由基對胃黏膜上皮細胞的損傷。

　　宋小莉等在分析半夏瀉心湯中各藥味在全方背景下的量－效關係中，結果顯示該方中半夏對正常大鼠胃黏膜有保護作用。劉餘在半夏瀉心湯對 Hp 感染小鼠胃黏膜的保護作用及其 ERK 訊號轉導機制的影響中，透過觀察半夏瀉心湯對 Hp 感染小鼠胃黏膜損傷的修復效應、小鼠胃黏膜 EGF、PCNA 的含量以及 ERK 訊號轉導途徑中關鍵因子的表達，採用以 Hp 菌液直接灌胃造模法製備 Hp 感染小鼠胃黏膜損傷模型，以半夏瀉心湯全方組及各拆方組為被試因素，並與標準三聯療法作對照的方法，得出結論：半夏瀉心湯可明顯降低 Hp 感染小鼠損傷胃黏膜炎細胞浸潤和胃黏膜腺體萎縮程度，改善胃黏膜組織形態學損傷同時可以提高胃黏膜損傷小鼠胃黏膜中 EGF、PCNA 的含量，促進胃黏膜細胞增殖修復，並且透過實驗得出半夏瀉心湯修復 Hp 感染小鼠損傷胃黏膜的作用優於各拆方組，反映了全方「綜合效用」結果。

第一章　現代實驗室研究概述

二、調節胃腸動力的實驗研究現狀

　　目前半夏瀉心湯治療糖尿病胃輕癱（DGP）的實驗研究報導較少，有關半夏瀉心湯實驗研究主要集中在胃黏膜保護、胃腸動力調節、抗 Hp 感染等方面。研究顯示，半夏瀉心湯可增加血漿胃動素、胃泌素和一氧化氮，抑制 VIP，調節胃肌間神經叢，增加 c-kit 蛋白含量，明顯促進胃排空。肖開春的動物研究顯示，半夏瀉心湯醇提液亦可增加血漿中 SS 的含量以抑制胃腸道蠕動，從而推斷半夏瀉心湯對胃腸運動有雙向調節作用。另外，半夏瀉心湯醇提液可減輕大鼠腸平滑肌細胞粒線體腫脹程度，改善腸黏膜病變，從而影響胃腸道的運動。

　　張蕾在半夏瀉心湯對功能性消化不良大鼠胃排空及血漿胃動素的影響研究中，隨機將 60 隻大鼠分半夏瀉心湯小劑量組、半夏瀉心湯中劑量組、半夏瀉心湯大劑量組以及正常對照組，然後透過測定大鼠胃內藍色葡聚醣的相對殘留率來觀察大鼠胃排空能力，在與正常對照組相比，半夏瀉心湯 3 個劑量組都可以促進胃排空，因此可以得出半夏瀉心湯對大鼠胃運動具有促進作用。

　　王營在研究半夏瀉心湯對潰病性結腸炎大鼠模型胃腸激素的影響時得出半夏瀉心湯能夠有效降低 UC 大鼠模型胃腸激素 SP 及 VIP 的分泌，從而緩解腸平滑肌興奮，收縮減弱，平滑肌痙攣減輕，腸蠕動減慢，腸分泌減少，減輕腹痛、腹瀉的臨床症狀，從而達到緩解和治癒潰瘍性結腸炎的目的。

　　沈天華等在半夏瀉心湯對功能性消化不良大鼠模型血漿 P 物質及胃竇黏膜 CGRP 的影響研究中以功能性消化不良，FD 大鼠作為實驗對象，應用酶聯免疫吸附，ELISA 法測定血漿中血漿 P 物質，以及 SP 含量，並用

免疫組化技術檢測大鼠胃竇組織降鈣素基因相關肽，CGRP 的水平，最後發現半夏瀉心湯能使大鼠血漿 SP 和胃竇組織 CGRP 水平明顯升高，並且具有促進胃排空和降低內臟敏感性的作用。

三、抑菌作用的研究

在臨床以及實驗室研究中，半夏瀉心湯及其拆方對幽門螺旋桿菌抑菌作用的研究得到了廣泛的發展。尹抗抗等在運用半夏瀉心湯及其拆方抗幽門螺旋桿菌作用的研究中採用半夏瀉心湯：半夏 9g、乾薑 6g、人蔘 6g、炙甘草 6g、黃連 3g、黃芩 6g、大棗 4 枚組合；辛溫組：半夏 9g、乾薑 6g；甘溫組：人蔘、炙甘草各 6g、大棗 4 枚；苦寒組：黃連 3g、黃芩 6g。採用瓊脂擴散法以及液體稀釋法實驗方法來觀察，運用統計軟體分析得出半夏瀉心湯組對 Hp 抗菌作用高於甘溫組和辛溫組，差異具有統計學意義（P＜0.05）；而半夏瀉心湯組略優於苦寒組，差異無統計學意義，說明半夏瀉心湯具有明顯的抑菌作用。姜成等在 15 味中藥抑制 Hp 的體外試驗中發現，黃連對幽門螺旋桿菌的抑菌濃度值最小，抑菌作用強。說明了在半夏瀉心湯中黃連的抑菌作用是值得肯定的。

四、拆方的研究

近年來諸多研究者將半夏瀉心湯進行拆方研究，分為辛開組、苦降組、甘補組或者扶正組、祛邪組等，並且獲得一定的共識。姜維等在半夏瀉心湯對慢性胃炎合併幽門螺旋桿菌感染大鼠 SOD、MDA 的影響等試驗中將大鼠實驗研究設為半夏瀉心湯組、辛開組、苦降組、辛開苦降組以及模型組，分別測定治療前後 IL-2，IL-4，SOD、MDA 及 NO 的含量及對

第一章　現代實驗室研究概述

胃黏膜組織病理學的影響，發現各治療組 IL-2 可見顯著增加，半夏瀉心湯組 MDA 顯著下降。同時發現苦降組、辛開苦降組、半夏瀉心湯組 NO 也有明顯下降。在整個研究中得出其治療效果的降序為半夏瀉心湯組、辛開苦降組、苦降組。

莫莉等在探討半夏瀉心湯對幽門螺旋桿菌感染小鼠胃黏膜 T 細胞亞群（CD4、CD8）表達的影響研究中，將半夏瀉心湯分為半夏瀉心湯組、半夏組（半夏）、甘溫組（人蔘、炙甘草、大棗）、苦寒組（黃連、黃芩）、苦寒加半夏組、甘溫加半夏組、苦寒加甘溫組以及模型組。研究得出半夏瀉心湯組、苦寒加半夏組以及苦寒組其 CD4 ＋表達均明顯高於模型組，其差異均具有統計學意義。

五、調節免疫作用的研究

楊貴珍等探討半夏瀉心湯調節固有免疫細胞巨噬細胞分泌促炎性細胞因子抗胃炎的機制。採用含藥血清作用原代培養的巨噬細胞，用螢光定量 PCR 的方法檢測巨噬細胞內 IL-8、IL-12、IL-18、TNF-α 表達變化情況結果作用 3 小時，5％含藥血清對巨噬細胞分泌 IL-8、IL-12、IL-18 無影響，能抑制巨噬細胞分泌 TNF-α（$P < 0.05$）；10％含藥血清能促進巨噬細胞分泌 IL-8、IL-18、TNF-α（$P < 0.01$），對巨噬細胞分泌 IL-12 仍無影響。作用 6 小時，5％含藥血清能明顯抑制巨噬細胞分泌 IL-8（$P < 0.01$）、同時促進 IL-18、TNF-α 分泌（$P < 0.05$），對 IL-12 分泌無影響；10％含藥血清能明顯抑制巨噬細胞分泌 IL-8、IL-18、TNF-α（$P < 0.01$），對 IL-12 分泌仍無影響。對於 IL-8 的影響，只有在作用 6 小時呈現劑量－效應關係。對於 IL-18 的影響，有明顯的時間－劑量依賴性，含藥血清作用時間

越長，作用濃度越高，對抑制巨噬細胞分泌細胞因子作用越明顯。對於 TNF-α 的影響，只有在作用 6 小時時呈現劑量－效應關係，無時間－效應關係。得出結論：半夏瀉心湯可以有效地治療因幽門螺旋桿菌感染導致的胃炎，其作用機制為透過調節固有免疫細胞巨噬細胞的活性，抑制巨噬細胞分泌 IL-8、IL-18、TNF-α 等炎性因子，減輕胃黏膜上皮細胞的炎性損傷。

李玉鳳等研究半夏瀉心湯對氟尿嘧啶致腹瀉小鼠模型腸道免疫功能的影響，揭示其治療化療相關性腹瀉的作用機制。方法是採用腹腔注射氟尿嘧啶（40mg/kg）連續 6 天，建立小鼠腹瀉模型。隨機分為 6 組：正常組，模型組，陽性藥組（蒙脫石散 1.17g/kg），半夏瀉心湯高、中、低劑量組（2.5g/kg、1.25g/kg、0.625g/kg），造模前給藥 2 天，連續給藥 11 天。觀察小鼠每日活動狀況、進食量、體重、腹瀉變化情況，檢測胸腺、脾臟指數，取迴腸組織做病理切片，採用 ELISA 法測定小腸中免疫球蛋白 A（IgA）、血管活性腸肽（VIP）、白血球介素 15（IL-15）的含量。結果：與正常組比較，模型組小鼠化療後腹瀉加重，體重降低、胸腺及脾臟指數減小，腸道 IgA、VIP 的含量降低，而 IL-15 含量升高；與模型組比較，半夏瀉心湯各劑量組能顯著抑制氟尿嘧啶造成的小鼠體重降低、胸腺、脾臟指數減小，降低腹瀉發生率，同時增加腸道 IgA、VIP 的含量，減少 IL-15 的含量（$P < 0.05$ 或 $P < 0.01$）。該研究顯示，半夏瀉心湯能顯著抑制氟尿嘧啶造成的小鼠體重降低、胸腺、脾臟指數減小，保護受損腸絨毛，降低腹瀉發生率，同時增加腸道淋巴細胞分泌免疫因子 IgA、VIP 的含量，減少促炎因子 IL-15 的含量，保護腸上皮細胞和腸道免疫屏障功能。綜上所述，半夏瀉心湯治療化療相關性腹瀉的機制可能與促進腸道 IgA、VIP 產生，抑制 IL-15 表達有關。

六、調節神經內分泌功能的研究

張吉仲等研究半夏瀉心湯對脾虛大鼠下視丘中多巴胺（DA）、去甲腎上腺素（NE）、5-羥色胺（5-HT）的影響。方法取96隻SD大鼠，用苦寒瀉下法造脾虛模型後，隨機分為模型組、辛味藥組、苦味藥組、甘味藥組、辛苦藥組、苦甘藥組、辛甘藥組、全方組，另取同批次大鼠12隻為空白對照。給藥14天，冰浴剝取下視丘，參照匡培根的方法，採用螢光分光光度法測定下視丘DA、NE、5-HT的含量。結果：苦味藥組、辛甘味藥組、全方組對下視丘中DA、NE、5-HT具有調節作用。結論：半夏瀉心湯對脾虛機體的作用機制可能是透過調節下視丘中DA、NE、5-HT的含量，調節胃腸道的內分泌功能來恢復脾胃的運化和受納作用，恢復消化系統的消化吸收功能，尤其以苦味藥、辛甘藥和全方作用明顯，證實了辛開苦降法對脾胃功能失常治療作用機制的內涵。

七、利膽作用的研究

劉學華等研究發現，傳統和免煎顆粒組成的半夏瀉心湯均具有鎮痛作用，尤其是具有明顯的利膽作用，能夠增加膽汁流量。降低血清膽紅素含量、降低血清黏稠度等。推測半夏瀉心湯臨床治療心下痞證的作用機制可能與上述作用有關。這也可能是該方用於治療膽汁逆流性胃炎、膽石症有效的藥理基礎。

下篇 現代研究

第二節
半夏瀉心湯中組成藥物的成分分析及藥理研究

為了全面快速地闡明半夏瀉心湯的化學組成及其歸屬，閆利利等利用超高效液相色譜與串聯四極桿飛行時間質譜儀聯用技術（UPLC/Q-TOF-MSE）在相同實驗條件下對半夏瀉心湯及其組方各單味藥的色譜圖進行比對分析，歸屬了色譜峰來源，並根據高分辨質譜資料和對照品資訊對色譜峰進行指認。從半夏瀉心湯色譜圖中，共鑑定了 74 個色譜峰，主要成分包括黃酮類、三萜皂苷類、生物鹼類、糖苷類等。

一、半夏的成分分析及藥理作用

1. 成分分析

2005 年以前對半夏的化學成分做了大量的研究，發現半夏含半夏澱粉 75.74％、生物鹼、β- 穀固醇、葡萄糖苷、脂肪酸、無機元素、胡蘿蔔苷、草酸鈣、半夏蛋白、胺基酸、胰蛋白酶抑制物、膽鹼等。其中，胺基酸計 16 種，有天門冬胺酸、蘇胺酸、絲胺酸、麩胺酸、甘胺酸、丙胺酸、精胺酸、離胺酸等；多種脂肪酸如棕櫚酸、硬脂酸、油酸、α- 亞麻酸、β- 亞麻酸等；無機元素；生物鹼類；精油成分，運用毛細管氣相色譜分離、質譜法鑑定出 65 個成分。其中，一些獲得率較高的物質具有生理活性，如茴香腦等。

生物鹼的主要成分有 L- 麻黃鹼、膽鹼、鳥苷、胸苷、肌苷，具有止嘔、鎮靜、鎮痛、抗心律失常、抗炎等作用；精油的主要成分有 3- 乙醯

第一章 現代實驗室研究概述

氨基 -5- 甲基異唑、丁基乙烯基醚、3- 甲基 - 二十烷、十六碳烯二酸、茴香腦等，可治療化療、放療引起的白血球減少；芳香族的主要成分有尿黑酸、原兒茶醛、對羥基桂皮酸、阿魏酸、咖啡酸、香草酸等，可抗腫瘤、鎮咳、祛痰；胺基酸的主要成分有精胺酸、麩胺酸、鳥胺酸、甘胺酸、絲胺酸、γ- 胺基丁酸、天門冬胺酸、亮安酸、β- 胺基丁酸、丙胺酸、脯胺酸、纈胺酸、色胺酸、離胺酸等，可抗早孕、鎮吐；固醇類的主要成分有 β- 穀固醇、胡蘿蔔苷，主要功能有止咳、降低血中膽固醇、抗腫瘤、抗炎；長鏈脂肪酸及酯類的主要成分有棕櫚酸、硬脂酸、油酸、亞油酸、α- 亞麻酸、β- 亞麻酸等，可抗腫瘤、降血脂、膽固醇代謝；腦苷類的主要作用是止吐、抗微生物；多醣主要成分有 PT-F2-I、澱粉等，可抗腫瘤、抗炎；無機元素的主要成分有 Fe，Mn，Cu，Zn，Ca，Mg，Al，P，Pb，Cd，Co，Ni，Cr 等，可參與代謝、維持免疫健康；凝集素（PTL）屬蛋白質類，可凝血，抗早孕、抗病蟲害。

隨著分離與檢測分析設備發展與更新，在半夏化學成分的研究上也獲得了一定的進展。何萍等從半夏乙醇提取物的石油醚萃取部分分離鑑定了 6 個化合物：豆甾 -4- 烯 -3- 酮，環阿爾廷醇（Ⅱ），5α,8α- 橋二氧麥角甾 -6,22- 雙烯 -3- 醇（Ⅲ），β- 穀固醇 -3-O-β-D- 葡萄糖苷 -6'-O- 二十烷醇酯（Ⅳ），α- 棕櫚精（Ⅴ），β- 穀固醇（Ⅵ）。經 MTT 實驗顯示：化合物 Ⅲ 對人腫瘤細胞株 HCT-8、Bel-7402、BGC-823、a549、A2780 具有一定抑制作用。結論：化合物 Ⅰ～Ⅳ均為首次從該植物中分離得到，其中化合物 Ⅱ 為首次從該屬植物中分離得到的三萜類化合物。

楊虹等採用矽膠柱及 Sephadax LH-20 凝膠柱色譜法，運用波譜方法確定結構。結果：首次從半夏中分離得到大黃酚、正十六碳酸 -1- 甘油酯、OCTADECA-9、12-dienoicacidethy lester、one galac-tosyldiacy glycerol、

3-O-（6'-O- 棕櫚醯基 -β-D- 吡喃葡萄糖基）豆甾 -5- 烯、1,6:2,3-dianhydro-β-D-al-losep，鄰二羥基苯酚等 7 種化合物。

張之昊等用多種色譜技術進行分離純化，透過理化性質和波譜資料鑑定其化學成分的結構，對半夏乙醇提取物的化學成分進行分離鑑定，從半夏乙醇提取物中分離鑑定了 9 個化合物，分別為：尿嘧啶、5'- 硫甲基 -5'- 硫代腺、腺苷、大黃酚、5- 羥甲基糠醛、煙醯胺、(2S) -1-O-（9Z,12Z- 十八烷二烯基）-3-O-β- 半乳糖基甘油、胡蘿蔔苷、β- 穀固醇。

2. 藥理作用

(1) 對呼吸系統的作用

半夏藥材最主要藥效之一是鎮咳、袪痰作用，灌服或靜脈注射生半夏、薑半夏的提取物，對濃氨水引起的小鼠咳嗽有明顯鎮咳作用，不同產地半夏的鎮咳效果不同，就鎮咳效果而言，半夏水提物明顯強於醇提物，且野生半夏鎮咳效果明顯優於栽培半夏。

在治療矽肺方面，薑半夏有較強療效。連續給予矽肺模型大鼠薑半夏治療可抑制矽肺形成，使肺重量減輕，減少肺膠原含量，病理變化減輕。且在治療哮喘方面，半夏也有獨特作用，可用來治療矽肺的麥門冬湯、定喘湯等含有半夏的中藥湯劑，可提高哮喘患者一秒用力呼氣量，改善病症，且服用安全、耐受性強。

半夏對電刺激貓喉上神經或胸腔注射碘液引起的咳嗽具有明顯的抑制作用，其作用發生在給藥後 30 分鐘，藥效能維持 5 小時以上，但其止咳作用比可待因作用稍弱。生半夏和清半夏的混懸液給氨熏所致咳嗽的小白鼠灌胃，有明顯的止咳效果，兩種半夏的止咳率分別為 60％和 53.3％。

第一章　現代實驗室研究概述

曾頌等對半夏及其炮製品中生物鹼、多醣、有機酸等 3 種主要成分，運用小鼠鎮咳、祛痰藥理模型評價半夏鎮咳祛痰的成分與效應之間的關係，結果發現其關聯度大小排序依次為：生物鹼＞多醣＞有機酸，初步認為半夏中總生物鹼與鎮咳祛痰作用有效成分。另有研究顯示，連續給予薑半夏可抑制矽肺的形成，使肺重量減低，減少肺的膠原含量，使病理變化減輕。

(2) 止嘔作用

半夏炮製品被認為止嘔之聖藥，在《傷寒論》中就有治療「氣逆欲嘔」之說。半夏的止嘔作用與中樞抑制有關，在水貂止嘔實驗模型中，薑半夏醇提取物對順鉑、阿樸嗎啡等因中樞作用致水貂嘔吐均有抑制作用，對硫酸銅刺激胃黏膜及運動等致水貂嘔吐無效。

半夏對於化療引起的消化道不良反應也應有一定緩解作用，臨床試驗顯示，半夏瀉心湯、小半夏湯等可以有效防治順鉑化療方案引起的急性嘔吐和遲發性嘔吐。也可將化療藥物與健脾解毒方（由黨參、半夏、黃耆、黃精、白朮等組成）合用，可有效緩解 CPA 聯合化療導致的噁心、嘔吐、進食量下降等化療症候。

半夏能刺激活化迷走神經傳出活動而具有鎮吐作用。半夏能顯著升高貓的阿樸嗎啡最小催吐量，能抑制犬硫酸銅或阿樸嗎啡所引起的催吐，其有效成分為水溶性的葡萄糖醛酸衍生物和水溶性苷。半夏的各種製劑經灌服或皮下給鴿、犬、貓等，對阿樸嗎啡、洋地黃、硫酸銅引起的嘔吐都有止吐作用，其有效成分為生物鹼植物甾醇及 L- 麻黃鹼。

半夏製劑對毛果芸香鹼引起的唾液分泌有顯著抑制胃液分泌的作用。有報導顯示：半夏水煎醇沉液具有抗大鼠幽門結紮性潰瘍、消炎痛性潰瘍及應激性潰瘍的作用，其抗潰瘍作用的藥理基礎是減少胃液分泌、降低胃

液游離酸度和總酸度、抑制胃蛋白酶活性、保護胃黏膜、促進胃黏膜的修復等。半夏加熱炮製或加明礬、薑汁炮製的各種製劑，對無水嗎啡、洋地黃、硫酸銅引起的嘔吐，都有一定的鎮吐作用。其鎮吐作用機制是對嘔吐中樞的抑制和刺激活化迷走神經傳出活動。

(3) 抑癌作用

半夏對治療食道癌、胃癌、舌癌、上頜竇癌及皮膚癌、惡性淋巴癌具有較好的療效，體外培養腫瘤細胞實驗也顯示。半夏提取物對腹水型肉瘤、肉瘤 S180、實驗性小鼠宮頸癌 -14、肝癌實體型及 Hela 細胞、JTC-26 體外試驗均有一定的抑制作用，而對正常細胞完全沒有抑制作用。陸躍鳴等發現半夏各炮製品總生物鹼對慢性髓性白血病細胞（K562）有生長抑制作用，其中以法半夏抗 K562 腫瘤細胞生長作用最強，且炮製後半夏毒性下降而生物活性增強。2005 年何萍等對半夏的有效成分進行分析，發現 5α,8α- 橋二氧麥角甾 -6,22- 雙烯 -3- 醇可能為半夏抗腫瘤作用的有效成分之一。

半夏提取物對動物實驗性腫瘤 S180、Hela 及 Eca-109 細胞等具有抑制作用，臨床上可單獨或與其他藥物配伍治療食道癌、肝癌、卵巢癌等，能增強網狀內皮系統吞噬功能和分泌作用，抑制腫瘤發生和增殖，進而誘導腫瘤細胞凋亡，產生抗癌作用。

(4) 抗炎作用

半夏總生物鹼對二甲苯致小鼠耳郭腫脹、乙酸致小鼠微血管通透性的增加以及大鼠棉球肉芽腫的形成等炎症模型均有明顯的對抗作用，為半夏抗炎作用的主要有效部位之一，且此作用部位是與炎症因子 PGE2 的產生和釋放受抑制有關。

有研究顯示,半夏生物鹼類成分是抗炎作用的主要有效部位之一。半夏總生物鹼對二甲苯致小鼠耳郭腫脹、小鼠腹腔微血管通透性等急性炎症有抑制作用,對大鼠棉球肉芽腫亞急性炎症也具有較強的抑制作用。半夏生物鹼可使炎症氣囊內 PGE2 明顯降低,可能半夏的抗炎作用與前列腺素的代謝調節有關。

(5) 毒性作用

半夏對局部黏膜有強烈刺激作用,透過家兔眼結膜致炎反應實驗,發現用生半夏混懸液點眼有不同程度的眼結膜水腫、水皰、眼瞼輕度外翻;生半夏混懸液給小鼠服用後均有失音,解剖後喉部有明顯水腫和充血。但炮製後半夏的刺激性大大降低。有實驗顯示,刺激性大小為生半夏＞清半夏＞薑半夏＞法半夏。

鍾凌雲對半夏刺激性毒性作用進行研究,透過對半夏生品的急性毒性試驗研究發現半夏草酸鈣和蛋白結合而成的草酸鈣針晶能引起家兔眼部的強烈水腫和充血,是引起半夏刺激性毒性的主要物質,並進一步的研究發現半夏草酸鈣針晶極細長具針尖末端、倒刺及凹槽的特殊結構為針晶刺破黏膜細胞提供基礎條件,而經炮製過的薑半夏和法半夏中草酸鈣針晶含量明顯減少,其針晶細微結構被破壞,沒有針晶狀末端和凹槽、倒刺等特殊結構,其毒性刺激性明顯降低。

趙騰斐研究發現半夏毒性針晶、凝集素蛋白均可誘導巨噬細胞釋放大量炎症因子,巨噬細胞可吞食半夏毒性針晶,凝集素蛋白可致巨噬細胞明顯腫大,最終導致細胞膜破損,細胞死亡。在此研究的基礎上進一步的研究顯示,半夏凝集素蛋白刺激巨噬細胞導致炎症的機制是促使細胞質內靜息 NF-KB 的二聚體 P65 轉位至細胞核中,刺激活化 NF-KB 信號通路,從

下篇　現代研究

而導致炎症的發生；抑制 Caspase 8 相關的細胞凋亡且同時刺激活化 RIP3 相關的氧化應激反應，促使巨噬細胞釋放大量 ROS 導致程序性壞死，加重炎症反應程度，而生薑總薑辣素可顯著降低半夏毒性針晶導致的巨噬細胞 TOF-α 釋放增加，具有拮抗半夏致炎效應的作用。

二、黃連的成分分析及藥理作用

1. 成分分析

馬紅梅等利用矽膠柱色譜、凝膠柱色譜、中低壓液相色譜、高效液相色譜等色譜技術對黃連的化學成分進行分離和純化，透過 NMR 等波譜資料分析確定化合物的結構。結果：從黃連正丁醇層提取物中分離得到 11 個已知成分，分別鑑定為降氧化北美黃連次鹼、3,4-二氫-6,7-二甲氧基異喹諾酮、8-氧化黃連鹼、小檗鹼、氧化小檗鹼、原兒茶酸甲酯、丹蔘素甲正丁酯、反式-3,4-二甲氧基肉桂酸、阿魏酸正丁酯等。

2. 藥理作用

古方以黃連為治痢之最，治痢以黃連為君。《本草綱目》中記載「黃連治目及痢為要藥」。現代藥理研究顯示，黃連根莖中含有多種異喹啉類生物鹼，其中小檗鹼又名黃連素，為黃連的主要成分，含量為 5%～8%，具有對熱不穩定性，有極其廣泛的抗菌譜，對某些革蘭氏陽性菌和革蘭氏陰性菌具有一定的抑制作用，其中對痢疾桿菌、大腸桿菌、金色葡萄球菌、銅綠假單胞菌等腸道感染引起的菌痢、化膿性中耳炎和眼結膜炎等均有良好的治療效果。近年來發現黃連還有抗感染、抗腫瘤等藥理作用。

(1) 抗菌抗病毒作用

黃連具有顯著的抗菌抗病毒作用，且抗菌譜很廣，對革蘭氏陽性和革蘭氏陰性細菌及總型流感病毒，真菌類均有一定的抑制作用。對鉤端螺旋體，在試管中有相當強的殺滅作用。極低濃度即開始阻止霍亂、腸傷寒、痢疾菌的繁殖，它也有抗金黃色葡萄球菌、鏈球菌等革蘭氏陽性菌和腸傷寒菌、痢疾志賀菌、淋病奈瑟菌等革蘭氏陰性菌的作用，此外，對蠟樣芽孢桿菌、枯草桿菌、白喉桿菌、大腸桿菌、肺炎球菌、新城型痢疾桿菌、化膿性鏈球菌、結核桿菌等動物病原菌以及念珠菌屬、隱球菌、酵母等真菌均有抗菌性。用黃連的水提取液即使稀釋30倍，對兔角膜細胞型單純皰疹感染的病原，第7天仍有抑制作用。

①抗菌：抗菌主要有效成分為小蘗鹼，其中對痢疾桿菌、結核桿菌、金黃色葡萄球菌作用最強，對傷寒桿菌、大腸桿菌作用較弱；低濃度抑菌，高濃度殺菌；單用易產生耐藥性，而複方（如黃連解毒湯、瀉心湯等）抗菌效力明顯增強，且不易產生耐藥性。

②抗病毒：黃連製劑及小蘗鹼對雞胚中培養的各種流感病毒和新城雞瘟病毒有抑制作用。

(2) 抗毒素作用

黃連對多種細菌毒素有拮抗作用。黃連對細菌內毒素所致大鼠死亡有保護作用；在低於抑菌濃度時能抑制金黃色葡萄球菌凝固酶的形成，使細菌內毒素的毒力降低，有利於吞噬細胞的吞噬；小蘗鹼可使霍亂弧菌毒素失活；對抗該毒素所致的嚴重腹瀉症狀；也可對抗大腸桿菌毒素引起的腸分泌亢進之腹瀉；黃連解毒湯能減輕內毒素所致實驗動物發熱，減少其死亡率。

(3) 抗炎作用

黃連、黃連製劑和小檗鹼都有抗炎作用。如黃連甲醇提取物和小檗鹼對多種實驗性炎症早期滲出、水腫和晚期肉芽增生都有明顯抑制作用，以黃連為主的複方也有明顯效果（如黃連解毒湯）。

(4) 增強免疫作用

小檗鹼在動物體內或體外明顯提高白血球吞噬金黃色葡萄球菌的能力，保護動物免於死亡；提高家兔網狀內皮系統吞噬功能。黃連解毒湯可提高小鼠腹腔巨噬細胞的吞噬率，促進小鼠抗體生成及血清溶菌酶含量。

(5) 解熱作用

小檗鹼對牛奶發熱兔和酵母懸液發熱大鼠有明顯解熱效果。黃連注射液對白血球致熱原所致家兔發熱亦有顯著解熱作用。

(6) 對心血管系統的作用

①抗心律失常：最近研究顯示，小檗鹼有明顯抗心律失常作用，能防治烏頭鹼等多種致顫劑、電刺激及冠狀動脈結紮所致動物室性心律失常，並呈現明顯量－效關係；臨床對多種原因的室性及室上性心律失常也有效，顯示其具有廣譜抗心律失常作用。

②降低血壓：小檗鹼有明顯的降壓作用，靜脈給藥可降低動脈壓，尤其是舒張壓，且與劑量呈正相關。重複給藥無快速耐受性。此外，小檗鹼還有正性肌力作用。

(7) 抑制血小板聚集作用

小檗鹼對ADP、花生四烯酸、膠原等誘導的血小板聚集和ATP釋放

均有不同程度抑制作用，其中以對膠原誘發的聚集抑制作用最強。臨床應用小檗鹼治高血小板聚集患者，其療效幾乎與雙嘧達莫（潘生丁）合併阿斯匹靈相媲美，且副作用小，易被患者接受。

(8) 降血糖作用

黃連、小檗鹼有降血糖作用，其降糖作用有磺醯脲和雙胍類口服降糖藥的特點，即對正常小鼠、自發性糖尿病 KK 小鼠有降血糖作用，也對四氧嘧啶糖尿病小鼠有降血糖作用。王睿等研究工作者，比較了黃連素同傳統的降糖藥物二甲雙胍的降糖效果，發現黃連素的降糖作用優於二甲雙胍。並且，黃連素對糖尿病的併發症（心腦血管的損傷、神經系統損傷、腎損傷等）均有一定的改善作用。劉長山等研究了黃連對糖尿病神經病變的作用機制，發現黃連在體內外均能夠抑制醛糖還原酶（AR）活性，而在臨床研究中黃連對 AR 活性的抑制作用更加明顯。患者在降糖藥物的基礎上應用黃連素治療 4 週後，AR 活性明顯下降；正中神經、腓總神經運動傳導速度（MNCV）、感覺傳導速率（SNCV）得到明顯改善；膀胱剩餘尿量顯著減少，這些周圍神經病變的指標在治療前後改善相當明顯。

(9) 健胃作用

黃連味苦，小劑量服用可興奮味覺分析器，提高食物中樞的興奮性，並能反射性引起胃液分泌增加而呈現健胃作用。

(10) 抗腫瘤作用

黃連及其有效成分可透過細胞毒作用抑制腫瘤細胞增殖、誘導細胞凋亡、增強機體免疫功能、調節細胞信號傳導、抗氧化、誘導細胞分化等機制發揮抗腫瘤作用。Iizuka 等發現，有抗食道癌作用的黃連解毒湯的 7 種

組方藥中，只有黃連具抗腫瘤活性，證明黃連水提取物與小檗鹼有相似作用，對 6 株食道癌細胞均顯示明顯抑制：細胞經 72 小時處理，半數抑制濃度（IC50）介於 0.5～3.0μg/mL，且細胞集中在 G0/G1 界面。以裸鼠接種人結腸複製 20／複製 26 腺癌細胞實驗發現，每天給予黃連的荷瘤鼠瘤體生長未見明顯抑制，但體質狀況明顯較未給黃連的荷瘤鼠好，瘤組織和脾臟中 IL-6mRNA 水平及瘤組織和血漿中 IL-6 蛋白水平也較未給黃連的荷瘤鼠低，顯示黃連有改善荷瘤鼠惡病質狀態的作用。

三、黃芩的成分分析及藥理作用

1. 成分分析

(1) 黃酮及其苷類

　　黃酮及其苷類是黃芩的主要藥效物質基礎，目前從黃芩屬藥材中已發現了四十餘種黃酮類化合物，其中黃酮及黃酮醇類有黃芩苷、黃芩素、漢黃芩苷、漢黃芩素等；二氫黃酮及二氫黃酮醇類多在 C5 和 C7 有羥基取代，常見的有二氫黃芩苷、7,2',6'-三羥基-5-甲氧基二氫黃酮、5,7,2',6'-四羥基二氫黃酮醇等；還含有 4',5,7-三羥基-6-甲氧基黃烷酮、2',6',5,7-四羥基黃烷酮等黃烷酮類成分以及查爾酮類成分 2,6,2',4'-四羥基-6'-甲氧基查爾酮等。

(2) 萜類化合物

　　黃芩屬植物中含有多種倍半萜木脂素苷類及二萜類化合物。已從尼泊爾匍匐黃芩中分離得到 3 種新的倍半木脂素苷類；除 Scuterpenin H 外，魏順發等從黃芩屬植物中分離得到的二萜類多為新克羅烷型雙環二萜類化合

物；Shim 從黃芩屬植物中分離得到了一種新型的二萜化合物 Barbatellarine F 並確定了其結構。由文獻報導可知，除黃酮類成分以外，黃芩及其同屬植物中尚含有多種萜類成分。

(3) 精油

主要包括烯丙醇、石竹烯等；舒雲波等利用超臨界提取技術提取得到的黃芩精油成分，經 GC-MS 分析，鑑定了其中 64 種成分，如棕櫚酸、薄荷酮、亞油酸甲酯等。

(4) 微量元素

黃芩中含有多種微量元素，包括 Ca、Mg、Cu、Zn、Fe、Mn 等，這些微量元素不僅自身具有生理活性，還能與藥材中所含的有機分子形成配合物以發揮藥效。

(5) 其他

黃芩中還含有多醣、β-穀固醇、苯甲酸及黃芩酶等成分。

2. 藥理作用

(1) 抗菌作用

黃芩提取物具有顯著的抗菌效應，能有效抑制多種細菌生長，如蠟樣芽孢桿菌、單核細胞增多性李斯特菌、金黃色葡萄球菌、大腸桿菌、沙門菌等。現代研究顯示，黃芩素對細菌類如大腸桿菌、固著微球菌、人型葡萄球菌、表皮葡萄球菌，真菌類如白色念珠菌等微生物具有非常好的抑制作用；黃芩苷對幽門螺旋桿菌、金黃色葡萄球菌、酵母型真菌、肺炎衣原體等均表現出了一定的抑制作用。黃芩素及黃芩苷與慶大黴素、氟康唑、

β-內醯胺類抗生素等聯用，將產生協同作用，抗菌作用增強。

(2) 抗病毒作用

黃芩乙醇提取物對大腸桿菌噬菌體 MS2 和 A 肝病毒具有抑制作用。黃芩素與利巴韋林抗病毒藥物聯合使用對流感病毒（H1N1）感染小鼠的治療作用明顯高於利巴韋林藥物單獨作用，且 0.5mg/L 黃芩素和 5mg/L 利巴韋林配伍時藥效最好。黃芩苷能阻礙人類免疫缺陷病毒 1 型（HIV-1）細胞表面的包膜，阻斷 HIV-1 進入靶細胞，具有抵抗 HIV-1 的能力，已成為當前治療 HIV 感染的天然產物之一。

(3) 抗氧化作用

黃芩素透過刺激活化轉錄因子 NF-E2 相關因子 2，介導抗氧化酶錳超氧化物歧化酶產生，清除超氧化物自由基和羥自由基，修復抗氧化應激的粒線體功能障礙。黃芩苷抑制過氧化脂質和氧化型穀胱甘肽的形成，修復抗氧化酶如超氧化物歧化酶（SOD）、過氧化氫酶（CAT）等活性來改善由氯化鎘引起的肝細胞毒性和氧化應激反應。黃芩中黃酮類成分的分子結構中多含有酚羥基，故具有一定的清除自由基、抗氧化作用。黃芩素、黃芩苷是黃芩中有效的抗氧化劑，對多種自由基，如超氧化物陰離子、氫過氧化物酶、烷過氧自由基、羥自由基等均具有強大的清除作用。此外，黃芩素及黃芩苷能有效抑制黃嘌呤氧化酶代謝產生氧自由基，可用於治療與自由基及氧化應激相關的疾病。

(4) 抗炎和抗過敏作用

黃芩提取物能夠抑制過敏性炎症的滲出，透過降低毛細管通透性、抑制組胺和乙醯膽鹼的釋放等保護炎症反應造成的傷害。黃芩苷元能調節過

敏性皮炎 NC/Nga 小鼠的分子介質和免疫細胞功能,在治療過敏性皮炎方面可能發揮重要作用。

(5) 抗腫瘤作用

黃芩苷、黃芩素、漢黃芩素、漢黃芩苷、木蝴蝶素 A 等均可有效抑制腫瘤細胞的增殖,且對正常上皮、外周血和骨髓細胞幾乎沒有毒性。黃芩苷可透過誘導腫瘤細胞凋亡,抑制大鼠胰島細胞瘤細胞增殖。黃芩素可使人臍靜脈內皮細胞停滯在 G1/S 期,抑制新生血管形成從而產生抗腫瘤作用;黃芩素還可抑制皮膚癌 A431 細胞的遷移和侵襲達到抗腫瘤目的。

(6) 保肝、抗潰瘍活性

研究顯示,黃芩苷具有保護肝損傷、治療慢性肝炎、抗肝纖維化等作用,其作用機制與其抑制炎症介質的分泌以及清除自由基、抗氧化密切相關。

(7) 神經保護作用

黃芩水提物可治療腦內出血大鼠的血腦屏障的損傷,並且對血腦屏障損傷造成的中風及腦創傷有一定保護作用。黃芩素能調節麩胺酸(Glu)和胺基丁酸(GABA)之間的代謝平衡,阻滯細胞色素氧化酶亞基 mRNA 在視丘下核中的表達,明顯抑制 Glu 誘導的胞內鈣的增加,減輕大鼠肌肉震顫,緩解震顫主導型原發性帕金森氏症。

(8) 心血管保護作用

黃芩具有降壓、治療心肌衰弱、擴張血管、治療冠心病、抗動脈粥狀硬化等心血管保護作用。黃芩素可透過抑制左心室膠原蛋白和 12-脂氧合酶的表達,下調 MMP-9 和 ERK 的活性,緩解自發性高血壓小鼠的心肌纖

維化。黃芩素能減弱心臟誘導型 iNOS、單核細胞趨化蛋白 1、磷酸化 Iκ 酸化、p-p65 蛋白和 Caspase-3 的活性，保護 LPS 引起的低血壓伴隨心動過速。黃芩素還可透過粒線體氧化信號通路，保護心肌細胞的缺血再灌注損傷。黃芩素的心臟保護可能跟其抗炎、抗氧化及抗細胞凋亡機制有關。

四、乾薑的成分分析及藥理作用

1. 成分分析

(1) 精油類

乾薑中主要含有多種精油成分，其中萜類物質占主要成分，占薑的 0.3%～3.0%。其中 α- 薑烯含量最高，占總精油的 28.5%，反 -β- 金合歡烯，α- 金合歡烯、β- 紅沒藥烯的含量也相對較高。乾薑中主要含有精油類成分，其主要包括 3- 丁基 - 丁醛、2- 甲基 - 戊醛、己醛、α- 蒎烯、莰烯、香檜烯、β- 蒎烯、月桂烯、α- 水芹烯、δ-3- 蒈烯、α- 松油烯、γ- 松油烯、異松油烯、二甲基蘇合香烯、紫蘇烯、胡椒烯、β- 欖香烯、α- 薑黃烯、γ- 蓽澄茄烯、β- 沒藥烯、1,8- 桉油素、2- 庚醇、芳樟醇、小茴香醇、薑醇、松油烯 -4- 醇、α- 松油醇、桃金娘醇、反 - 胡椒醇、香茅醇、橙花醇、橙花叔醇、欖香醇、β- 桉葉醇、6- 薑醇、牻牛兒醇、牻牛兒醛、乙酸 -2- 庚酯、乙酸龍腦酯、乙酸香茅酯、乙酸牻牛兒酯、鄰苯二甲酸二丁酯、對 - 丙烯基茴香醚、棕櫚酸、薑酚、薑烯酮 A、6- 薑辣烯酮、王酮、薑酮等。

(2) 非揮發性成分

乾薑中除了含有上述揮發性成分外，還含有一些非揮發性成分，如棕櫚酸、環丁二酸酐、β- 穀固醇、胡蘿蔔苷等。

第一章　現代實驗室研究概述

2. 藥理作用

(1) 抗氧化作用

實驗研究發現乾薑中主要起抗氧化作用的成分是薑酮、薑酚、薑腦等化合物。利用這些化合物進行清除 DPPH 自由基實驗和 AAPH 誘導的微粒體抗氧化實驗，實驗結果發現，二苯基庚烷類化合物及薑辣素類化合物都有很好的抗氧化活性，此類化合物的脂肪鏈可以阻斷並清除自由基，尤其對 AAPH 誘導的微粒體抗氧化活性作用明顯。

(2) 解熱、抗炎作用

現代實驗研究分別用內毒素、乾酵母、2,4-二硝基酚製造三種大鼠發熱模型，用 CO2 超臨界提取乾薑總油灌服給藥，結果顯示乾薑油對這三種發熱模型均有改善作用，0.5g/kg、1.0g/kg 抑制實驗性發熱的體溫升高，15～30 分鐘後即能使實驗動物發熱體溫下降，解熱作用能持續 4 小時以上。由此可以認為，乾薑有明確的解熱作用，其脂溶性成分，包括精油與薑辣素類是乾薑解熱作用的主要有效部位。乾薑的鎮痛抗炎成分主要是脂溶性薑酚類化合物，另外還有未知的水溶性成分。實驗研究顯示乾薑醇提物對醋酸所致小鼠扭體反應的疼痛及二甲苯所致小鼠耳腫脹的程度均有很好的改善作用。現代藥理研究發現，乾薑中的薑酚類化合物有明顯的鎮痛消炎效果，民間也有用乾薑水煎劑治療患者炎症的例子。

(3) 對心血管系統的作用

實驗及臨床研究顯示，薑辣素有很好的改善心腦血管系統的功能，其中起主要作用的是薑酚。周靜等採用氣管夾閉窒息法製作大鼠心臟驟停－心肺復甦後造成心力衰竭模型，考察乾薑水煎液對該模型大鼠血管緊張

素（Ang Ⅱ）、血清腫瘤壞死因子α（TNF-α）、丙二醛（MDA）及一氧化氮（NO）的影響，得出乾薑水煎液對急性心肌缺血大鼠 Ang Ⅱ，TNF-α，MDA，NO 均有一定調控作用。表示乾薑可以改善心功能，緩解急性心肌缺血、缺氧狀態，發揮「回陽通脈」功效。實驗研究顯示乾薑擦劑治療手足皸裂，其總有效率可達 88.6%，高於對照組的 68.0%，其原因是乾薑含精油等辛辣成分，可促進局部血液循環，發揮保護傷口、促進癒合作用。

(4) 對消化系統的作用

實驗研究顯示 10%生薑煎劑可顯著降低 0.6N 鹽酸和束縛水浸所致的大鼠胃黏膜損傷。其保護作用機制可能是由於生薑刺激胃黏膜合成和釋放具有細胞保護作用的內源性 PG 所致。採用膽總管插管引流膽汁方法，觀察乾薑醇提取物對大鼠對膽汁分泌的作用。研究結果顯示乾薑醇提取物經口或十二指腸給藥均能明顯增加膽汁分泌量，維持時間長達 3～4 小時，口服作用更強。乾薑含芳香性精油，對消化道有輕度刺激作用，可使腸張力、節律及蠕動增強，從而促進胃腸的消化功能。乾薑醚提物能對抗水浸應激性等多種胃潰瘍的形成，能對抗蓖麻油引起的腹瀉，但對番瀉葉引起的腹瀉無作用；乾薑水提取物能對抗結紮幽門性潰瘍形成，對抗番瀉葉引起的腹瀉；而兩種提取物對小鼠胃腸功能都具有一定的影響作用。

(5) 保肝利膽作用

採用原代培養的大鼠肝細胞實驗發現乾薑中的薑酚類、薑烯酮類及二芳基庚烷類成分有對抗 CD4 和半乳糖胺的肝細胞毒作用。實驗採用乙醚麻醉後再用烏拉坦麻醉，剖腹，用聚乙烯插管插進膽總管，每隻大鼠保持 1 小時，使之穩定 30 分鐘後從十二指腸給藥的方法，發現生薑的丙酮提取液在給藥後 3 小時呈現顯著的利膽作用，而水提液無效。6-薑酚在給藥後

30～60 分鐘可使膽汁分泌顯著增加，在給藥 4 小時後仍很明顯，10- 薑酚也呈現利膽作用，雖作用較弱，但仍有顯著性。

(6) 抗缺氧作用

乾薑醚提取物具有抗缺氧作用，其機制可能是透過減慢機體耗氧速度而產生，檸檬醛是其中抗缺氧主要有效成分之一。謝恬等研究乾薑對心肌細胞缺氧缺糖性損傷的保護作用顯示，乾薑能夠降低細胞乳酸脫氫酶（LDH）釋放減少，從而減少細胞的損傷。乾薑不同提取物產生抗缺氧能力不同。研究顯示，乾薑水提物無抗缺氧作用，而醚提物具有抗缺氧作用，其機制可能是透過減慢機體耗氧速度產生的。

(7) 抗腫瘤作用

研究發現，6- 薑酚和 6- 非洲荳蔻醇其細胞毒性和抑制腫瘤增殖機制與促進細胞凋亡有關。在淋巴細胞增殖試驗中，乾薑提取物對透過促細胞分裂劑刀豆球蛋白 α 作用誘導的增殖具有抑制作用。乾薑提取物對機體免疫功能具有雙向調節作用，對細胞因子的增強作用具有時間依從性。單層細胞的白介素 IL-1、IL-3、IL-6 和粒 - 巨噬細胞集落刺激因子（GM-CSF）在低濃度乾薑提取物的存在下顯著增加，而更高的濃度卻無此增強作用。

(8) 抑制血小板聚集作用

研究顯示，薑酚對二磷酸腺苷（ADP）、花生四烯酸（AA）、腎上腺素、膠原引起的血小板聚集有良好的抑制作用，明顯抑制血小板環氧合酶活性和血栓素合成。薑酚抑制 AA 誘導的血小板聚集效果與阿斯匹靈類似。

下篇　現代研究

五、人參的成分分析及藥理作用

1. 成分分析

(1) 皂苷類

①齊墩果酸類：人參皂苷。

②原人參二醇類：人參皂苷、丙二酸基人參皂苷、西洋參人參皂苷等。

③原人參三醇類：葡萄糖基人參皂苷、三七人參皂苷、假人參皂苷、原人參三醇等。

人參皂苷是人參的主要化學活性物質，到目前為止已經分離鑑定四十餘種人參皂苷單體。其次還有多醣類、揮發成分、有機酸及其脂、蛋白質、酶類、甾醇及其苷、多肽類、含氮化和物、木質素、黃酮類、維生素、無機元素等成分。其中最主要的有效成分為人參皂苷和人參多醣。

(2) 多醣類

人參含 38.3％的水溶性多醣和 7.8％～10.0％的鹼性多醣，其中 80％左右為人參澱粉，20％人參果膠，少量糖蛋白主要由半乳糖醛酸、半乳糖、葡萄糖、阿拉伯糖殘基組成，也有少量鼠李糖及未知的戊糖衍生物。從人參熱水提取物分離出兩個蛋白質多醣部分，它們均含有蘇胺酸和多醣的殘基次氧苷鍵與蛋白質結合，其中的精胺酸等鹼性胺基酸豐富，可與多醣的半乳糖醛酸以靜電力結合。

2. 藥理作用

(1) 對中樞神經系統的作用

人蔘具有鎮靜和興奮的雙向作用，而且與用藥時神經系統功能狀態有關係，同時與劑量大小及人蔘的不同成分亦有關係。

(2) 對人體應激作用

手術前口服人蔘皂苷膠囊有助於降低手術後應激反應，減輕手術後疲勞，促進老年胃腸外科病的早期康復。同時人蔘多醣具有抑止絨毛膜促性腺激素誘導黃體細胞分泌的作用；但可協同黃體細胞與顆粒細胞生成，人蔘多醣使卵母細胞生長抑制率降低，呈區間劑量依賴關係。

(3) 對循環系統的作用

人蔘具有雙向調節血壓、強心、保護心肌作用，同時也具有保護心腦血管作用。從1982年起，臨床上就用人蔘治療心腦血管疾病和中風，但當時對其作用機制並不清楚。最近研究顯示，人蔘皂苷能明顯抑制高血壓腦血管重構，降低易卒中型自發性高血壓中風率及死亡率，保護腦細胞，這些也透過動物實驗得到證實。目前人蔘皂苷已完成II期臨床試驗並進入III期臨床試驗，將可能成為治療中風的新型臨床治療藥物。

(4) 對內分泌及物質代謝的影響

人蔘無性激素樣作用，而能促進垂體分泌促性腺激素，加速性成熟的過程。同時人蔘還具有降血糖的作用，人蔘乙醇提取物對四氧嘧啶引起的實驗動物高血糖有降血糖作用。人蔘降血糖作用可能與促進脂肪細胞分化，增加胰島素敏感性和抑制基礎脂解有關。

(5) 對肝功能、腎功能的保護作用

人參二醇對梗阻性黃疸肝損傷有一定的保護作用，人參皂苷低劑量對慢性肝損傷有一定的保護作用，實驗證明人參皂苷中高劑量明顯減輕肝組織膠原的沉積，改善肝纖維化程度，具有抗肝纖維化作用。近年來，由於藥物治療和檢查副作用引起的腎功能損害呈上升趨勢，而人參皂苷對不同類型腎臟細胞有多重活性，配合抗生素和抗腫瘤藥物使用，可降低藥物引起的對腎臟的不良反應。

(6) 抗腫瘤、抗衰老、提高免疫作用

人參皂苷可抑制黑素瘤的生長，其機制可能是透過抑制腫瘤內血管生成及阻止腫瘤細胞進入分裂期而發揮作用的。一定濃度的人參皂苷能有效抑制人的癌細胞株的生長，對人喉癌細胞株有明顯的抑制作用。同時人參很早就作為一種滋補和免疫調節劑，動物實驗中人們觀察到人參皂苷能增加正常小鼠脾臟胸腺的品質，增強巨噬細胞的吞噬功能，對創傷失血休克大鼠的免疫功能有調節作用。此外，人們研究發現人體的衰老與自由基的毒害和各器官退化密切相關，而人參皂苷透過調節氧化還原平衡狀態，增加抗氧化系統的防禦能力，減少自由基誘導損傷，可以延緩衰老。

六、甘草的成分分析及藥理作用

1. 成分分析

甘草的化學成分：三萜皂苷，如甘草甜素，即甘草酸。主要係甘草酸的鉀、鈣鹽，甘草酸水解後生成一分子甘草次酸和二分子葡萄糖醛酸，三萜皂苷在甘草屬植物中具有生理活性強、含量高等特點，這類特點形成了

甘草很多藥理作用。目前，一共檢測出了 61 種三萜化合物，苷元 45 個。甘草中還含有很多黃酮類成分，主要有甘草苷、異甘草苷、甘草苷元、異甘草苷元。甘草中還含香豆素、胺基酸、生物鹼及少量的揮發性成分和多醣。

2. 藥理作用

(1) 鎮咳平喘作用

甘草及其提取物具有鎮咳、祛痰、平喘以及抗呼吸道病原體等作用。透過灌胃小鼠生甘草和炙甘草水煎液，觀察濃氨水所致小鼠咳嗽，發現生甘草、炙甘草均能夠顯著延長小鼠咳嗽潛伏期，減少咳嗽次數，但生甘草作用強於炙甘草；對小鼠皮下注射酚紅，觀察甘草的祛痰作用，結果顯示甘草炮製後祛痰作用明顯減弱。還有研究發現甘草黃酮呈劑量依賴方式抑制辣椒素引起的豚鼠咳嗽反射。

(2) 對迴腸活動的作用

生甘草水煎液能使腸管自發性收縮活動的張力下降，節律存在，收縮幅度變小，同等量的蜜炙甘草和清炒甘草水煎液也有類似作用但無顯著性差異。三種甘草水煎液對乙醯膽鹼所引起的腸管收縮作用明顯減弱，無明顯差異。

(3) 抗病毒作用

甘草的抗病毒作用較強。有實驗顯示，其黃酮類單體化合物甘草查爾酮 A 和甘草查爾酮 B 等對革蘭氏陽性菌中的金黃色葡萄球菌和枯草桿菌的抑制作用相當於鏈黴素；對酵母菌和真菌的作用高於鏈黴素；對革蘭氏陰性菌中的大腸桿菌和綠膿桿菌抑制作用相當於鏈黴素。

(4) 抗炎作用

甘草的抗炎成分為甘草酸、甘草次酸以及甘草黃酮類。甘草查爾酮 A 對二甲苯引起的小鼠耳腫脹也有一定的抑制作用，可能是甘草抗炎作用物質基礎之一。另有研究發現，甘草酸能夠抑制 HMG1/2 生理活性以及磷酸化作用的中斷，這可能與甘草酸的抗炎作用相關。

(5) 免疫調節作用

甘草中含有的甘草酸除具有抗炎、鎮咳、抗癌等作用外，甘草酸還能誘導小鼠肝微粒體氧化酶，使其含量及活性增加，誘導其自身代謝，對免疫具有調節作用。有研究小鼠對甘草酸的代謝自誘導作用，以及該作用與不同給藥途徑的關係。實驗結果顯示，甘草酸能夠誘導其自身代謝，但該作用與甘草酸的給藥途徑有關，甘草酸灌胃能產生自誘導作用，腹腔注射無效。甘草酸口服給藥時經消化道細菌及消化酶作用，水解成葡萄糖醛酸和甘草次酸，然後吸收入門靜脈。因此，口服甘草酸與注射給藥不同，最終進入血液的是甘草次酸，提示可能甘草次酸才是 P-450 誘導劑。

(6) 鎮痛作用

彭智聰等透過熱板法和乙酸扭體法實驗觀察甘草不同炮製品對小鼠痛閾的影響，結果顯示炙甘草有顯著的止痛作用。有報導，與生甘草相比，炙甘草止痛效果非常顯著，說明甘草經炮製後藥效物質發生了變化，證明甘草蜜炙後緩急止痛作用增強。同時，蜂蜜也有止痛功效，能與止痛藥物產生協調作用。

(7) 抗心律失常作用

炙甘草對多種原因引起的心律失常均有良好的治療作用。甘草總黃

酮等是甘草抗心律失常的主要物質基礎，能夠拮抗烏頭鹼、哇巴因（毒毛花苷）等藥物引起的心律失常，保護心肌收縮，具有明顯的抗心肌缺血活性。炙甘草對缺血再灌注、低鉀、低鎂等引起的心律失常均有良好的治療作用，能縮短 BaCl2 誘發大鼠心律失常的時間，顯著減慢心率，並隨藥量增加作用增強。這可能與甘草蜜炙後，黃酮的質量分數略有增加有關。

七、大棗的成分分析及藥理作用

1. 成分分析

(1) 多醣

大棗含有豐富的糖類成分，其中還原糖占總糖的 70.8%～95.0%。主要成分有鼠李糖、阿拉伯糖、木糖、甘露糖、葡萄糖和半乳糖。

(2) 不溶性膳食纖維

張華等採用化學法提取大棗渣中水不溶性膳食纖維，結果顯示最佳提取工藝條件為：氫氧化鈉濃度 5%，料液比 1：4g/ml，水浴溫度 50℃，水浴時間 40 分鐘，其最大得率為 17.01%。

2. 藥理作用

(1) 對免疫系統的作用

大棗中多醣含量較高，可有效提高機體免疫力，免疫增強作用明顯。口服 80% 乙醇提取的大棗多醣 16mg/kg，小鼠脾臟中央小動脈周圍出現逐漸增厚的淋巴鞘、逐漸增多增大的邊緣區脾小結，脾小結中發生類似變化，其內部的淋巴細胞、鞘內淋巴細胞逐漸增多，密集化，邊緣區發生增

厚，生發中心逐漸清晰。顯示大棗能有效促進小鼠脾細胞組織結構和免疫功能的改善。水提的100%大棗汁可抑制放療引起的小鼠胸腺和脾臟的萎縮，胸腺皮質變厚，脾小結增大，減輕由放射引起的大鼠造血抑制，促進骨髓有核增生，說明大棗對放療小鼠免疫功能有保護作用。

(2) 抗腫瘤作用

對荷瘤BALB/c裸鼠注射不同劑量大棗多醣注射液，每日0.05g/kg、0.15g/kg、0.25g/kg，發現大棗多醣對S-180瘤細胞具有一定的殺傷作用，且呈劑量依賴性。大棗多醣有抗腫瘤作用，同時可以引起子宮頸癌細胞的凋亡以及誘導白血病T細胞凋亡；透過MTT比色法，證實大棗多醣對腫瘤細胞的增殖有抑制作用；分析DNA片段，證明了大棗提取物可以誘導腫瘤細胞凋亡。

(3) 抗氧化作用

研究發現，水提的大棗多醣抗氧化活性較強。大白鼠飲用含有大棗多醣的水，測定血清中自由基含量，結果顯示，大棗多醣具有一定的清除自由基的活性。在斷奶小豬日糧中新增大棗多醣能夠顯著提高斷奶小豬血液中紅血球和白血球數量，同時白蛋白、血紅蛋白等含量都有提高，總抗氧化能力增強，從而改善並提高小豬抗氧化能力。

(4) 對心血管系統的作用

據相關報導，正常小鼠和餵食高脂飼料的高脂血症小鼠使用了水提20%大棗汁之後，血脂水平受到影響，大棗汁對高脂血症小鼠的病症有顯著的改善作用。

(5) 造血功能

大棗具有顯著的補血生氣活性,水提取物灌胃,濃度為 0.02ml/g 時,能夠明顯改善氣血雙虛模型小鼠症狀。其機制是透過使血清粒-巨噬細胞集落刺激因子升高,使氣血雙虛小鼠出現興奮免疫和促進骨髓造血的藥理作用。大棗多醣對大鼠氣血雙虛模型機體的能量代謝有改善作用,也是大棗多醣補血、改善免疫功能的主要機制之一。

(6) 修復肝損傷、抗疲勞作用

研究發現,對乙醯氨基酚 CCl4 等引起的小鼠急性肝損傷,大棗對其具有保護作用,對抗疲勞也具有顯著的作用。

(7) 改善腸道功能作用

大棗多醣可以使腸道蠕動時間明顯縮短,令盲腸中的短鏈脂肪酸含量提高,使 B-D- 葡萄糖苷酶、B-D- 葡萄糖醛酸酶、黏蛋白酶活性下降,同時還抑制了糞便中的脲酶活性。大棗水溶性多醣,在適當劑量下,可以減少腸道黏膜接觸有害物質的機會,使腸道環境得到有效的改善。

下篇　現代研究

第二章
經方現代運用

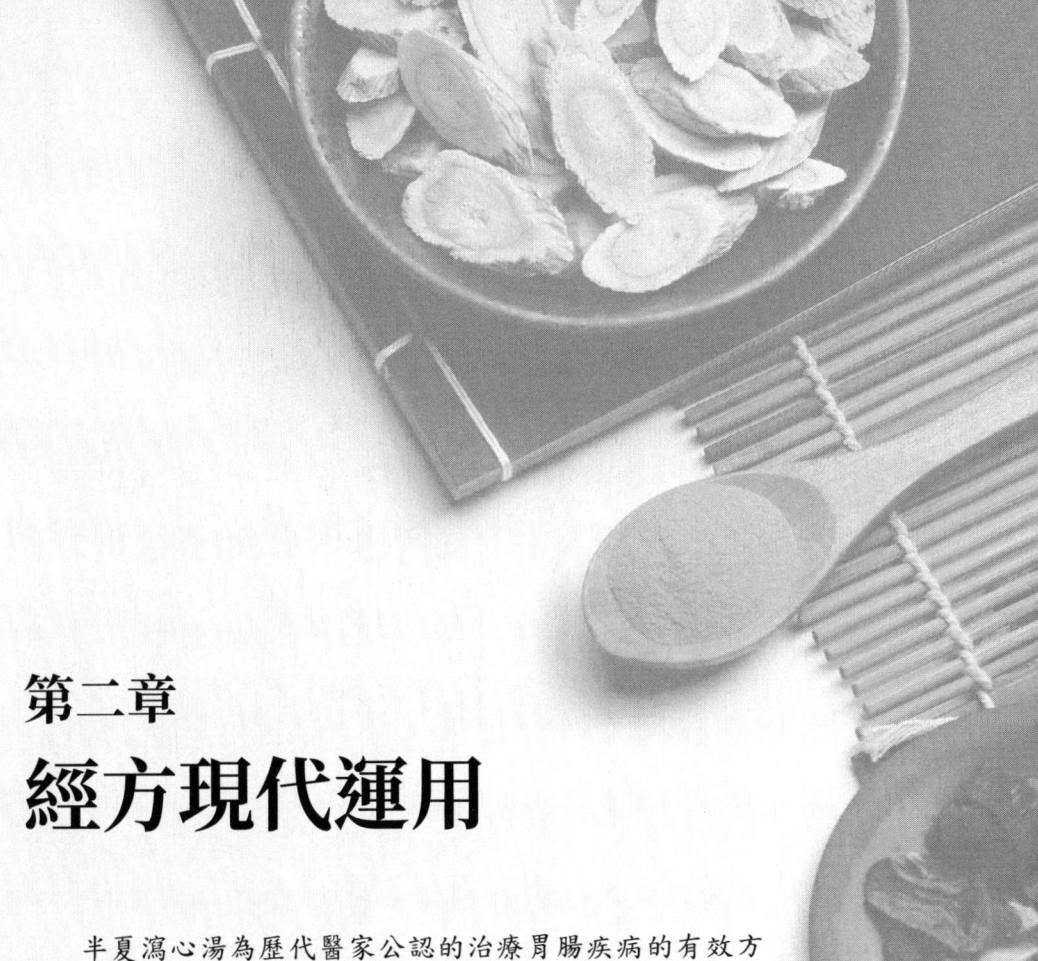

　　半夏瀉心湯為歷代醫家公認的治療胃腸疾病的有效方劑。該方辛開苦降以順升降，寒溫同用以和陰陽，補瀉兼施以調虛實。這些功能特點符合脾胃升降出入的生理特性和升降失常的病理特徵，所治病症，幾乎包括了所有的消化系統病變。歷代醫家對此方的認識不盡一致，尤其對其病機的看法眾說紛紜。當今許多名醫在自己長期臨床實踐之中，深入領會其組方要義，結合現代疾病的特點，透過對其進行靈活加減獲得了較好的療效。

下篇　現代研究

第一節　理論闡微

　　半夏瀉心湯主治病症的臨床表現，按張仲景的原文就只是心下滿而不痛。心下即膈下，也就是上腹部或者說是胃脘部，此部位為中焦，主要臟器就是脾胃。也就是說半夏瀉心湯主治的病症不是脾就是胃。清代溫病大家葉天士在《外感溫熱篇》裡就提出：「再人之體，脘在腹上，其地位處於中，按之痛，或自痛，或痞脹，當用苦泄，以其入腹近也。必驗之於舌：或黃或濁，可與小陷胸湯或瀉心湯，隨證治之。」這段論述可看作是後代名醫對張仲景半夏瀉心湯適應證擴大及辨證關鍵點補充的重要發揮。從古今醫家的認識來看，葉天士所言的「瀉心湯」，應為張仲景諸多瀉心湯中的代表──半夏瀉心湯。其治療病症不僅是痞脹，還可用於胃脘有自痛或按之痛的病症，並提出對於有這樣病症的患者，是否應用小陷胸湯或瀉心湯，還必須要看患者的舌苔，如果是見有黃苔或濁苔，方可辨為寒熱錯雜的病症，此時就可使用半夏瀉心湯或小陷胸湯。

　　半夏瀉心湯組方思路明晰，條理清楚，方名瀉心，言其可輸瀉心下之痞，而心下之痞，是由於脾胃不和、氣機阻滯、溼濁壅聚而成，所以暢達氣機、清利溼熱當是治療首務。氣非辛不能散，溼濁壅聚非辛宣不能開，故行氣開結必以辛味藥物為主。

1. 辛開苦降

　　半夏瀉心湯配伍規律中最突出的特點就是首次明確了辛開苦降的配伍原則。其功用，正如葉天士所云「辛以通陽，苦以清降」，「苦與辛合，能降能通」。此法在該方中具體表現在半夏、乾薑與黃芩、黃連的合理配伍方面。半夏味辛性平，能行能散，有和胃降逆、消痞開結的作用，是治療

心下痞證的首選藥，用之開痞散結尤為妥當。乾薑味辛性溫，《黃帝內經》曰，「辛走氣，辛以散之，散痞者必以辛為助」，所以，乾薑在方中的作用，是張仲景著意取其辛散力大，合半夏行氣以散痞結。故方中以半夏、乾薑相須為君，以辛助辛，辛甚氣烈，闢陰通陽，藥宏力專，共達暢通氣機。

2. 補瀉兼施

半夏瀉心湯的治療方法則屬於虛實同治、補瀉兼施的範疇，據其藥物組成及藥量來看，顯然是瀉實大於補虛。由此可見，該方證應是虛實夾雜，實多而虛少，以邪氣盛為矛盾的主要方面。故張仲景立方，以祛邪為主，兼顧扶正。祛邪以生薑、半夏、黃芩、黃連辛開苦降，燥濕化濁；同時佐以人蔘、甘草、大棗扶正補虛，顧護胃氣，並借三者甘緩調中之力，監制方中大辛大苦之品，以達辛開苦降甘調，瀉不傷正，補不滯中的目的。

3. 寒熱並投

半夏瀉心湯是一首集藥性的辛熱苦寒甘平於一體的方劑，方中半夏、乾薑性味相成，濕邪內阻，久必生熱，或內陷之熱，與濕相合，一旦形成濕熱阻中之候，則重劑辛熱，更易化燥傷津，對解除病邪尤為不妥。葉天士云「濕熱非苦辛寒不解」，在該方中即有表現，張仲景用黃芩、黃連的目的，既能防患於未然，制辛燥藥物化熱之勢；又可救弊於已成，消除濕熱內蘊中焦之徵。全方配伍，相須相制，法中寓法，最能表現張仲景組方之精妙。

4. 升降兩調

脾胃位於中焦，是氣機升降之樞紐，上下交通之要道，脾氣升則健，胃氣降則和，故《臨證指南醫案》指出「脾胃之病，虛實寒熱，宜燥宜潤，固當詳辨，其於升降二字，尤為緊要」，半夏瀉心湯正是針對這一原則而組成，合方用藥，無不為承順氣機升降而施。方中半夏、乾薑，辛散之品，通陽升陽，助脾氣以升；黃芩、黃連，苦降之物，降氣泄濁，苦辛合用，辛開苦降，則脾升胃降。更有人蔘、甘草、大棗，合辛散以通陽，合苦降以定陰，補中益胃，安定中州。諸藥合用，共同恢復脾胃對氣機升降的斡旋之力，使清升濁降，如此則痞結自開，嘔利可止。

第二節　瀉心湯類方簡析

半夏瀉心湯臨床應用廣泛，然臨床病情複雜多樣，單一半夏瀉心湯已不能滿足臨床需求，故古今醫家以其為基礎，臨床運用中辨證論治，靈活加減，因而瀉心湯類方脫穎而出，在臨床中亦獲得了較好療效。

一、大黃黃連瀉心湯

1. 症候與病機分析

《傷寒論》第154條說「心下痞，按之濡，其脈關上浮者，大黃黃連瀉心湯主之。」此證現在一般稱為「熱痞」，假若單純以「胃熱氣滯」來解釋本條機制，似乎未能符合張仲景原意，若是胃熱為何不出現陽明熱證

第二章 經方現代運用

的燥屎便結？抑或口渴？潮熱？腹滿痛？可知本條並非單純「胃中實熱」所致。

　　這一條以「心下痞」為主症，其中「按之濡」是強調與其他瀉心湯證的鑑別。「心下痞」的症候特點，是心下「閉塞不通」的感覺，而不包括脹滿，這如在《傷寒論》第 149 條半夏瀉心湯證的重點見「心下滿」相比「心下痞」已經較之加重一層，是營衛不通更重之象，例如在《傷寒論》第 347 條說「不結胸，腹濡」，腹濡即是相對於腹部「滿硬」而言；又如在生薑瀉心湯與甘草瀉心湯均見「心下痞硬」，明顯較「心下痞」與「心下滿」更重。

　　本條脈象見「關上浮」，是強調中焦胃虛而生客熱，其熱上炎影響上焦不通。在張仲景的脈法之中，「關上」脈診候中焦胃氣，如在《傷寒論》第 120 條說「關上脈細數者，以醫吐之過也。一二日吐之者，腹中飢，口不能食；三四日吐之者，不喜糜粥，欲食冷食，朝食暮吐」，此證因誤用吐法傷胃氣，結果出現不能食、朝食暮吐等症候，其脈在關上見「細數」，又如《金匱要略》說「關上，積在臍旁」，臍旁屬胃在體表的對應部位，反應中焦胃氣。由此反觀本條首先見心下痞，可是其脈見「關上浮」，心下痞屬於上焦證，而「關上浮」症候中焦胃氣，兩者似乎並無直接關係，但此既符合了痞證的病機特點，是由於中焦胃虛而生客熱，其虛熱上炎，影響上焦心下、營衛不通而成心下痞。

　　需要注意，本證當有寒邪在下焦的病機。雖然本條並未有說「傷寒」而誤下的原因，而只是因 153 條已述「太陽病，醫發汗，遂發熱惡寒，因復下之，心下痞」，本條不再重複當屬「省文」之故。痞證的核心病機是寒邪入裡停滯下焦，而本證只見心下痞而無其他兼證，反應下焦營血不通相對較輕，而以誤下後胃虛而以虛熱上炎明顯。假若單純以胃虛而虛熱上炎，而無營衛不通的病機，只屬於一般的少陽病，不一定見痞在心下。

259

2. 方藥分析

大黃黃連瀉心湯中兩藥，大黃與黃連，均是清胃熱之藥，其性味苦寒，能降泄通下，似乎與此證胃虛病機有所矛盾，但是本方煎服法有別於其他方劑的「水煎服」，而是以「麻沸湯漬之」的類似「泡茶」之法，張仲景以此服藥法來解決此問題。

一般理解此法目的在於「取其性而不取其味」，由於本證屬於胃虛而虛熱上炎、營衛不通之證，而非陽明胃中實熱，因此選用此種「麻沸湯漬之」之法，目的在於治療此一虛熱上炎的「客氣」。由於大黃與黃連均在治胃，因此理解兩藥所清之熱，並未取其苦降泄，並不傷胃氣，而只取其性寒而清胃中所生之客熱，其客熱尚未上升至上焦，即在胃中清之，以治心下痞之本。

3. 大黃黃連瀉心湯有無黃芩

本方一般認為當有黃芩。在宋代林億校正的注語說：「大黃黃連瀉心湯，諸本皆二味，又後附子瀉心湯，用大黃、黃連、黃芩、附子，恐是前方中亦有黃芩，後但加附子也，故後云附子瀉心湯。本云加附子也。」此說雖然不無道理，但是這一種「理校」方法容易錯誤，而且這裡只有一個例證，所謂「孤證不立」，為何不反過來說附子瀉心湯中當無黃芩？

本方中似乎以無黃芩較為合理。裴永清教授在《傷寒論臨床應用五十論》一書中，已有專篇討論。一方面，從理論上而言，本方中以大黃黃連兩藥，已經足以去除胃虛所生之客熱上炎，熱不上升到上焦，則無須要使用黃芩，張仲景用藥精練，即使一味藥加減亦十分講究，既然不需要使用黃芩已經能夠解決問題，則不需用之。另一方面，假若本方中不用黃芩，

則需要解釋為何在附子瀉心湯中需要在大黃黃連瀉心湯的基礎上，加上黃芩與附子，這方面在後文繼續討論。

4.《金匱要略》瀉心湯

《金匱要略》說「心氣不足，吐血，衄血，瀉心湯主之」，本條一開首說的「心氣不足」，一直以來有所爭議，假若是瀉心湯等苦寒之藥治之，當屬實熱之證，卻為何說「心氣不足」？故一般認為當按《千金要方》改為「心氣不定」。可是，縱觀仲景書中，均無「不定」一詞，「不足」則多次出現，可知此說並無更多依據。

此條病機確實是「心氣不足」，既是指因血虛而虛火上炎的吐衄之證。參《金匱要略》中「血氣少者屬於心」一文，所謂「心氣不足」是指血虛而使心無營血可宣發出表，實際上其本在於血虛，這如《傷寒論》第50條說「以榮氣不足，血少故也」，血少故心無榮氣可宣，而在《金匱要略》中另有「榮虛則血不足，血不足則胸中冷」，「營緩則為亡血，衛緩則為中風；邪氣中經，則身癢而隱疹；心氣不足，邪氣入中，則胸滿而短氣」之說，這一條同樣說「心氣不足」，實際上其本亦是指向血虛「亡血」而言，故上焦無營血可宣散而出現胸滿短氣。

但是，單純「心氣不足」並不見立刻出現吐衄，而是由於營血虧虛而生客氣上逆，故出現此證。血虛本身可見衄血，如「時目瞑，兼衄，少腹滿，此為勞使之然」，又說「虛勞裡急，悸，衄……手足煩熱，咽乾口燥，小建中湯主之」，這一般理解為氣血虛不能攝血所致，但是從小建中湯證見「煩熱，咽乾口燥」可知，其證是因氣血虧虛而出現客氣上逆，故此出現虛熱之象，其「衄血」當理解為在氣不攝血的前提下，因伴隨客氣上逆而出現之證。至於「吐血」，則一般屬於「熱證」，因熱性上炎、熱傷

下篇　現代研究

血絡才出現吐血，但如治療「吐血不止」，而用柏葉湯，其方中除了有苦寒的柏葉外，亦有乾薑與艾葉，可知其證亦有胃中虛寒的病機。再看「夫吐血，咳逆上氣，其脈數而有熱，不得臥者，死」，本條屬於死證，必然是素有氣血虧虛甚重，同時見「吐血」與「咳逆上氣」，反映客氣上逆甚重，假若見「脈數」、「不得臥」，此即如梔子豉湯證的「虛煩不得眠」之證，反映正虛虛熱上炎明顯，在面對如此矛盾的病機，實難治療，故屬「死證」。總而言之，血虛之證可因虛熱上炎而出現吐衄，在此時若先以補益，則助熱上炎而使吐衄加重，故此先以清熱之法，以治療其虛熱上炎。

本方中用「大黃二兩，黃連一兩，黃芩一兩」三藥，相較上述大黃黃連瀉心湯，本方加用了黃芩一藥，目的是治療上焦的虛熱上炎，由於本證吐衄部位均在上，相較大黃黃連瀉心湯證只局限在「心下」部位明顯偏上，因此需加用黃芩清在上之熱。除了是增加了黃芩一藥以外，其煎服法更有所不同，此方瀉心湯是用「以水三升，煮取一升，頓服之」，是採取「頓服」，目的在於取其速效，使上炎之熱得折。本方並未考慮血虛之本，是單純的治標之方，待熱除後緩則治本。

二、附子瀉心湯

1. 症候與病機分析

《傷寒論》第155條說：「心下痞，而復惡寒汗出者，附子瀉心湯主之。」

本條承上一條大黃黃連瀉心湯證而來，同樣先見「心下痞」，但及後出現更多見證。本條現在一般認為已無表證，屬「熱痞兼陽虛」的證情，但是從《傷寒論》多處條文均強調「惡寒」屬表證而言，而且此條說的是

「復」惡寒汗出，當是指在見痞證之前本有惡寒汗出的表證，因誤下成痞以後表證消失，及後又再出現，此當屬表證復來之意。可是，假若屬表證仍在，為何本條並不先用桂枝湯？

不先用桂枝湯解表的原因，是因為本條陽虛較重，故此不能以發汗解表。參《傷寒論》第164條說：「傷寒大下後，復發汗，心下痞，惡寒者，表未解也。不可攻痞，當先解表，表解乃可攻痞。解表宜桂枝湯，攻痞宜大黃黃連瀉心湯。」本條雖然清晰地指出「先表後痞」的治則，但是這與本條的情況有所不同。164條是一開始已經是表證與痞證同見，是邪氣從外入裡，由於邪氣尚未完全入裡，反映正氣虛較輕，故此乃可發汗治之；本條一開始先見心下痞而無表證，本是邪氣已經入裡而無表證，反映下焦的營氣偏虛，寒邪已經入裡傷營氣、繼而營衛不通而虛熱上炎，因此出現痞證，若此時再重新復見「惡寒發熱」，當理解為寒邪從裡出表，這與邪氣從表入裡的情況有別，反映本虛較重，故仲景不發虛人之汗，而改為表裡同治，此即如小柴胡湯證因正虛而兼有表邪則不可發汗的思想。由於寒邪入裡亦傷陽氣，假若此時見惡寒而汗出，當考慮下焦陽氣亦虛，故當兼以溫陽散寒。

2. 方藥分析

附子瀉心湯在大黃黃連瀉心湯的基礎上，加上黃芩一兩與炮附子一枚。

加用炮附子的原因，如上文所說，是由於寒邪傷下焦陽氣，因此需要溫陽散寒。此即如桂枝加附子湯中見「汗漏不止」而加用附子，又如《傷寒論》第68條說「發汗，病不解，反惡寒者，虛故也，芍藥甘草附子湯主之」，因為下焦陰陽偏虛而出現惡寒、汗出，當加附子以治其虛。

至於加用黃芩的原因，類似於黃芩湯中用黃芩之意，黃芩能治療上焦

之熱，在此證中治療客氣上逆而熱在上焦。可是，按大黃黃連瀉心湯中所說，其方可無黃芩，由於大黃與黃連已經使胃中客氣上升，只是本證由於邪氣出表，假若此時用桂枝湯以除在外之邪氣，猶恐助上焦之熱，因此仍取黃芩湯中「太陽與少陽合併」而用黃芩之意。

由此理解，附子瀉心湯除了能夠治痞以外，亦能夠調和營衛以除表證，其證可理解為太陽與少陽同病，方中以大黃黃連清中焦之客熱，黃芩清上焦之客熱，附子以溫通下焦陽氣，全方使上下營衛得通，因而痞證與表證得解。

三、生薑瀉心湯

1. 症候與病機分析

生薑瀉心湯出自《傷寒論》第157條：「傷寒，汗出解之後，胃中不和，心下痞硬，乾噫食臭，脅下有水氣，腹中雷鳴下利者，生薑瀉心湯主之。」

本條的來路，與其他瀉心湯證典型來路不同。沒有「誤下」的前提，只是因為太陽傷寒而用一般發汗，發汗後雖然表解，但是卻出現「胃中不和」，由此提示痞證亦非必須因誤下所致。這是對131條病發於「陰陽」的理解問題，若在「中風」而誤下則只可能出現「結胸」而不可能出現「痞」，反之，「傷寒」誤下之後則只可出現「痞」而不可能出現「結胸」，但是，這條並非指「痞」必須要有誤下的前提，而是「痞」可以從「傷寒」誤下而來，但即使無誤下的前提，亦可能因寒邪入裡而出現痞證，這類似於小柴胡湯證「血弱、氣盡，腠理開，邪氣因入」的機制。另在《金匱要略》中所出現的半夏瀉心湯證，亦無誤下的前提可證。

第二章　經方現代運用

本條所說的見「心下痞硬」，是相較於半夏瀉心湯證為重的證情。本條見「心下痞硬」，其證較半夏瀉心湯證的「心下滿」更重一層，而在後一條甘草瀉心湯證直接指出了，「硬」的成因是「此非結熱，但以胃中虛，客氣上逆，故使硬也」，張仲景強調這種痞滿最重的病情，並非由於重實熱所致，而是因胃虛而客氣上逆之證。

本證獨特見「乾噫食臭」，其證是指噯出食物之味，是由於胃虛而客氣上逆較重所致。先說「食臭」，這並非指「臭惡之食物味道」，而是指一般食物之味，參《傷寒論》第 338 條說「蛔聞食臭出」，是指蛔蟲因為食物之味而上出，又如《金匱要略》說「或有不用聞食臭時」，又說「惡聞食臭」，均是指一般食物之香味而言，如此理解「臭」即使指「嗅覺」的對象，即指香臭之味。至於「噫」，《說文解字》中說「噫，飽食息也」，「乾噫食臭」即是指噯氣出食物的香臭味道，能聞食物之味，反應水穀不消，是胃中虛冷而不能消穀之象。另一方面，關於「乾噫」的機制，參《金匱要略》所說「三焦竭部，上焦竭善噫，何謂也？師曰：上焦受中焦氣未和，不能消穀，故能噫耳」，噯氣當屬於中上二焦之證，是由於中焦胃虛而氣上逆所致，又參《平脈法》說「寸口脈弱而緩，弱者陽氣不足，緩者胃氣有餘，噫而吞酸，食卒不下，氣填於膈上也」，這條亦出現「噫而吞酸」，酸亦是一種食物之味，是由於陽虛、「胃氣有餘」，這裡的胃氣有餘當理解為胃虛而客氣上逆，如在《傷寒論》第 332 條說「其熱不罷者，此為熱氣有餘，必發癰膿也」，這裡的熱氣有餘，即是胃虛而客氣上逆的熱氣所致，因客氣上逆，故此出現「氣填於膈上」，因而出現噯氣。總而言之，「乾噫食臭」是因胃虛不能消穀，且虛熱上逆而出現。

本證見「腹中雷鳴下利」，是由於胃虛而水穀不消，水停中下所致。腹中雷鳴之證，屬「腹中寒氣」的特徵，如《金匱要略》的附子粳米湯證，

下篇　現代研究

即以「腹中寒氣，雷鳴切痛」為特點。腹中雷鳴當與半夏瀉心湯和甘草瀉心湯證做比較，在《金匱要略》的半夏瀉心湯證中見「腸鳴」，相較「雷鳴」程度較輕而不見下利，「腸鳴」是由於胃虛而虛熱上炎，寒在下焦所致，且與胃寒而生水停有關，因此生薑瀉心湯證亦有此等病機而有所加重；再看甘草瀉心湯證見「其人下利日數十行，穀不化，腹中雷鳴」，同樣是「腹中雷鳴」，但是其下利情況更重，下利的原因是由於胃虛而水穀不化所致。相較而言，生薑瀉心湯證的胃虛而水穀不化相對較輕。由於「腸鳴」、「腹中雷鳴」的病機特點是以胃虛而水穀不化且有寒邪在下，而且病位在「腸」，張仲景則以「脅下有水氣」作為病機解釋。脅下屬於下焦肝血相對應的部位，一方面下焦營血因寒邪所傷，另一方面胃虛水穀不化，而水氣下行，卻又未至於下利，故此說水氣停滯在脅下。

　　最後討論「胃中不和」的意思。在生薑瀉心湯證中，特別用上「胃中不和」一詞做解釋，其意為何？張仲景對於「和」的理解，是「自身調和」，而並非「兩者調和」，「和」即正常、最佳狀態。由此理解「胃中不和」一詞，即指「胃氣並不正常」。但是如大黃黃連瀉心湯證與半夏瀉心湯證均有胃氣不和的病機，為何唯獨此條強調此一病機特點？或許代表此條的胃氣不和有另一層意義。參《傷寒論》第29條說「若胃氣不和讝語者，少與調胃承氣湯」，陽明病胃氣熾盛亦可稱為「胃氣不和」，見「讝語」則說明便硬已成，是在胃熱津傷的前提下再出現了便硬讝語；又如265條說「少陽不可發汗，發汗則讝語，此屬胃，胃和則癒；胃不和，煩而悸」，此條又指出少陽病誤汗以後出現的「讝語」，是屬於「胃不和」，胃不和之後出現「煩而悸」。由此推論，「胃中不和」是強調胃氣不正常以後，繼而引申出其他病機。在生薑瀉心湯證中，是在半夏瀉心湯證的基礎上客氣上逆較重，兼有水氣停滯在下，故此特別以「胃中不和」作為本病的病機解釋。

2. 方藥分析

　　生薑瀉心湯中共八味藥：生薑四兩（切）、甘草三兩（炙）、人參三兩、乾薑一兩、黃芩三兩、半夏半升（洗）、黃連一兩、大棗十二枚（擘）。本方可理解為半夏瀉心湯中加上生薑四兩，繼而減輕乾薑劑量而成。

　　加用生薑的原因，一方面由於本證有「乾噫食臭」，即類似於嘔吐的胃氣上逆病機，這如旋覆代赭湯治療「噫氣不除」，而方中生薑五兩，亦是為了加強中焦向上焦的宣通之力；另一方面，由於本證兼有水氣停滯中下，生薑能有助宣散水氣，以治療水氣引起的「下利」。

　　但是，為何在增加生薑的同時，需要減少乾薑的用量？這當是由於「噫氣」所致。旋覆代赭湯中無乾薑，且生薑劑量更重，是由於「噫氣不除」，噫氣是由於胃虛不能消穀且虛熱上逆較重所致，由此理解，是因乾薑之溫性能助熱而使噫氣加重，故需要減輕其劑量。但須說明，減輕乾薑的「加減法」，可理解為一種無奈的做法，由於本證同時有胃虛冷而不能消穀之機，本當用乾薑三兩如半夏瀉心湯之法，只因本證當先治噫氣之「標」而緩治其「本」，這亦如旋覆代赭湯中不用乾薑、黃芩、黃連等主藥，而改用旋覆花與代赭石以直接治療噫氣，目的即在先治其標。

四、甘草瀉心湯

1. 症候與病機分析

　　甘草瀉心湯出自《傷寒論》第158條：「傷寒中風，醫反下之，其人下利日數十行，穀不化，腹中雷鳴，心下痞硬而滿，乾嘔心煩不得安，醫見心下痞，謂病不盡，復下之，其痞益甚，此非結熱，但以胃中虛，客氣上

逆，故使硬也，甘草瀉心湯主之。」

本條的重點見證，在於「下利日數十行」，是由於中焦脾胃俱虛、水氣下行所致。出現本證的原因，張仲景有自注說明，一方面是在「傷寒中風」的前提下被誤下，符合了痞證的基本條件，繼而出現「穀不化」，即是指胃中虛冷不能消穀所致，如生薑瀉心湯亦出現下利，而其下利較輕未見「日數十行」，說明胃虛較輕。但是，若單純胃虛不能消穀，並不當見下利，如《傷寒論》第 122 條說「數為客熱，不能消穀，以胃中虛冷，故吐也」，又如第 398 條說「不能消穀，故令微煩」，又如《金匱要略》說「不能消穀，故能噫耳」，各種不能消穀的條文均無下利，下利當屬「病在太陰」之證，屬脾胃虛寒所致。如太陰病提綱見「自利益甚」，《傷寒論》第 277 條又說「自利不渴者，屬太陰」，第 278 條更說「太陰當發身黃……至七八日，雖暴煩下利日十餘行，必自止，以脾家實，腐穢當去故也」，這條同樣是「下利日十餘行」，其能自止的原因，是由於「脾家實」，即是只脾氣充實，故能祛腐穢而下利，且又能自止。反觀本條下利未止，可知脾胃俱虛，因胃虛而至的水穀不消，脾氣又不能助其升散，故此只能下行而出現下利。假若其脾胃陽虛更重，可出現如桂枝人蔘湯證般的「下利不止，心下痞硬」，其下利並非「日數十行」，而更是「不止」，可知其證更重。但是本證並未見太陰病典型的腹滿或腹痛，故又未至典型的太陰病特點。由此理解生薑瀉心湯證，亦當有脾虛的一面，只是其脾虛更輕而已。

本條見「心下痞硬而滿」，是在各種瀉心湯類方中最重之證。大黃黃連瀉心湯證見「心下痞」，半夏瀉心湯證見「心下滿」，生薑瀉心湯證見「心下痞硬」，而本證則是心下的各種症候具備，見「痞硬而滿」，反映其證的胃虛而客上逆最重。故此在本條之中，特別解釋了「硬」的成因，除了並非「熱結」而是客氣上逆之外，其病情來路並非單純在「傷寒中風」而誤

第二章　經方現代運用

下，而是及後因「醫見心下痞，謂病不盡，復下之」，是在痞證的前提下再被誤下，參《傷寒論》第 273 條說「太陰之為病……自利益甚，時腹自痛。若下之，必胸下結硬」，若脾胃俱虛之證而被誤下，可出現「胸下結硬」，「胸下」亦即等同於「心下」，是由於脾胃本虛而已在誤下，使客氣上逆更重。

本條見「乾嘔心煩不得安」，屬於客氣上逆更重之證。本證見「乾嘔」，可理解為生薑瀉心湯證中「乾噫」的更重證情，並非單純噯氣而是欲有物吐出，但相較乾薑黃連黃芩人蔘湯中的「食入口即吐」證情為輕。至於「心煩不得安」，此「不安」實際上是指「心神不安」所引起的「不得眠」，如在《辨不可下病脈證并治》說「嘔變反腸出，顛倒不得安，手足為微逆，身冷而內煩」，本條亦說「不得安」，但從其顛倒一詞來說，即是等於梔子豉湯證的「若劇者，反反覆顛倒，心中懊憹」，是對於「虛煩不得眠」重症的形容。又如《傷寒論》第 79 條梔子厚朴湯證與第 112 條桂枝去芍藥加蜀漆牡蠣龍骨救逆湯證見「臥起不安」，且在《金匱要略》的狐惑病用甘草瀉心湯之證，亦同樣見「臥起不安」，可知「心煩不得眠」與「臥起不安」基本意同，均是由於胃虛而客氣上逆所致，如梔子豉湯證的病機特點。

值得討論一點，為何本證中段說見心下痞，卻誤用下法治之？這當是與十棗湯證相鑑別。「心下痞」的一般正治之法，並非攻下，可是本條說「醫見心下痞，謂病不盡，復下之，其痞益甚」，為何說「病不盡」而需要用下法？這是由於《傷寒論》第 152 條的十棗湯證中，同樣見「心下痞硬滿」，只有這一條證情與甘草瀉心湯證相同是「痞硬滿」三證俱在，而且該條亦見「下利」與「乾嘔」，其證與甘草瀉心湯證十分相似，故此可誤診為十棗湯證而使用了攻下之法。當然，十棗湯證仍有其他症候，當需進一步鑑別。

269

下篇　現代研究

2. 方藥分析

甘草瀉心湯中共七味藥：甘草四兩（炙）、黃芩三兩、乾薑三兩、半夏半升（洗）、大棗十二枚（擘）、黃連一兩、人參三兩。本方與半夏瀉心湯證的藥物組成相同，只是甘草劑量加重一兩為四兩。增加甘草劑量目的在於補胃氣，反映其證胃氣偏虛甚重。甘草用四兩此一劑量層次，是張仲景使用甘草劑量中甚重的劑量程度，其中如「炙甘草湯」以甘草名方，即用甘草四兩。另外，如在桂枝人參湯證中見「下利不止」，其方亦在理中湯的基礎上，加重甘草劑量一兩為四兩，可見加重甘草的目的在於治療胃虛引起的下利。另外，甘草瀉心湯中當有人參。其方在趙開美版《傷寒論》中原方缺人參，而在其後方注中，林億等的校正文字中說「半夏、生薑、甘草瀉心三方，皆本於理中也，其方必各有人參。今甘草瀉心湯中無者，脫落之也。又按《備急千金要方》並《外臺祕要》治傷寒食用此方，皆有人參，知脫落無疑」，林億此一校文以半夏瀉心湯與生薑瀉心湯作為理校，且有《備急千金要方》與《外臺祕要》的文獻校對，可謂證據充分。另外，按桂枝人參湯在治療「利下不止，心下痞硬」之證，其方中人參與甘草同用，可知並無下利當去人參之理，其方當有人參為宜。

第三節　名醫驗案

一、黃煌教授運用半夏瀉心湯治療腹痛驗案

◎案

杜某，男，26歲。腹痛半年餘。半年前不明原因漸發腹痛，以臍左側

第二章 經方現代運用

為甚，曰：「莫得其處，裡邊痛也。」消化道透視攝影提示：腸繫膜動脈壓迫症候群，慢性腸炎。胃鏡提示：淺表性胃炎。超音波、血液、尿液檢查正常。曾用中西藥治療無效，來醫院診治。症見：精神疲憊，食慾欠佳，心下痞滿，腹部灼熱，午後為甚。然喜熱飲，飲冷即覺腹部不適。大小便正常，體瘦口唇略紫，舌質胖而略紫，苔黃膩。腹部喜按而略熱，無包塊。切脈左手弦滑，右手沉弱。辨證為脾胃寒熱、虛實錯雜。法當溫之、清之、助之，兼以活血通絡。方用半夏瀉心湯加減。

處方：半夏12g，黃芩9g，黃連9g，乾薑9g，黨參12g，當歸12g，白芍12g，澤蘭12g，龍膽草12g，製乳香9g，枳殼9g，炙甘草6g。3劑，日1劑，水煎服。

藥進3劑，諸症俱減，更進3劑十去有五。原方加天花粉12g，繼服10餘劑。諸症悉除。以柴芍六君子湯加減，善後調之。

按：《景岳全書‧心腹痛》云：「痛有虛實……可按者為虛，拒按者為實。久痛者多虛，暴痛者多實……痛徐而緩，莫得其處者多虛。痛劇而堅，一定不移者為實。」黃煌教授指出本案患者腹部喜按且飲熱反舒為虛寒，熱揚不盡而偏於臍之左側為肝經溼熱，口唇舌質發紫為有瘀血。遵葉天士久痛入絡之說，仿辛潤活血通絡之意，用半夏瀉心湯加味，頑疾方瘳。

二、任應秋教授運用半夏瀉心湯治療痞證驗案

◎案

呂某，女，30歲。半年多來，胸腹間經常痞滿阻塞不舒，食慾不振，倦怠乏力，時或頭暈。曾查胃鏡提示淺表性胃炎。服西藥效果不佳，轉尋

271

中醫以調胃承氣湯、香砂六君子湯、保和湯、五磨飲等多劑調理而不效。今按胃脘部濡軟不痛且反舒。切脈弦而略滑，舌苔白而略膩。辨證為脾胃虛弱、升降失調、寒熱互結、氣壅溼聚。治以消痞除滿、健脾和胃。方用半夏瀉心湯加減。

處方：半夏12g，黃芩6g，黃連9g，乾薑9g，黨參12g，枳實9g，白朮9g，茯苓9g，青皮9g，陳皮9g，炙甘草6g。3劑，日1劑，水煎服。

藥進3劑，病減十分有七，更進3劑，諸症悉除。原方量加之3倍，為面煉蜜成丸，服用半月，以調善後。

按：《成方便讀》云：「夫滿而不痛者為痞。痞屬無形之邪，自外而入。客於胸胃之間，未經有形之痰血，飲食互結，僅與正氣摶聚一處為患。」任應秋教授分析本案患者脾虛胃弱，升降失常，寒熱痰溼互結，氣壅於中，故取半夏瀉心湯和胃降逆，開結除痞。疏就二陳化痰溼，四君調脾胃之勢，更兼枳實青皮行氣消導，痞消病癒。

三、劉渡舟教授運用半夏瀉心湯治療泄瀉驗案

◎案

陳某，男，57歲。泄瀉2個月不止。2個半月前，患者因食生冷而大便泄瀉，每日10餘次，時如水注，時如糊狀，帶少量黏液，並且有不消化食物。西醫診為慢性腸炎、慢性潰瘍性結腸炎。雖經中西醫診治，每日仍達5～6次之多。余察情驗脈，精神欠佳，面色略黃，口唇略紅。詢心中煩爍，胃脘痞悶，但飲食尚可。舌尖略紅，苔白，左手脈沉弦，右手細弱。辨證為中氣下陷，肝脾不和，寒熱錯雜，升降失調。治以寒溫並用、健脾止瀉、苦降辛開。方用半夏瀉心湯加減。

處方：半夏12g，黨參12g，黃連9g，炮薑9g，葛根30g（煨），砂仁9g，山藥15g，車前子12g（另包），茯苓9g，白朮12g，炙甘草6g。3劑，日1劑，水煎服。

3劑藥進，大便即可成形，每日3～4次，續服3劑大便正常，轉方改用五味異功散調理。

按：劉渡舟教授謂患者脾胃損傷，因而水樣便，中焦虛寒而病偏於脾；水泄日久津液喪失，肝臟易犯，鬱熱生而病偏於胃。舌尖口唇紅為其熱，水泄食不化為其寒，是以半夏瀉心湯調其脾胃寒熱。《黃帝內經》云：「清氣在下，則生飧泄。」久泄清陽下陷，故配煨葛根升提下陷之氣，與黨參甘草升補結合。砂仁醒脾，山藥斂津，病雖久，數劑病除。

四、聶惠民教授運用半夏瀉心湯治療嘔吐驗案

◎案

龍某，女，42歲。4個月前，食牛肉後即作嘔吐，翌日午飯後，又嘔吐2次。腹瀉數次，未加在意。後腹瀉止而嘔吐時作，食慾不振，口乾而不欲飲。服西藥多有減輕，然停藥後又復如故。胃鏡提示：淺表性胃炎。今詳診之，吐前心中痞塞，嘔吐每在飯後，每日1次據多，間或有兩次者，嘔吐物為食物。時或腹中腸鳴轆轆。大便次數正常，但頭乾後溏。苔黃膩，脈濡弱。中醫辨證為胃熱腸寒、寒熱錯雜。治以辛開苦降、調順胃腸。方用半夏瀉心湯加減。

處方：半夏12g，乾薑9g，黃芩9g，黃連9g，黨參9g，大棗5枚，砂仁6g，竹茹9g，橘皮9g，炙甘草6g。3劑，日1劑，水煎服。

服藥 3 劑，嘔吐已除，腸鳴消失。唯心中痞悶不舒，原方加白朮 9g，3 劑。諸症全消。舌苔薄黃，脈細弦。囑服逍遙丸以鞏固療效。

按：聶惠民教授特別強調嘔吐一證，最當詳辨虛實。傷食為實，不祛其邪，反蘊其熱；嘔瀉之作，損傷脾陽，不溫其裡，久虛失司。陸淵雷云：「食入即吐者，責其胃熱……胃雖熱而腸則寒。故芩連與乾薑並用。」故仿《傷寒論》乾薑黃芩黃連人參湯之意，加半夏辛開散結，苦降止嘔，其效斯然。

參考文獻

[1] 張仲景，傷寒論 [M]，北京：人民衛生出版社，2005.

[2] 張仲景，金匱要略 [M]，北京：人民衛生出版社，2005.

[3] 李飛，方劑學 [M]，北京：人民衛生出版社，2011.

[4] 聶惠民，長沙方歌括白話解 [M]，北京：人民衛生出版社，2013.

[5] 南京中醫藥大學，傷寒論譯釋：第四版 [M]，上海：上海科學技術出版社，2010.

[6] 李克光，金匱要略譯釋：第二版 [M]，上海：上海科學技術出版社，2010.

[7] 葉橘泉，葉橘泉經方臨床之運用 [M]，北京：中國中醫藥出版社，2015.

[8] 黃煌，經方使用手冊 [M]，北京：中國中醫藥出版社，2015.

[9] 黃煌，中醫十大類方：第三版 [M]，江蘇：江蘇科學技術出版社，2010.

[10] 黃煌，藥證與經方 —— 常用中藥與經典配方的應用經驗解說 [M]，北京：人民衛生出版社，2008.

[11] 黃煌，經方的魅力 [M]，北京：中國中醫藥出版社，2015.

[12] 宋永剛，名方 60 首講記 [M]，北京：人民軍醫出版社，2009.

[13] 劉渡舟，新編傷寒論類方 [M]，北京：人民衛生出版社，2013.

[14] 王慶國，傷寒論講義 [M]，北京：高等教育出版社，2013.

參考文獻

[15] 王階，經方名醫實踐錄［M］，北京：科學技術文獻出版社，2009.

[16] 高學敏，中藥學［M］，北京：人民衛生出版社，2000.

[17] 顧觀光，神農本草經［M］，北京：學苑出版社，2007.

[18] 張志聰，本草崇原［M］，北京：中國中醫藥出版社，2008.

[19] 陳士鐸，本草新編［M］，北京：中國中醫藥出版社，2008.

[20] 吳儀洛，本草從新［M］，北京：中國中醫藥出版社，2013.

[21] 張璐，本經逢原［M］，山西：山西科學技術出版社，2015.

[22] 賈所學，藥品化義［M］，北京：中國中醫藥出版社，2013.

[23] 陶弘景，名醫別錄（輯校本）［M］，北京：中國中醫藥出版社，2013.

[24] 張山雷，本草正義［M］，山西：山西科學技術出版社，2013.

[25] 汪昂，本草易讀［M］，山西：山西科學技術出版社，2015.

[26] 黃元御，黃元御藥解［M］，北京：中國中醫藥出版社，2012.

[27] 陸淵雷，金匱要略今釋［M］，北京：學苑出版社，2008.

[28] 曹穎甫，金匱發微［M］，北京：學苑出版社，2008.

[29] 唐容川，金匱要略淺注補正［M］，山西：山西科學技術出版社，2013.

[30] 尤在涇，金匱要略心典［M］，北京：人民軍醫出版社，2009.

[31] 方正清，電針和半夏瀉心湯對功能性消化不良大鼠胃動素的影響［J］，廣州：廣州中醫藥大學學報，2007，24（5）：27-30.

[32] 王付，學用半夏瀉心湯的探索與實踐［J］，北京：中醫藥通報，2011，10（4）：12-15.

[33] 王彥，半夏瀉心湯加減聯合雷貝拉唑治療逆流性食道炎的臨床觀察 [J]，世界中西醫結合雜誌，2015,10（4）：200-202.

[34] 潘霜，半夏瀉心湯聯合埃索美拉唑治療胃食管反流病的臨床療效觀察 [J]，遼寧中醫雜誌，2011，38（3）：479-480.

[35] 左獻澤，半夏瀉心湯臨證舉隅 [J]，遼寧中醫藥大學學報，2009，38（3）：129-130.

[36] 王紀雲，耿嘉蔚，半夏瀉心湯加減對非糜爛性反流病症狀和生活品質的影響 [J]，中藥材，2014，37（1）：166-168.

[37] 馮雯，半夏瀉心湯臨證心得 [J]，中國中醫藥現代遠距教學，2015，13（7）：128-129.

[38] 談敏華，半夏瀉心湯臨證應用 [J]，實用中醫內科雜誌，2012，26（7）：70-71.

[39] 林佩琴，類證治裁 [M]，北京：人民衛生出版社，2005.

[40] 羅美，古今名醫方論 [M]，北京：中國中醫藥出版社，2007.

[41] 岳沛芬，岳美中經方研究集 [M]，北京：中國中醫藥出版社，2012.

[42] 太平惠民和劑局，太平惠民和劑局方 [M]，北京：人民衛生出版社，2007.

[43] 龐安時，傷寒總病論 [M]，北京：人民衛生出版社，2007.

[44] 成無己，傷寒明理論 [M]，北京：中國中醫藥出版社，2007.

[45] 危亦林，世醫得效方 [M]，北京：人民衛生出版社，2006.

[46] 朱丹溪，脈因證治 [M]，北京：中國中醫藥出版社，2008.

參考文獻

[47] 羅天益，衛生寶鑑 [M]，北京：中國中醫藥出版社，2007.

[48] 李中梓，醫宗必讀 [M]，北京：中國中醫藥出版社，2005.

[49] 汪琥，傷寒論辯證廣注 [M]，北京：人民衛生出版社，2006.

[50] 尤在涇，傷寒貫珠集 [M]，北京：中國中醫藥出版社，2003.

[51] 柯琴，傷寒來蘇集 [M]，北京：中國中醫藥出版社，2003.

[52] 葉天士，臨證指南醫案 [M]，北京：人民衛生出版社，2006.

[53] 王孟英，溫熱經緯 [M]，北京：人民衛生出版社，2005.

[54] 邢德剛，魏鳳香，梁燕玲，等，半夏瀉心湯含藥血清對豚鼠胃竇平滑肌細胞影響 [J]，中國公共衛生，2010（9）：1150.

[55] 邱冰峰，王志勇，半夏瀉心湯加減方對胃潰瘍大鼠胃組織熱休克蛋白 27 表達的影響 [J]，中國中西醫結合消化雜誌，2009，17（5）：292.

[56] 吳忠祥，賀龍剛，譚達全，等，半夏瀉心湯及其拆方對 Hp 感染小鼠胃黏膜保護作用的研究 [J]，湖南中醫藥大學學報，2010，30（5）：23.

[57] 王秀傑，王學清，李巖，半夏瀉心湯及拆方對小鼠胃排空影響的實驗研究 [J]，中華中醫藥學刊，2008，20（5）：1072.

[58] 譚達全，鄧冰湘，郭春秀，半夏瀉心湯君藥芻議 [J]，新中醫，2006，38（11）：79.

[59] 宋小莉，牛欣，半夏、生薑、甘草三瀉心湯君藥探討 [J]，中國實驗方劑學雜誌，2007，13（9）：66.

[60] 宋小莉，司銀楚，基於腸運動藥效學指標的半夏瀉心湯君藥問題

研究［J］，中國實驗方劑學雜誌，2008，14（9）：68.

[61] 魯美君，半夏瀉心湯芻議［J］，中醫藥學報，2006（4）：54.

[62] 宋小莉，半夏瀉心湯研究思路探討［J］中國實驗方劑學雜誌，2011，17（13）．

[63] 楊學舉，從陰陽而論半夏瀉心湯證的病機［J］，中華中醫藥學刊，2009，27（6）．

[64] 吳謙，醫宗金鑑［M］，北京：人民衛生出版社，1982.

[65] 汪昂，醫方集解［M］，瀋陽：遼寧科學技術出版社，1997.

[66] 任應秋，病機臨證分析［M］，上海：上海科學技術出版社，1963：8.

[67] 李緯才，傷寒論半夏瀉心湯證之研究［J］，遼寧中醫雜誌，1990，27（10）：5.

[68] 韓春生，符思，半夏瀉心湯證病機淺析［J］，新中醫，2006，38（12）：74-75.

[69] 王英，半夏瀉心湯臨床應用［J］，遼寧中醫雜誌，2004，31（10）：877.

[70] 孫月勤，李富英，半夏瀉心湯治療慢性胃炎56例療效觀察［J］，遼寧中醫雜誌，2007，34（14）：1428-1429.

[71] 譚達全，鄧冰湘，淺談半夏瀉心湯之辛開苦降法治療Hp相關性胃炎［J］，新中醫，2008，40（2）：103-104.

[72] 袁成業，半夏瀉心湯治療慢性萎縮性胃炎的臨床研究［J］，遼寧中醫雜誌，2007，34（11）：1583-1584.

參考文獻

[73] 劉剛，半夏瀉心湯辨證要點及應用發揮探討 [J]，遼寧中醫藥大學學報，2013，15（12）.

[74] 李粉萍，惠振亮，痞症的分類及治療探討 [J]，陝西中醫學院學報，2002，25（4）：3.

[75] 張平中，對《傷寒論》中五瀉心湯證之淺識 [J]，河南中醫，2004，19（113）：9-10.

[76] 鍾秋生，半夏瀉心湯治療慢性淺表性胃炎86例 [J]，實用中醫內科雜誌，1997，11（3）：32.

[77] 朱豫珊，甘草瀉心湯治療急性胃腸炎200例 [J]，湖北中醫學院學報，2002，4（3）：51-52.

[78] 劉雪梅，生薑瀉心湯治療急性胃腸炎157例 [J]，四川中醫，2005，23（5）：36–37.

[79] 張立亭，甘草瀉心湯治療風溼類疾病應用體會 [J]，山東中醫藥大學學報，2001，25（6）：447-449.

[80] 劉勇，薛秀英，中醫藥治療白塞氏病14例 [J]，河南中醫，2005，25（4）：55-56.

[81] 李洪功，生薑瀉心湯治療脾胃溼熱證82例 [J]，中國實用鄉村醫生雜誌，2005，12（5）：54.

[82] 高豔青，司銀楚，宋小莉，等，半夏瀉心湯及其類方不同配伍對正常大鼠胃蛋白酶活性的影響 [J]，數理醫藥學雜誌，2004，17（3）：242-245.

[83] 高豔青，司銀楚，牛欣，等，半夏瀉心湯及其類方不同配伍對正常大鼠胃液成分的影響 [J]，北京中醫藥大學學報，2006,3：168-171.

[84] 宋小莉，半夏瀉心湯類方方證關聯探討［J］，中華中醫藥學刊，2007，25（10）：2053-2054.

[85] 聶惠民，半夏瀉心湯臨證化裁系列研究［J］，實用中醫內科雜誌，1991，4：3-5.

[86] 趙鳴芳，半夏瀉心湯的應用思路及作用機理分析［J］，江蘇中醫藥，2005，26（10）：45-49.

[87] 王新環，淺析半夏瀉心湯臨證應用［J］，中國中醫藥現代遠距教學，2016，14（13）：122-123.

[88] 劉文濱，半夏瀉心湯靈活應用舉隅［J］，中國中醫藥信息雜誌，2006，13（7）：81.

[89] 伍鏑，半夏瀉心湯臨床應用舉隅［J］，新疆中藥，2011，29（6）：85-86.

[90] 甄永梅，半夏瀉心湯臨床應用概況［J］，時珍國醫國藥，2011，11（3）：275-276.

[91] 馬少武，半夏瀉心湯臨證舉隅［J］，陝西中醫，2000，12（9）：414-415.

[92] 陳正平，半夏瀉心湯臨證應用舉隅［J］，實用中醫藥雜誌，2011，27（9）：626-627.

[93] 李宗林，新探半夏瀉心湯在臨床中的應用［J］，亞太傳統醫藥，2016，12（6）：60-61.

[94] 吳邁青，半夏瀉心湯臨證治驗舉隅［J］，吉林中醫藥，1996：31.

[95] 周曉霞，中藥治療葡萄膜炎2例實用［J］，中醫藥雜誌，2016，32（2）：173-174.

參考文獻

[96] 李延風，半夏瀉心湯治療脾胃溼熱型口腔扁平苔蘚的隨機平行對照研究［J］，中醫藥導報，2016，22（15）：94-96.

[97] 張曉雪，半夏瀉心湯臨證應用舉隅［J］，中國民間療法，2006，14（11）：38-39.

[98] 王婷，半夏瀉心湯在幽門螺桿菌相關性胃炎中臨床運用與作用機制研究進展［J］，遼寧中醫藥大學學報，2016，18（4）：243-246.

[99] 賀怡然，李廷荃教授運用半夏瀉心湯臨證舉隅［J］，光明中醫，2016，31（4）：571-572.

[100] 王琳，劉玉潔教授經方治療疑難雜症驗案舉隅［J］，2016，14（16）：83-85.

[101] 閆愛利，劉愛民教授運用半夏瀉心湯治療皮膚病驗案舉隅［J］，中國中西醫結合皮膚性病學雜誌，2011，10（1）：35-36.

[102] 袁偉暢，白彥萍運用經典方治療皮膚病心得［J］，中華中醫藥雜誌，2016，31（8）：3138-3140.

[103] 劉潔，李永成主任應用半夏瀉心湯治驗舉隅［J］，天津中醫藥，2005，22（5）：369-370.

[104] 鄧天好，半夏瀉心湯在胃腸疾病中的治療近況［J］，湖南中醫雜誌，2016，32（2）：186-189.

[105] 王宏，半夏瀉心湯應用中的審病機辨證［J］，中國中醫基礎醫學雜誌，2013，19（10）：1225-1226.

[106] 鄭文少，半夏瀉心湯應用舉隅［J］，中醫醫藥科學，2011，1（12）：61.

[107] 李巧，萬曉剛教授運用半夏瀉心湯治療內分泌疾病繼發失眠經驗介紹 [J]，新中醫，2016，48（8）：224-225.

[108] 王永，半夏瀉心湯在中醫臨床的體會 [J]，大家健康，2015，9（24）：33.

[109] 王紹潔，半夏瀉心湯治療兒科脾胃病經驗臨床舉隅 [J]，山西中醫學院學報，2013，14（4）：41-42.

[110] 趙登科，半夏瀉心湯兒科運用舉隅 [J]，江蘇中醫，1998，19（9）：42.

[111] 王紅，半夏瀉心湯臨床研究進展 [J]，中醫藥信息，2016，33（1）：104-106.

[112] 劉添文，半夏瀉心湯治療腹瀉型腸易激綜合症臨床觀察 [J]，新中醫，2016，48（8）：76-79.

[113] 朱翠菱，半夏瀉心湯治療脾胃病研究 [J]，長春中醫藥大學學報，2013，29（2）：347-349.

[114] 鄧光遠，半夏瀉心湯臨證舉隅 [J]，甘肅中醫，1995，8（5）：18-19.

[115] 李欣，半夏瀉心湯加減治療功能性消化不良60例臨床觀察 [J]，中華中醫藥雜誌，2013，28（4）：876-878.

[116] 翟興紅，經方在治療上消化道功能性胃腸病中的運用 [J]，中國中醫藥現代遠距教學，2015，13（19）：130-133.

[117] 郭宇，魏瑋教授治療功能性消化不良的臨床經驗 [J]，中國中西醫結合消化雜誌，2016，24（2）：156-158.

參考文獻

[118] 黃衛清，半夏瀉心湯加減聯合柳氮磺胺吡啶治療潰瘍性結腸炎臨床研究 [J]，亞太傳統醫藥，2016，12（4）：130-131.

[119] 郭連澍，半夏瀉心湯在消化系統疾病的臨床應用 [J]，河北中醫，1993，15（5）：34-35.

[120] 張海燕，半夏瀉心湯治療潰瘍性結腸炎40例臨床研究 [J]，亞太傳統醫藥，2016，12（2）：109-110.

[121] 伍先華，中藥保留灌腸聯合半夏瀉心湯加味治療潰瘍性結腸炎40例臨床觀察 [J]，中國民族民間醫藥，2016，25（13）：78-79.

[122] 劉衛紅，中藥治療潰瘍性結腸炎療效分析 [J]，亞太傳統醫藥，2016，12（3）：93-94.

[123] 張雅麗，半夏瀉心湯治療脾胃病的臨證舉隅 [J]，黑龍江中醫藥，2013，6：40-41.

[124] 劉文，董湘玉教授治療脾胃疾病經驗總結 [J]，內蒙古中醫藥，2016，1：42.

[125] 賈素慶，胡斌治療脾胃腸病驗方舉隅 [J]，浙江中西醫結合雜誌，2016，26（2）：103-104.

[126] 劉婷婷，黃煌運用經方治療慢性胃炎驗案舉隅 [J]，遼寧中醫雜誌，2007，34（10）：1470-1471.

[127] 楊揚，李其忠運用調理氣機升降法治療胃脘痛經驗 [J]，安徽中醫藥大學學報，2016，35（4）：49-51.

[128] 李興華，連朴飲合半夏瀉心湯加減治療脾胃濕熱證慢性淺表性胃炎55例 [J]，中國實驗方劑學雜誌，2013，19（15）：293-297.

[129] 謝平，連朴飲合半夏瀉心湯治療慢性淺表性胃炎脾胃溼熱證臨床研究［J］，四川中醫，2016，34（8）：105-107.

[130] 田秀峰，半夏瀉心湯加味治療寒熱錯雜型慢性萎縮性胃炎的療效研究［J］，陝西中醫，2016，37（8）：951-952.

[131] 鄒水平，加味半夏瀉心湯治療慢性萎縮性胃炎35例［J］，當代醫學，2013，19（14）：155-156.

[132] 陳漫偉，慢性萎縮性胃炎透過加味半夏瀉心湯治療的效果分析［J］，中外醫療，2016，23：161-163.

[133] 王建斌，半夏瀉心湯加味治療胃癌前病變27例［J］，西部中醫藥，2011，24（12）：45-48.

[134] 王小龍，扶正抗癌方聯合化療治療肝胃不和型胃癌效應觀察［J］，世界中醫藥，2016，11（8）：1457-1460.

[135] 何凌，張小萍治療慢性胃炎癌前病變經驗及其臨床研究［J］，中國中西醫結合消化雜誌，2016，24（2）：159-161.

[136] 曹秋實，半夏瀉心湯證治機理及臨床運用淺析［J］，光明中醫，2016，31（16）：2426-2424.

[137] 孟婷婷，半夏瀉心湯加減在消化系統疾病中的應用［J］，四川中醫，2011，29（9）：71-72.

[138] 陳有明，半夏瀉心湯加減治療慢性胃炎和消化性潰瘍與預防癌變的臨床研究［J］，中醫藥學報，2011，39（5）：109-111.

[139] 張雪梅，半夏瀉心湯加減治療胃脘痛56例［J］，光明中醫，2016，31（2）：226-227.

參考文獻

[140] 王豔民，半夏瀉心湯之寒熱平調治療胃潰瘍[J]，醫藥論壇雜誌，2016，37（5）：62-63.

[141] 王華姣，半夏瀉心湯加味配合穴位注射治療胃食管反流病臨床療效觀察[J]，亞太傳統醫藥，2016，12（15）：152-153.

[142] 梁麗君，半夏瀉心湯聯合腹針治療胃食管反流的臨床觀察[J]，中國繼續醫學教育，2016，8（18）：149-150.

[143] 莫小琴，半夏瀉心湯聯合四逆散辨治胃食管反流病60例臨床觀察[J]，實用中醫內科雜誌，2016，30（8）：39-41.

[144] 何慧，半夏瀉心湯治療非糜爛性反流病肝胃鬱熱證臨床觀察[J]，浙江中醫雜誌，2016，51（1）：27-28.

[145] 張一，半夏瀉心湯在胃癌防治中的現代應用[J]，貴陽中醫學院學報，2011，33（5）：130-132.

[146] 馮麗麗，半夏瀉心湯在胃癌防治中的應用[J]，中國實驗方劑學雜誌，2012，18（2）：258-259.

[147] 顧賢，半夏瀉心湯治療消化道腫瘤驗案舉隅[J]，上海中醫藥雜誌，2008，42（9）：26.

[148] 劉寨東，半夏在腫瘤疾病臨證中的研究及應用[J]，食品與藥品，2009，11（3）：75-76.

[149] 謝慧臣，加味半夏瀉心湯對胃潰瘍大鼠胃黏膜的保護作用[J]，湖北民族學院學報，2006，24（1）：14.

[150] 王江，半夏瀉心湯及其拆方對胃潰瘍大鼠胃黏膜bFGF、PDGF表達的影響及方中寒熱並用配伍意義的研究[J]，中華中醫藥雜誌，2016，31（7）：14-16.

[151] 陳少芳，江月斐，彭孝緯，等，半夏瀉心湯對胃潰瘍大鼠生長因子表達的影響［J］，福建中醫學院學報，2010（1）：22-24.

[152] 江月斐，劉奕祺，陳少芳，等，半夏瀉心湯加味對模擬大鼠胃潰瘍癒合的影響［J］，福建中醫學院學報，2009，19（5）：55-56.

[153] 賈士傑，半夏瀉心湯相關活性成分對胃潰瘍大鼠 TFF1、2mRNA 表達的影響［D］，廣州暨南大學，2009.

[154] 宋小莉，牛欣，半夏瀉心湯君藥的藥效學研究［J］，時珍國醫國藥，2007（07）：50-51.

[155] 劉餘，半夏瀉心湯對 HP 感染小鼠胃黏膜的保護作用及其 ERK 信號轉導機制的影響，［D］，湖南中醫藥大學，2015.

[156] 夏婷婷，劉清源，何賽萍，半夏瀉心湯治療糖尿病胃輕癱的研究現狀［J］，江西中醫藥大學學報，2015，27（2）：114-116.

[157] 張蕾，半夏瀉心湯預防順鉑所致胃腸道反應影響的實驗研究［D］，長春：長春中醫藥大學，2010.

[158] 王營，李曉軍，半夏瀉心湯對潰瘍性結腸炎大鼠模型胃腸激素的影響［J］，中國老年學雜誌，2011（31）：2715-2716.

[159] 沈天華，沈洪，半夏瀉心湯對功能性消化不良大鼠模型血漿 P 物質及胃竇黏膜 CGRP 的影響［J］，中華中醫藥雜誌，2011（11）：2737-2739.

[160] 尹抗抗，譚達全，郭春秀，等，半夏瀉心湯及其拆方抗幽門螺桿菌作用的研究［J］，湖南中醫雜誌，2012（6）：110-112.

[161] 姜成，鄢春錦，劉蔚雯，等，15 味中藥抑制幽門螺桿菌的體外實驗［J］，福建中醫學院學報，2003，13（6）：30-32.

參考文獻

[162] 姜維，顧武軍，周春祥，半夏瀉心湯對慢性胃炎合併幽門螺桿菌感染大鼠血清 IL-2、IL-4 的影響 [J]，中國中醫基礎醫學雜誌，2005（10）：750-752.

[163] 莫莉，皮明鈞，伍參榮，等，半夏瀉心湯及其拆方對幽門螺桿菌感染小鼠胃黏膜 CD4、CD8 表達的影響 [J]，湖南中醫學院學報，2006，26（1）：8-10.

[164] 楊貴珍，半夏瀉心湯抑制巨噬細胞分泌促炎因子抗胃炎機制研究 [J]，中國中西醫結合消化雜誌，2015，23（3）：160.

[165] 李玉鳳，半夏瀉心湯對氟尿嘧啶致腹瀉小鼠模型腸道免疫功能的影響 [J]，中國實驗方劑學雜誌，2014，20（23）：180-184.

[166] 張吉仲，半夏瀉心湯及其拆方對脾虛大鼠下視丘中多巴胺、去甲腎上腺素和 5-羥色胺的影響 [J]，華西藥學雜誌，2014，29（3）：286-288.

[167] 劉學華，半夏瀉心湯傳統飲片和免煎顆粒飲片的藥效對比實驗研究 [J]，中醫藥學刊，2004，22（1）：190-191.

[168] 閆利利，基於 UPLC/Q-TOF-MSE 方法分析半夏瀉心湯的化學成分 [J]，藥學學報，2013，48（4）：526-531.

[169] 龔道鋒，中藥半夏化學成分及其藥理、毒理活性研究進展 [J]，長江大學學報（自然科學版），2015，12（18）：77-79.

[170] 李斌，半夏的研究進展 [J]，中國民族民間醫藥，2006，6：1-5.

[171] 黃慶彰，中藥的鎮咳作用半夏與貝母 [J]，中華醫學雜誌，1954（5）：325.

[172] 中醫研究院中藥研究所，半夏炮製前後藥效的比較［J］，中草藥，1985，16（4）：21．

[173] 曾頌，李書淵，吳志堅，等，半夏鎮咳袪痰的成分－效應關係研究［J］，中國現代中藥，2013（6）：452-455．

[174] 王光德，楊旭東，半夏的藥理［J］，國外醫學（中醫中藥分冊），1985（5）：24．

[175] 王新勝，半夏化學成分和藥理作用研究［J］，齊魯藥事，2008，27（2）：101-103．

[176] 姚軍強，半夏的藥理作用及其臨床配伍運用［J］，中醫研究，2013，26（2）：3-5．

[177] 鍾凌雲，半夏刺激性毒性成分、炮製減毒機理及工藝研究［D］，南京：南京中醫藥大學，2007．

[178] 趙騰斐，半夏毒性作用機制及生薑解半夏毒的研究［D］，南京：南京中醫藥大學，2013．

[179] 馬紅梅，黃連化學成分的分離與鑑定［J］，瀋陽藥科大學學報，2011，28（9）：695-699．

[180] 田代華，實用中藥辭典［M］，北京：人民衛生出版社，2005．

[181] 王睿，顧月榮，黃連降糖膠囊與二甲雙胍治療對2型糖尿病療效比較［J］，中醫藥學刊，2003，21（7）：1189-1190．

[182] 劉長山，王秀軍，黃連素對醛糖還原酶活性的抑制及防治糖尿病神經病變的臨床意義［J］，中國中藥雜誌，2002，27（12）：950-952．

參考文獻

[183] 張春靜,黃連藥理作用研究進展概述［J］,科技創新與應用,2013,5:101.

[184] 馬少波,黃連的藥理作用及臨床新用［J］,中國民間療法,2013,21(6):58.

[185] 鄭勇鳳,黃芩的化學成分與藥理作用研究進展［J］,中成藥,2016,38(1):141-147.

[186] 王雅芳,中藥黃芩的化學成分及藥理研究進展［J］,中華中醫藥學刊,2015,33(1):206-211.

[187] 王文心,乾薑的化學、藥理及臨床應用特點分析中醫臨床研究［J］,中醫臨床研究,2016,8(6):146-148.

[188] 龍全江,乾薑化學成分、藥理作用及加工炮製研究文獻分析［J］,現代中藥研究與實踐,2015,29(1):82-83.

[189] 孫鳳嬌,乾薑化學成分和藥理作用研究進展［J］,中國野生植物資源,2015,34(3):34-37.

[190] 張前進,人蔘的化學成分和藥理活性［J］,光明中醫,2011,26(2):368-369.

[191] 張玉龍,炙甘草化學成分及藥理作用研究進展［J］,上海中醫藥大學學報,2015,29(3):99-102.

[192] 劉仁俊,淺談甘草化學成分及藥理作用［J］,中國中醫藥現代遠距教學,2011,9(19):74.

[193] 郭琳,大棗現代研究分析［J］,中醫學報,2014,4(29):534-545.

[194] 陳熹，大棗現代研究開發進展與展望［J］，世界科學技術－中醫藥現代化，2015，17（3）：687-691.

[195] 卜開初，醫醫病書點注［M］，北京：中醫古籍出版社，2007.

[196] 李宇銘，傷寒治內方證原意［M］，北京：中國中醫藥出版社，2014.

中藥精華半夏瀉心湯

主　　　編：	楊建宇，柳越冬，龐敏
發 行 人：	黃振庭
出 版 者：	崧燁文化事業有限公司
發 行 者：	崧燁文化事業有限公司
E - m a i l：	sonbookservice@gmail.com
粉 絲 頁：	https://www.facebook.com/sonbookss
網　　　址：	https://sonbook.net/
地　　　址：	台北市中正區重慶南路一段 61 號 8 樓

8F., No.61, Sec. 1, Chongqing S. Rd., Zhongzheng Dist., Taipei City 100, Taiwan

電　　　話：	(02)2370-3310
傳　　　真：	(02)2388-1990
印　　　刷：	京峯數位服務有限公司
律師顧問：	廣華律師事務所 張珮琦律師

-版權聲明

本書版權為中原農民出版社所有授權崧燁文化事業有限公司獨家發行繁體字版電子書及紙本書。若有其他相關權利及授權需求請與本公司聯繫。

未經書面許可，不得複製、發行。

定　　　價： 450 元

發行日期： 2024 年 11 月第一版

◎本書以 POD 印製

Design Assets from Freepik.com

國家圖書館出版品預行編目資料

中藥精華半夏瀉心湯 / 楊建宇，柳越冬，龐敏 主編 . -- 第一版 . -- 臺北市：崧燁文化事業有限公司, 2024.11
面；　公分
POD 版
ISBN 978-626-416-043-8(平裝)
1.CST: 中藥方劑學
414.6　　113016209

電子書購買

爽讀 APP　　臉書